王生义教授临证经验集

莫日根　杨广源　史圣华　主编

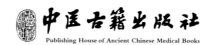

图书在版编目（CIP）数据

王生义教授临证经验集 / 莫日根，杨广源，史圣华主编 . —北京：中医古籍出版社，2023.8
 ISBN 978-7-5152-2393-3
 Ⅰ.①王… Ⅱ.①莫…②杨…③史… Ⅲ.①中医临床-经验-中国-现代 Ⅳ.①R249.7
 中国版本图书馆CIP数据核字（2022）第004603号

王生义教授临证经验集

主编　莫日根　杨广源　史圣华

策划编辑	郑　蓉
责任编辑	于　佳
封面设计	宝蕾元
出版发行	中医古籍出版社
社　　址	北京市东城区东直门内南小街16号（100700）
电　　话	010-64089446（总编室）　010-64002949（发行部）
印　　刷	廊坊市鸿煊印刷有限公司
开　　本	170mm×240mm　1/16
印　　张	22.75　彩插　0.5
字　　数	330千字
版　　次	2023年8月第1版　2023年8月第1次印刷
书　　号	ISBN 978-7-5152-2393-3
定　　价	89.00元

《王生义教授临证经验集》
编委会

主　审　王生义
主　编　莫日根　杨广源　史圣华
副主编　李晓丽　宋雪萍　刘　晋　王　丽
　　　　李玉洁　荣宝山
编　委　郑雷刚　张明锐　曹国芳　郑　伟
　　　　常宏涛　李　凯　安大伟　刘广宇
　　　　吴佳红　陈　佳　孙　博　张　慧
　　　　赵福龙　赵冈健　徐　铭　陈晓梅
　　　　王海峰　刘　芳　李伟丹　郑智丽
　　　　李可囡　郝国华

主编简介

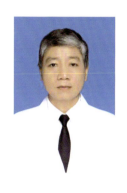

莫日根，男，蒙古族，1973年7月生。医学硕士，硕士研究生导师，主任医师，教授，第六批全国老中医药专家学术经验继承工作继承人。现任内蒙古自治区第三医院纪委书记、内蒙古自治区中医医院特聘专家。

内蒙古自治区名中医、内蒙古自治区第十二批"草原英才"工程高层次培养人才、内蒙古自治区中医药（蒙医药）中青年领军人才、内蒙古自治区医师协会名医、青城健康卫士团队成员、全国名老中医药专家传承工作室负责人、内蒙古自治区最美家庭成员。国家中医住院医师规范化培训评估专家，全国中医住院医师规范化培训第二批规划教材编委。国家中医药管理局中医师资格认证中心中医类别医师资格考试考官专家委员会委员，国家医师资格实践技能考试内蒙古考区中医类别首席考官。《内蒙古医学杂志》及《内蒙古中医药》编委，内蒙古自治区医学会第五届医疗事故技术鉴定专家库成员，内蒙古自治区中医药科普巡讲专家，内蒙古自治区电子病历系统应用水平分级评价专家，内蒙古自治区中医高级专业技术资格评审专家。

现任中国中医药研究促进会中医全科及养生分会副主任委员，中华中医药学会肛肠分会委员，中国中医药研究促进会肛肠分会常务理事，中国民族医药学会医史文化分会理事，内蒙古自治区医师协会中医分会会长，内蒙古自治区中医药学会理事，内蒙古自治区中医药学会医务工作管理分会主任委员，内蒙古自治区中医药学会肛肠分会委员。

主持内蒙古自治区课题7项，参与课题10余项；完成国家级继教3项；获实用型专利1项；获内蒙古医学会科技进步三等奖2项。获内蒙古自治区医学会科技进步三等奖2项。发表论文45篇，出版专业书籍8部。

专业特长：痔疮、肛裂、肛瘘、肛周脓肿、直肠前突、肛门狭窄、坏死性肌膜炎、肛周大汗腺炎、肛周湿疹、直肠脱垂及肛门失禁等肛周疾病的微创手术治疗，及中西医结合治疗胃肠疾病、便秘、炎性肠病等。

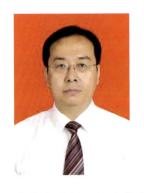

杨广源，男，汉族，1966年5月生，内蒙古自治区中医医院院长，国务院政府特殊津贴专家，第三批全国老中医药专家学术经验继承工作继承人，自治区名中医，广东省中医药大学教授，内蒙古医科大学硕士研究生导师。

兼任《中国民族医药》及《内蒙古中医药杂志》主编，中华中医药学会第七届理事会理事、肺系病分会常务委员、络病分会常务委员、医院管理分会常务委员，世界中医药学会联合会医疗机构管理专业委员会副会长，内蒙古中医药学会副会长，内蒙古医师协会副会长，内蒙古中医药学会中西医结合呼吸病分会主任委员、络病分会主任委员、医院管理分会主任委员。

在省级以上学术刊物发表论文60余篇，出版专著5部。主持省级及以上科研课题5项，并荣获中国民族医药协会民族医药传承贡献三等奖。荣获全国卫生健康系统先进工作者、全国优秀医院院长等国家级、自治区级荣誉称号及奖励20余项。

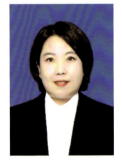

史圣华，女，汉族，1975年生，全国老中医药专家米子良教授学术经验继承工作继承人，医学硕士，副教授，主任医师，硕士研究生导师。现任教于内蒙古医科大学中医学院。主持各级科研项目7项，参与省级或校级科研项目20余项，以第一作者或通讯作者发表论文50余篇，参与了9本教材及著作的编写工作。

现任中华中医药学会中药基础理论分会委员，中华中医药学会脾胃病分会委员，中华中医药学会方剂学分会委员，中国中医药研究促进会中医全科与养生分会常务委员，内蒙古自治区中医药学会仲景分会委员，内蒙古自治区中医药学会脑病分会委员。

王生义教授简介

王生义,男,1939年出生,内蒙古自治区丰镇市人,中共党员,中医二级主任医师,教授,内蒙古自治区首届名中医,全国名老中医药专家学术经验继承工作指导老师,国家第二、第六批老中医药专家学术经验继承工作指导老师,2017年成立王生义全国名老中医药专家传承工作室。

曾任内蒙古自治区卫生技术职称评审中医药专业高级职称评审委员会委员、内蒙古自治区科学技术委员会科技成果评审专家、内蒙古自治区中医药学会分会理事、中华中医药学会急诊分会理事、内蒙古医学院中医系特聘教授。多年来,曾获优秀党员、先进工作者、优秀医务工作者、门诊病人选择医生优胜者等荣誉称号,2000年12月退休返聘至今。

王生义出生在内蒙古自治区乌兰察布市丰镇市三义泉乡一个农民家庭。由于当时条件所限,王生义十一岁才上学,由于其努力学习、聪慧过人,班主任给予好评,两次跳班。1960年以优异的成绩考入内蒙古医学院中医系。报考中医专业的原因,王生义解释为因当时医学条件差,缺医少药,所以就想到学医,为广大人民服务。

王生义在大学期间成绩优异,名列前茅,除学习规定课程外,还熟读中医经典,为以后进入临床打下了坚实基础。1965年毕业后在内蒙古自治区中蒙医医院(现内蒙古自治区中医医院)工作。1992年晋升为中医主任医师。王生义仍继续研读中医经典,从未脱离临床工作,其间不仅向身边的老前辈学习,还抽时间向呼和浩特市地区的名老中医拜访学习。

王生义初上临床时,即与上海中医药大学(原上海中医学院)首届毕业生胡志坚教授在肝胆病科同科工作。胡教授善用扶正祛邪、清利肝胆、软坚散结的理论和方法治疗急慢性肝炎、肝昏迷、肝硬化、肝癌、胆囊炎、胆结石等病，疗效甚佳。王生义受益很大，为日后在临床实践中研治肝胆及消化系疾病积累了丰富的经验，之后还与同科工作的名老中医谢福龄教授学习研究了疑难杂病的诊疗方法和临床经验。

在中医内科工作期间，王生义又师从内蒙古名老中医竺友泉教授。竺友泉教授是内蒙古四子王旗人，中医世家。竺老在辨证施治过程中，紧紧围绕"郁"和"瘀"，强调在治疗各种疾病时首先要重视疏肝理气、活血化瘀、顾护胃气，且用药味少而精，擅长治疗月经不调、不孕不育，以及心悸、失眠、眩晕、胁痛等病。在竺友泉教授的影响和指导下，王生义对内科疑难杂病的治疗水平得到了全面系统的提高。

在治疗肺系病方面，1972年王生义由肝胆科调到肺脾科，在治疗肺系病方面受到了肺脾科主任高世敬、晁恩祥的影响。后通过多年的理论学习和临床实践，逐步形成了自己对于肺系病的诊治方法和临床经验，如宣通肺气、养阴润肺、通腑降浊、益气活血、宣肺豁痰、补肾纳气、固本止咳、降逆平喘等多种治法，并形成了重视脾肾对肺的重要性、祛邪不忘扶正、病后调治和灵活辨证等治疗肺系病的思想。

在治疗皮肤病方面，王生义曾随呼和浩特市名老中医邢鸿图学习，深得邢老师真传，所学其方专治皮肤病，经多年实践、提炼，现在更加完善，对荨麻疹、蛇串疮、瘾疹、湿疹、痤疮及牛皮癣等皮肤病有良效。

王生义认真学习，虚心求学，积极参加各级学习班，甚至自费参加国家级培训班，兢兢业业工作几年后其就诊患者络绎不绝，慕名者众多。王生义在医院曾先后任内二科（肾病及内分泌科）主任、医教科主任、内四科（中医疑难杂病科）主任，创建了中医急诊科（任主任一职）。在中医急诊科工作期间曾多次参加全国中医、西医、中西医结合学习班，充实了中医、西医、中西医结合基础理论，突出了中医急诊特色，完善了临床实践知识及危重病的中西医检查诊断治疗和抢救方法，对中医急诊工作做出了很大贡献。

多年来曾先后给内蒙古自治区西学中班、内蒙古自治区民政厅办的推拿按摩学校、呼和浩特市地区中医培训学习班及本院中医培训学习班讲授中医药课程，包括中医基础理论、中药学、方剂学、内科学等，深受欢迎。

王生义先后撰写论文 30 余篇，其中"舒肝活血汤治疗乙型肝炎 128 例临床分析""肝硬化腹水分型治疗 98 例临床分析研究""小青龙汤防治感冒 1200 例疗效观察""清燥救肺汤加减治疗阴虚肺燥咳嗽 432 例临床分析""中西医结合治疗肾病综合征的临床分析研究""独活寄生汤加减治疗风湿性及类风湿性关节炎的临床体会"等论文在国内发表并获奖。

1988 年主持并成立中医急诊科，在任科主任期间，参加全国厥脱证协作组进行科研协作，其中，"参附青注射液治疗邪毒内陷所致厥脱证的研究"荣获 1987 年国家中医药管理局科技成果甲级奖。

50 多年来王生义主要从事内科常见病、多发病、疑难杂病的诊断、治疗与预防。其治学严谨，精益求精，注重学术，教学有方，医技精湛。在多年的临床工作实践中对中医药学有独特体悟，在内科诸多病种的治疗上造诣颇深，有所创新。临床尤擅长治疗脾胃病、胃肠病、风湿病、肺系病、心系病、妇科病、儿科病及内科疑难杂病，对胃食管反流、急慢性胃炎、消化性溃疡、肠易激综合征、慢性结肠炎、溃疡性结直肠炎、肺癌、胃癌、肝癌、阳痿、早泄等疾病具有丰富临床经验，并形成了独特的学术思想与治疗思路；对中医的痹证、痛证，西医之风湿性关节炎、类风湿性关节炎、痛风、强直性脊柱炎、腰椎间盘突出、椎管狭窄等病具有独到见解及经验；对妇科病如痛经、经期头痛、月经不调、带下病、更年期综合征及儿科多发病的治疗临床疗效显著；此外，还善于治疗反复感冒、支气管炎、肺气肿、肺心病、顽固性头痛、失眠、郁证、眩晕、老年痴呆、带状疱疹、心脑血管疾病等内科疑难杂病。其运用方药经验丰富，得心应手，疗效卓著，深受广大患者信赖。

序 言

辛丑小雪，莫日根大夫送来《王生义教授临证经验集》打印书稿，余展阅旬日，为该书所阐介王氏学术经验所吸引。我一直非常重视全国各省市中医界同仁长期从事临证探索、研究的学术经验汇集，这是传承、发展和交流中医药学的重要平台之一，也是名老中医经验总结和传承的主要媒介。

王生义先生作为内蒙古自治区中医临床知名专家，幼年聪颖过人，入学虽晚，但勤奋好学，于1960年以优异的成绩考入内蒙古医学院中医系，系统学习中医理论，广结同仁师友，遍历中医诸科，又先后拜师多人学习中医外科、妇科、内科及古今经典医籍，坚实奠定了中医临床医学的学术理论基础。其学习中医的经历与众多历代名医成名之路一样，信念与毅力持之以恒，临证总结与理论研究相辅相成。中医的成名之路即中医的复兴之路，曲折坎坷且瑰丽多彩。先生在多年的中医诊疗实践中，在孜孜不倦的学习提高中，广泛积累"与时俱进"的宝贵经验。在日常临证中尊崇、恪守大医孙思邈《千金要方》中"人命至重，有贵千金"之训，以"仁心仁术"济世，已臻医患之间互敬互爱之境界，这是当前党和国家提倡"和谐社会"和"文化复兴"在我们中医界最为生动的体现。

医之为业，切于用世。几十年精勤不断的中医临证中，除积累大量临床经验，还需阅习众多经典医籍，但目前所见新书，能真正达到"切于用世"的医著并不太多。王生义先生的临证经验集，其中的诊疗方治和临床案例着实丰富。遍览之余，深深体味到先生对经方、时方的运用，善于根据各自的病因、病机、证候予以遣方用药，临证损益、变化皆遵循法度，运用灵活，切实掌握应用辨证论治与辨病论治，并善于斟酌二者之间的融会结合。其中尤为值得重视的是王生义先生在长期临床实践中，创制了不少个人的经验效方和用药经验以飨读者。凡此，均为本书的"切于用世"，同时展示了其优秀的经验积累及其重要的品位内涵。简言之，这是一部切于临床实用的医著，其借鉴价值不言而喻。此外，王生义先生在培养接班人的传道、授业、解惑诸方面亦多有贡献，值得同道们感佩与敬重。

欣闻此书即将梓行，爰书片言荐阅以为序。

2021 年 11 月 30 日

前 言

传承名老中医学术思想和临证经验，是发展现代中医、培养中医人才、提高临床诊疗能力的实际要求和重要途径。王生义教授是内蒙古自治区名中医、国家级名老中医，是国家第二、第六批老中医药专家学术经验继承工作指导老师。王生义教授学识渊博，医道精湛，谦虚和蔼，平易近人，其高尚的人格魅力以及在临床、教学、科研中的建树成就，是我们每一位中医学子学习的榜样。为了更好地传承王生义教授的学术思想和临证经验，我们特撰本书，旨在将其五十余载之经验总结传递给更多同道以飨之。

本书收录了王生义教授临证五十余载各科经典医案，范围涉及脾胃病、风湿病、肺系病、心系病、肝胆病、肾系病、妇科病、儿科病、皮肤病、耳鼻喉科病及内科疑难杂病等，共收集病案135例、经验方47首。本书全面展示了名老中医王生义的学术思想、临床辨证特点及处方用药经验，具有很高的学术价值。

本书由王生义传承工作室众弟子及所带住培医师整理而成，因编者撰写能力有限，尚不能将王生义教授精深之学术全面体现；且时间仓促，书中难免有不妥之处，敬请批评指正。

目 录

第一章 王生义教授治学与学术思想精要 ··· 001
- 一、认真做临床 ··· 001
- 二、重视经典学习 ··· 002
- 三、中西医并重 ··· 002
- 四、重视"三因制宜" ··· 003
- 五、重视辨体—辨病—辨证诊疗模式 ··· 006
- 六、尊古不泥古,创新立新方 ··· 006
- 七、总结临床,创新对药 ··· 007
- 八、衷中参西,用活中药 ··· 009
- 九、调畅情志是防病治病的关键 ··· 010
- 十、善于治未病 ··· 011

第二章 脾胃病 ··· 013
- 一、概述 ··· 013
- 二、王生义教授脾胃病学术思想 ··· 014
- 三、临证医案 ··· 021

第三章 风湿病(痹证) ··· 058
- 一、概述 ··· 058
- 二、王生义教授痹证学术思想 ··· 059

三、临证医案 ·· 066

第四章　肺系病 ·· 081
　　一、概述 ·· 081
　　二、王生义教授肺系病学术思想 ··· 082
　　三、临证医案 ·· 086

第五章　心系病 ·· 106
　　一、概述 ·· 106
　　二、王生义教授心系病学术思想 ··· 107
　　三、临证医案 ·· 113

第六章　肝胆病 ·· 146
　　一、概述 ·· 146
　　二、王生义教授肝胆病学术思想 ··· 148
　　三、临证医案 ·· 152

第七章　肾系病 ·· 174
　　一、概述 ·· 174
　　二、王生义教授肾系病学术思想 ··· 176
　　三、临证医案 ·· 179

第八章　妇科病 ·· 189
　　一、概述 ·· 189
　　二、王生义教授妇科病学术思想 ··· 191
　　三、临证医案 ·· 194

第九章　儿科病 … 246
一、概述 … 246
二、王生义教授儿科病学术思想 … 248
三、临证医案 … 250

第十章　皮肤病 … 277
一、概述 … 277
二、王生义教授皮肤病学术思想 … 279
三、临证医案 … 281

第十一章　耳鼻喉科病 … 295
一、概述 … 295
二、王生义教授耳鼻喉科病学术思想 … 296
三、临证医案 … 299

第十二章　其他病证 … 326
一、汗证 … 326
二、消渴 … 327
三、虚劳 … 329
四、脱发 … 331

附　王生义教授经验方 … 333
一、肺系 … 333
二、心系 … 335
三、脑系 … 336
四、脾胃 … 337
五、肝胆 … 341

六、肾系 …………………………………………………………… 344

七、肢体经络 ……………………………………………………… 346

八、妇科 …………………………………………………………… 348

九、皮肤病 ………………………………………………………… 349

十、其他 …………………………………………………………… 350

第一章 王生义教授治学与学术思想精要

一、认真做临床

王生义教授从 1965 年毕业伊始进入临床，从基层到内蒙古自治区中医医院，数十年来王老一直在病房、门诊做临床工作，每天接诊内、外、妇、儿不同科别的各种急、慢性病患者，其认真严谨的工作态度得到患者的高度认可。从担任肾病科、内分泌科主任到主持成立中医急诊科、中医疑难杂病科，每一个阶段的临床工作积累都为王老学术思想的形成奠定了坚实的基础。王老经常对我们说："每天不上临床就浑身不舒服，只要看病就什么毛病也没有了。"临床工作繁杂且要求严格精准，王老每每日间临证，细致入微、效若桴鼓，不论是治疗其擅长的脾胃病、胃肠病、风湿病，还是诸如痛经、带下病、经期头痛等妇科病，顽固性头痛、眩晕、失眠、郁证等内科疑难杂病，临床运用方药往往得心应手，疗效卓著。认真是一位医者最可贵的品质，五十余载的临床工作，小到病历书写，大到制定标准诊疗方案，细枝末节之处尽显其对于工作的认真态度。王老对于疾病的诊治，可以用精益求精来形容，从望闻问切的每一步，到每一个症状体征，都必亲躬，决不马虎半点。临床用药也格外认真谨慎，他常常为了一味药的使用反复斟酌、查阅资料、请教同行，既怕用药不当耽误治疗，又怕用药贵重让患者多花钱。但王老临床治病从不保守，可谓胆大心细。临证中常告诫我们"小事成就大事，细节决定成败"，王老一直以身作则，认真严谨的医风成为其学生和后辈医者们学习的楷模。

二、重视经典学习

考诸历代医学文献,不难发现,习医而有所成者,大多重视经典的学习。从《黄帝内经》《伤寒论》《温病条辨》等中医典籍,到《神农本草经》《本草纲目》等药物学专著,中医体系的形成以此为基础。正如哈荔田先生所云:"《黄帝内经》为中医理论之渊薮,为医不读《黄帝内经》,则学无根本,基础不固。后世医家虽然在理论上多有创见,各成一家之说,但就其学术思想的继承性而言,无不发轫于《黄帝内经》;而仲景之《伤寒论》《金匮要略》为临床医学之圭臬,辨证论治之大法,不读仲景书则临床治无法度,依无准绳。"经典著作作为中医学的根基,不予掌握,则为无源之水、无本之木。

王生义教授提倡临床中应重视对中医古籍经典的学习应用,如《黄帝内经》重在明理,《伤寒杂病论》重在立法、处方,强调经典著作的学习,不是浅尝辄止、一蹴而就,而要结合实际深入研习,体会并应用。如《黄帝内经》《伤寒论》《金匮要略》等经典著作中所载方药具有简而精的特点,临证应用广泛,效果显著,故临床中要做到"学经方、用经方,而不泥于原方"。王老经常教导弟子们,每天务必读半小时经典,王老自己就是这样做的,几十年如一日,从不间断。重视经典的学习,是在掌握前人经验的基础上更好地进行继承创新的前提,也是发展中医的必由之路。

三、中西医并重

在长期的临床实践中,王生义教授诊治了大量的急、慢性疾病,积累了丰富的临床经验,这也促使他深入地思考传统医学与现代医学的关系。王老认为,中医的病证往往可以对应西医的许多疾病,如中医的嗽证,可相当于西医的急慢性支气管炎、支气管扩张、慢性咽喉炎、肺部肿瘤、肺结核、胸膜炎、肺部炎症或呼吸系统以外的某些可引起咳嗽症状的疾病，临床上我们可以将中医之证与西医之病结合治疗，二者并重，以求疗效。现代医学在疾病的定性、定位、诊断上确有长处，其优势有利于了解疾病的病因及发展变化规律。中医在诊疗疾病时着眼于整体观、辨证观，其往往可以全面分析疾病的病位、病邪性质及邪正盛衰变化，更能辨证论治，个体化诊疗。王老在临床中常常强调，要把握好中医整体观念和辨证论治的优点，同时吸收西医对病因、病理的认识和掌握科学的现代检查方法，来观察疾病进退和疗效。

在中医学方面，对古人的理论基础及一方一药，要十分重视研讨，深刻体会、反复推敲，但也不能停留在古方一成不变的思路上。要提出新的看法、论点，扩展思路，反复研究验证，才能有大的发展。在对待现代医学方面，也要博采众长，取其精华。当今时代，科学在飞速地发展，更应特别重视中西医结合，认真学习中西医基础理论及有关临床知识，尤其现代医学的各种理化检查手段不可忽视，切实做到中西结合，取长补短，明确诊断，避免误诊，进一步提高疗效。

四、重视"三因制宜"

王老学术思想的形成，根植于临床实践与中医理论的指导，因而其一切学术思考及研究都是在中医的整体观念及辨证论治的思想体系下指导进行的。《灵枢经·邪客》云："此人与天地相应者也。"自然环境的变化对人体具有重要的影响，天地之气、季节气候、地域水土与人体的发病关系至为密切。而天人相应的整体观念对中医肺系病的诊治尤为重要，如气候变化、地域变化与一些肺系病的发生发展有重要的关系。

（一）因时制宜，用药不可偏颇

《灵枢经·寒热病》中"春取络脉，夏取分腠，秋取气口，冬取经输，凡此四时，各以时为齐"，指出了一日不同时间阳气的变化以及四季气血的变化。四时的交替、运气的更迁、日时的移易、朔望的变化，使自然界阴阳消长呈现出周期性变化，天人相应，人体气血的盛衰亦随之变化，体质必然受到这种周期变化的影响，疾病的特征也会随之变异。《黄帝内经》中"必先岁气，无伐天和"，实际上是强调时气对体质施加的影响，其本质上仍是因时制宜。《素问·八正神明论》强调治疗与四时的关系："四时者，所以分春夏秋冬之气所在，以时调之也。"王老在临床治疗患者时会根据不同季节选方用药，在临床用药中，根据《素问·六元正纪大论》制定了"用寒远寒，用凉远凉，用温远温，用热远热"的原则进行药物加减。如王老常强调春夏季节，外感风寒，不宜过用辛温发散药物；秋冬季节，不宜过用寒凉药物，多加入滋阴润燥之品，如太子参、麦冬、沙参等；暑多夹湿，因此暑天治病要注意解暑化湿。对于一般肺系病患者，王老根据《素问·六元正纪大论》中"用寒远寒，用凉远凉，用温远温，用热远热，食宜同法"，建议患者秋冬阴气充足时应该避免过用寒凉食物，春夏阳气旺盛时应避免过用温热食物。对于临床常见的慢性反复发作性疾病，尤其是秋冬易频繁发作的肺系病患者，根据《素问·四气调神大论篇》"春夏养阳，秋冬养阴"进行保健养生指导时，提示春夏季养阳，少食或禁食生冷之物，并在治疗中辨证加入些温阳之品。

（二）因地制宜，活用古方

由于人们生活在不同的地理环境之中，受地形地貌、水土性质、气候类型、饮食习惯、生活条件等复杂因素的影响，形成了不同的体质，因此遣方用药时需因地制宜，制定不同的治疗措施和预防保健方案。《素问·异法方宜论》中"北方者……其地高陵居，风寒冰冽，其民乐野处而乳食，脏寒生满病"详细论述了北方人的生活条件、饮食习惯、体质类型，以及惯用的治疗方法。内蒙古地域辽阔，跨越东北、华北、西北三个地区，总属北疆，地气干燥，人多食膏脂，体质刚劲壮实，且多嗜酒，具有久而蕴热等特点，但现代人的生活方式，如嗜食冷饮、过度熬夜等，以及时代的进步、交通的发达、人员的流动，使地域与体质的关系更加复杂。临床中，王老结合内蒙古地域特点,指出此地刚燥,人皮肤坚硬,腠理闭实,感冒者多因内有郁热,感受外邪所致,可用银翘散加减,自拟清热祛邪汤治感冒,确有良效。其自拟清热祛邪汤药物组成:金银花、连翘、牛蒡子、荆芥、桔梗、竹叶、薄荷、芦根、黄芩、柴胡、板蓝根、山豆根、木蝴蝶、辛夷、甘草。方中金银花、连翘清热解毒、辛凉透表;柴胡、黄芩清郁热;薄荷、板蓝根清热解毒;牛蒡子、山豆根、木蝴蝶清热利咽;桔梗、竹叶、芦根退热、生津、止咳、止渴;辛夷通鼻窍;荆芥辛散表邪;甘草既可安中护胃,又可调和诸药。古籍记载银翘散治疗温病的风温初起、风热及温热病疗效明显,一直沿用至今。目前治疗的疾病有:上呼吸道感染、咽喉炎、扁桃体炎、腮腺炎、麻疹药疹、肺炎、水痘、猩红热、出血热等。现代药理研究表明,银翘散具有抗炎止痛、预防过敏以及杀灭细菌、抑制病毒等作用。

(三)因人制宜,遣方用药适当调整

因人制宜是指治病时不能孤立地看病证,必须看到人的整体和不同人的特点,要根据患者体质特点的不同制定适宜的治疗措施,王老认为体质状态是临床辨证的基础,辨证时应考虑患者体质情况,在治疗用药时做适当调整。如临床治疗肺部癌症患者,考虑患者体质以整体正气虚为主,以局部邪气实为具体表现,应以扶正祛邪为治疗原则,在扶助正气的基础上兼以软坚散结、活血化瘀之药;治疗小儿肺系疾病时,要根据小儿"肝常有余、脾常不足"的体质特点,在辨证的基础上多配伍健脾消滞及息风之药,如蝉衣、钩藤、僵蚕、地龙、神曲等;对于老人、体虚易感之人,不可一味祛邪解表,而须多治以益气解表,如年老患者肺热咳嗽,王老自拟方药,以益气滋阴、清肺解表为法,药物组成:太子参、沙参、甘草、炙枇杷叶、桑叶、黄芩、麦冬、款冬花、紫菀、芦根、浙贝母、海浮石、石膏、杏仁、木蝴蝶、陈皮、半夏、紫苏子、山豆根。此方为王老根据老年人的体质特点而拟,清肺祛热,同时顾护气阴,以免伤及正气,致邪气更盛。因此,临床治疗要因人制宜,正确辨证的同时,遣方用药也适当调整,每可收获良效。

五、重视辨体—辨病—辨证诊疗模式

王生义教授在数十载的临床工作中,逐步总结出了一系列诊疗经验,其认为体质、疾病、证候三者反映了疾病的本质、规律与特征,临证中强调要重视辨体—辨病—辨证模式,从而提高疗效。其中辨体是根据体质状态与特征探寻发病与治疗的规律,辨病是认识判断疾病全过程的病理特点与规律,而辨证是认识疾病发展某一阶段的病理特点与规律。王老认为若将体质、疾病、证候三者割裂开来,就不能全面准确地把握疾病,从而容易失治误治。辨体—辨病—辨证诊疗模式的应用体现在疾病诊疗的全过程,如在疾病预后方面,王老常告诫要"因人而预、因证而防",即要根据患者的体质特点及证候类型制定相应的预防调护方案,不可一概而论。

六、尊古不泥古,创新立新方

王生义教授在临证中用药常常"简、便、廉、验",他认为中医学是一门以传承为基础的学科,经典方剂的应用在临床中收效甚好,前人之经验值得我们尊崇;但中医学又是一门需要不断发展和创新的学科,在临床中,我们需要与时俱进,根据实际调整经方、验方的应用,并结合临床经验创立新方。

从医五十余载,王老对治疗脾胃病、痹证、肺系病、心系病、肝胆病、妇儿科疾病及各种疑难杂病颇有心得,疗效卓著,由此总结创立了 47 首经验方,临床疗效较好,应用广泛。如治疗胃脘痛的益气养胃汤,主治脾胃气虚、运化失常引起的胃脘部隐痛或胀痛;治疗痞满的旋代降气汤,主治脾胃虚弱、痰浊内阻引起的心下痞硬;治疗胃脘痛的疏肝理气和胃汤,主治肝胃不和而出现的胃脘疼痛,伴胁痛,多因情志变化而加重;治疗肺热津伤之便秘的桑黄五仁汤,治疗痹证的黄芪桂枝木瓜汤,治疗肺热咳嗽的沙参芦根止咳汤,治疗干燥综合征的麦味清燥汤,治疗痰盛壅肺之哮喘的麻苏半夏定喘汤,治疗过敏性鼻炎之辛夷薄荷苍耳汤；治疗急慢性、顽固性头痛之川麻磁石汤；治疗眩晕之地葛定眩汤；治疗不寐之参芪枣仁汤；治疗痰瘀阻滞之胸痹的丹芎瓜蒌化瘀汤；治疗口疮之石斛玉竹溃疡汤；以滋阴固肾清热、养阴生津止渴为法治疗消渴的消渴方；以清热解毒、凉血清热、祛风止痒抗过敏为主治疗多种皮肤病的皮肤病方等。王老认为，临证中组方用药切忌剂量过大或药物种类过多，药物的作用在于因势利导，他总是告诫后辈，用药如用兵，不可使蛮力，用药精准且独到，才能达到事半功倍之效。

七、总结临床，创新对药

对药既区别于单味药又不同于组方，疗效优于单味药，往往相须为用，以增强治疗作用，同时也体现出同于方剂的配伍关系，但药量及组成又精于组方，既降低副作用，又精于辨证。王生义教授认为对药的应用对于治疗疾病具有很好的疗效，使药物之间相互协调、增强疗效、相互制约、减少毒副作用，往往起到事半功倍的效果。王老临证常用对药有：桑叶、黄芩；广藿香、荔枝核；马齿苋、苦参、土茯苓；知母、栀子；天麻、磁石；熟地黄、枸杞子；太子参、黄芪、白术；白芍、当归等。

桑叶、黄芩：王老常用此对药治疗外感疾病，二药性味苦寒，既清表邪，又散里热，故能治疗外感所致肺热咳嗽；桑叶、黄芩同归于肺经，且黄芩又入大肠经，与肺经相表里，此对药相须为用治疗一些热性便秘、口腔溃疡及燥证效果显著，如自拟方剂桑黄五仁汤中即有此对药。

广藿香、荔枝核：王老常用此对药治疗脾胃疾病。广藿香能够化湿和中、和胃止呕，荔枝核具有疏肝和胃、散寒止痛之功。二药均性温，因脾胃病多虚多寒，故多用之。荔枝核能驱除寒邪，温散行滞，有止痛之功，可治疗肝气乘脾之脘腹不适、胃脘久痛；广藿香入脾、胃二经，对于内伤湿滞所致脘腹不适效果较好，且广藿香又入肺经，肺与大肠相表里，故而对大肠传导失司所致腹痛也有治疗功效。

马齿苋、苦参、土茯苓：王老喜以马齿苋、苦参、土茯苓为对药治疗皮肤病。马齿苋味酸，性寒，入大肠、肝、脾经，具有清热解毒、凉血止血、散血消肿的功效。《新修本草》云："马齿苋主诸肿瘘疣目，捣揩之。"《本草纲目》云："马齿苋散血消肿解毒。"苦参味苦，性寒，归心、肝、胃、大肠、膀胱经，有清热燥湿、解毒杀虫、止痒、利尿之功效。《神农本草经》云其"味苦、寒……除痈肿"。《药性论》云："苦参能治热毒风，皮肤烦躁生疮。"土茯苓味甘淡，性平，归肝、胃经，有解毒、除湿、利关节之功，可治梅毒、淋浊、筋骨挛痛、脚气、疗疮、痈肿、瘰疬等。《本草正义》云："土茯苓，利湿去热，能入络，搜剔湿热之蕴毒。其解水银、轻粉毒者，彼以升提收毒上行，而此以渗利下导为务，故专治杨梅毒疮，深入百络，关节疼痛，甚至腐烂，又毒火上行，咽喉痛溃，一切恶症。"三药同用，可建清热解毒、健脾祛湿、凉血止痒之功，可以治疗因热毒、湿热导致的皮肤病。现代医学认为，三药合用有抗过敏、提高人体免疫力的作用，对皮肤病的治疗有很好的功效。

知母、栀子：此对药王老常用以滋阴泻火。二药同入肺、胃经，性味苦寒，知母能清热泻火，用其清热和滋阴之功以除烦止渴，又有润肺的作用，且知母味甘，甘以补阴。栀子具有泻火除烦、凉血解毒之功，常用以清泄三焦之热，治疗热病心烦、躁扰不宁，主要为阴虚有热的病证，两药同用既能加强清虚热之效，又有滋阴之功，相须为用。

天麻、磁石：此对药为王老治疗眩晕常用药。二药同入肝经，其中天麻主入肝经，具有良好的平肝潜阳之效，为治疗眩晕要药，不论证候虚实均可用之，同时《本草新编》注"入脾、肾、肝、胆、心经"；磁石又入心、肾二经，肝开窍于目，肾开窍于耳，若肝肾亏虚，则无以奉养耳目，以致出现眩晕，本品有聪耳明目之效。故王老将二药作为对药，相须为用。

熟地黄、枸杞子：王老常将此对药用以治疗肝肾不足之妇科常见疾病。熟地黄甘温，主入肝、肾经，《本草纲目》言其"填骨髓，长肌肉，生精血……女子伤中胞漏，经候不调，胎产百病"。枸杞子亦入肝、肾经，《本草经集注》言其"补益精气，强盛阴道"。二药均为滋肾养血补阴之要药。女子以肝为先天，肝血亏虚则失于荣养，精血同源，日久累及肾阴，致肝肾阴虚诸疾。临床上二者常相须为用，可增强滋补肝肾之功效。

太子参、黄芪、白术：此三味药为王老治疗脾胃虚弱、化源不足之经带胎产诸病的常用药对。三者同入脾经，其中白术主归脾、胃经，具有益气健脾之效，被誉为"脾脏补气健脾第一要药"，同时《本草通玄》言其"补脾胃之药，更无出其右者"。加之黄芪、太子参善补脾肺之气，为补气之良药，若脾胃虚弱，生化乏源，则气血统摄失司，出现经带胎产诸疾，故王老临床常用此三味健脾益气，以复脾之统摄。

白芍、当归：此对药王老常用以养血益肝，治疗肝血不足，冲任血虚所致妇人病。二药同入肝、脾二经，当归甘温，长于补血，可疗血虚诸证，如《神农本草经》言："当归，气温味甘，能和血补血……主诸恶疮疡，妇人漏下绝子。"白芍味酸，收敛肝阴以养血，具养血敛阴之效，治疗肝血亏虚之妇科诸证。二者一补一收，相须为用，共奏养血敛阴之效。

凡此药对，不胜枚举。

八、衷中参西，用活中药

随着医药的发展进步，分析中药的药理成分及现代药理作用逐渐成为解释中医博大精深的方法手段，王生义教授用药亦贴合现代药理。现代药理学研究证实，活血化瘀类药物可以改变血流动力学、血液流变学指标，具有抑制血栓形成、改善循环、降压、提高自身免疫力等作用，故临床中王老常用丹参、赤芍等治疗心系病；软坚散结药具有抑制肿瘤细胞增殖、阻滞细胞周期和诱导细胞凋亡与自噬作用，可以抑制肿瘤细胞侵袭和转移、调节免疫功能、增效减毒和逆转耐药性，药理研究认为鳖甲含骨胶原、角蛋白、碘质、碳酸钙等，能够增加血浆蛋白、抑制结缔组织增生、消除结块，还能够增加动物肌肉收缩幅度，抗疲劳、抗辐射、抗癌，故临证中王老常用鳖甲等软坚散结药治疗虚损性疾病及癌症晚期；芳香化湿类药物具有调整胃肠动力、促进消化液分泌、抗溃疡、抗病原等功能,如常用药物藿香,现代药理研究认为其能够调节胃肠运动,对胃肠道平滑肌呈双向调节作用,促进消化,同时藿香挥发油能显著提高肠黏液分泌量,故藿香是王老治疗脾胃疾病不可或缺的要药;搜风祛邪的虫类药具有免疫调节、抗凝、抗炎、抑制或杀灭微生物、镇静、镇痛以及抗肿瘤等作用,如全蝎、蜈蚣等,临证中王老深谙其义,常用此类药物来治疗瘙痒性皮肤病、痹证等,疗效显著。

九、调畅情志是防病治病的关键

中医认为人体是一个整体,强调"精、气、神"的协调统一,《素问·举痛论》提及"怒则气上,喜则气缓,悲则气消,恐则气下……思则气结",任何一种情志不畅均可导致全身气机的紊乱。自古以来,情志疗法就是中医治疗的一个重要手段,在疾病的发生、发展、转归等过程中均发挥着重要作用。《素问·宝命全形论》云:"一曰治神,二曰知养身,三曰知毒药为真。"情志心理疏导即谓治"神"之法。现代医学中传统生物医学模式(biomedical model)向生物—心理—社会医学模式(biopsychosocial model)的转变,更是让临床治疗将情志治病内容提高到一个新的层次。其之所以在现代医学中占据重要地位,一方面是健康需求的提升。随着生活水平的提高,越来越多的人改变了健康理念,已经不再满足于不生病,而是要求心情愉悦,快乐生活,追求生活质量,实现延年益寿。于是,心理因素、社会因素及生活方式越发被重视。另一方面是临床医疗的需要。现代医学研究证明,在影响健康、引起疾病的条件中,除了生物因素外,还有心理因素、环境因素、社会因素。到医院就诊的人们,患有不同性质和程度的疾病,来自不同的社会环境,具有不同的个性特征和年龄特征,有各自的意识倾向和需要,存在着各异的心理状态,对疾病的态度也千差万别。而情志心理疏导可以帮助患者将负面情绪转变为正能量,可有效地提高治疗效果,有利于疾病的康复,也有助于建立和谐的医患关系。

王老在临证治疗中，也较多运用情志疗法，如治疗急性肠炎（泄泻病）时，除辨证处以口服中药，结合中药保留灌肠外，还使用情志疗法，如以情胜情法，即运用语言对患者进行劝导及开导，以改善患者的负面心理；如移情易性法，即结合患者的具体情况及个体喜好为其选择合适的活动内容，以有效地分散患者的注意力；如安神定志法，使患者静卧冥想，积极地引导患者想象处在自己喜欢的环境当中，并引导患者缓解不良的心态。中医认为情绪过度变化则容易引起疾病，在此基础上利用情志疗法中"形神合一""形神互动"的整体观念，可以最大程度地改善患者的生命潜能，对机体自身的抗病能力起到了较强的激发作用，从而能够对疾病的好转产生良好的促进作用。

十、善于治未病

治未病思想最早源自《灵枢经·顺逆》中"上工治未病，不治已病，此之谓也"，其含义包括"未病先防、既病防变、瘥后防复"三个方面。治未病思想代表着中医学的特色与精髓，是一种积极主动的生命观、健康观、疾病观、防治观和方法论。一方面强调人与自然的整体观，另一方面强调"正气存内，邪不可干"的养生预防理念，以及"阴平阳秘，精神乃治""形神合一"的中和平衡思维。

临证中，王生义教授将治未病的思想贯穿于疾病诊疗全过程，如在未病阶段，强调要在生活中保持内心平静、少思寡欲、心情豁达、精神专注，则不易患病；在疾病早期，要进行干预和治疗，不可任由其发展变化，顾护正气以驱邪外出；在疾病中期，要时时注意发生变证，做到既病防变，临证应思虑周全；在疾病后期，应重视正气的恢复与疾病的反复，病愈固本，强调在生活起居、饮食劳作及情志方面对患者进行指导，减少疾病复发概率。

比如王老在临床治疗痹证之痛风时，认为首先要重视诱因，痛风属于中医学"湿浊之毒"类，多因素体脾肾不足，水液运化失调，水湿内停，反生痰浊，病情久延，蕴生湿热，湿浊酿毒，阻滞于机体关节、组织、血管，每每待机而发,一旦嗜酒过度、过食膏粱厚味及海腥发物、感受风寒湿之邪、情志过极、劳倦过度,则内外合邪,诱发痛风。因此,当临床诊疗痹证之痛风时,王老非常重视对患者的健康教育及生活方式的干预,嘱其尽量避免诱因,防止痛风发作。

(莫日根 史圣华 李晓丽 刘晋 宋雪萍 王丽 李玉洁 郑伟 曹国芳 郑雷刚 陈佳 常宏涛 李凯整理)

第二章　脾胃病

一、概述

脾为脏，胃为腑，五行属土，皆位于中焦。足太阴脾经和足阳明胃经相互络属于脾胃，脾与胃互为表里，同属于消化系统的主要脏器，机体的消化运动主要依赖于脾胃的生理功能来完成。机体生命活动的持续和气血津液的化生，都有赖于脾胃运化的水谷精微，所以称脾胃为气血生化之源，"后天之本"，即生存之本。

脾的生理功能有主运化，包括运化水谷和运化水液；主升清，指水谷精微等营养物质的吸收和上输于心、肺、头目等；主统血，主要指气的固摄作用；主肌肉、四肢，全身的肌肉都需要依靠脾胃所运化的水谷精微来营养。胃的生理功能有主受纳、腐熟水谷，指接受容纳食物并初步消化；主通降，以降为和，饮食入胃，经胃的腐熟后，必须下行于小肠进行吸收。胃主受纳、脾主运化，二者共同完成饮食物的消化吸收及精微物质的输布。脾升胃降，相反相成。脾气升，则水谷之精微得以输布；胃气降，则水谷及其糟粕才能下行。

脾胃生理上互相联系，病理上相互影响。如脾胃升降失常，则水谷的受纳、腐熟、输布等功能异常，出现胃痛、呃逆、呕吐、纳呆、泄泻、腹胀、便秘等病证。人体是一个有机整体，脾胃病日久不愈可及他脏，他脏病亦可引起脾胃病的发生。脾属土，肺属金，土生金，脾失健运，津液输布失常，水液聚而生痰、成饮，影响肺的宣发和肃降，则肺病，故有"脾为生痰之源，肺为贮痰之器"之说。肺病日久，可影响脾的功能，即"子盗母气"或"上病及中"，出现腹胀、便溏，甚至水肿等症状。脾为后天之本，肾为先天之本，二者相互资助、相互促进，病理上亦相互影响，互为因果。肾阳不足，脾阳失温，脾失运化，则见腹冷痛、五更泄、水肿等症状。同样，脾阳久虚，损及肾阳，可成脾肾阳虚证。肝属木，脾属土，木克土。脾主运化，肝主疏泄。脾的运化必须依赖肝的疏泄，疏泄功能异常就会影响运化功能，临床可见胃脘疼痛、胸胁满闷、腹胀腹痛、泄泻、便溏等症。

二、王生义教授脾胃病学术思想

脾胃病为临床常见病、多发病，多数具有病程长、迁延难愈、易复发等特点。脾胃病属于临床发病率较高的疾病，祖国医学的"胃痛""反酸""痞满""呃逆""泄泻""腹痛""便秘"等病皆属其范畴。临床常见症状有早饱感、上腹部烧灼感、胃脘胀满疼痛、腹泻、便秘等。脾胃病是很多疾病发生发展的关键一环，治疗脾胃病需要多角度、多思维的探索。王老在临床治疗脾胃病方面经验丰富、观点新颖、疗效显著，其思想师古而不泥古，继承与创新并举，临床实践中特别重视四诊八纲的应用，尤其重视问诊、舌脉及寒热虚实的辨证。其临证经验有：长于辨证，脾胃病本虚标实居多；勤求古训采众长，创新经方立新意；治中焦如衡，发展通降理论；重视治未病，肝脾胃同调；中西医结合，灵活运用荔枝核、藿香、代赭石、炒白芍等药；重视心理，加强沟通，提高疗效，医养结合，防止复发。王老的这些思想处处体现出中医学以人为本、整体观念的特点。其组方用药平和，时时顾护胃气，多于平淡之中建奇功，同时根据相应的证型和症状灵活运用方剂及中药，在临证中得心应手，其学术思想值得进一步总结探索和继承发扬。

（一）临床长于辨证，本虚标实居多

脾胃同居中焦，生理上二者表里相连，燥湿相济，升降相因。脾运化水谷精微，能实而不泻；胃主受纳化物，能满而不实。在病理上，脾胃相互影响，脾病可以传胃，即先有脾不能运化，后见胃不能受纳化物；胃病也可传脾，即先有胃受纳、腐熟失职，而后见脾运化水谷精微及水液失司；而脾病及胃，多由于运化失职，以虚为主；胃病及脾，每因纳降失司，以实居多。王老在临证中常谓：脾胃更虚更实，标本互见，虚多实少，每每本虚标实。其本虚多责之于内蒙古等北方地区气候寒冷，饮食以肥甘厚腻之品为多，饮食不节等原因日久损伤脾胃，从而致脾胃虚弱；其标实多是指邪气实，阻滞腑经气机，故见脏虚腑实之证。而胃气阻滞，若脾气不虚，自能健运如常，其症旋消；若迁延不愈，则多脾气内虚所致，亦是本虚标实之证。临床所见脾胃病本虚标实证大都病程长而变化多，脾虚胃滞，升降失常，故治虚务使"补而勿滞""补不碍胃"，健脾益气合疏利实邪，一方面健脾和胃，以增强脾胃功能和改善全身状况；另一方面根据邪实的情况，适当配伍理气、活血、祛湿等药，其中理气、活血药的配伍尤为必要，因脾虚易气滞，气滞则血瘀，理气活血则邪实可去，正虚得补。

（二）勤求古训采众长，创新经方立新意

王老在研习经典、博采众长的基础上，经过多年临床研究，总结创立了47首经验方，临床辨证运用，疗效较好。

治疗胃脘痛的系列经验方，如益气养胃汤、旋代降气汤、疏肝理气和胃汤等。益气养胃汤，主治脾胃气虚、运化失常引起的胃脘部隐痛或胀痛，伴有纳呆、嗳气、反酸、不思饮食等症状，脉沉细，舌淡而苔白。方药组成：党参、茯苓、炒白术、木香、砂仁、半夏、炒白芍、荔枝核、广藿香、浙贝母、海螵蛸、焦三仙、鸡内金、甘草等。其中党参（偏热者改用太子参）甘温益气、健脾养胃，炒白术、茯苓补气健脾、利水渗湿，三药合用补脾益气

和胃，共为君药；半夏、砂仁消痞散结、降逆止呕、化痰燥湿，荔枝核、浙贝母、木香、广藿香行滞止痛、消痞除胀，共为臣药；焦三仙、鸡内金、海螵蛸、炒白芍行气健脾和胃、敛阴止痛，为佐；甘草调和诸药。全方共奏益气健脾和胃、行气降逆之效，调理中焦气机，使脾胃升降如常，如《本草通玄》所云"土旺则清气善升而精微上奉，浊气善降而糟粕下输"之法。现代药理研究证实，党参能够增强免疫力，改善消化道功能；砂仁、半夏能够在一定程度上对胃液分泌进行调节，为胃排空提供良好前提条件，改善胃肠功能；同时，半夏还能够降低胃液游离酸及总酸度，抑制胃蛋白酶活性，为胃黏膜修复提供良好的前提条件；木香、炒白术、茯苓能够调节肠管运动，为消化液分泌提供良好的条件；荔枝核中主要有黄酮类、甾体类、鞣质类、萜类、挥发油和酯类等化学成分，具有抗炎杀菌、抗氧化、保护黏膜等作用；浙贝母有抗溃疡、解痉之作用；藿香含挥发油、生物碱等，具有促进胃肠动力、增强消化力、胃肠解痉、杀菌消炎等功能，且可预防肠道传染病；海螵蛸具有护肝、抗病毒及抑制细菌的作用；鸡内金、焦三仙可增强胃肠蠕动、双向调节消化功能；甘草有减少胃酸分泌、抗溃疡、改善胃肠道平滑肌痉挛及缓解疼痛之作用。

旋代降气汤，主治脾胃虚弱、痰浊内阻引起的心下痞硬，噫气不除，伴呃逆、胃脘疼痛，舌淡苔白滑，脉弦而虚。方药组成：旋覆花、代赭石、党参、茯苓、白术、半夏、广藿香、荔枝核、乌药、厚朴、苏梗、干姜、炙甘草等。其中旋覆花、代赭石下气除痰、镇其虚气，为君；以党参、白术、茯苓、荔枝核、藿香健脾益气、降气消痞止痛，为臣；以干姜、半夏、苏梗、乌药、厚朴之辛而散逆气、除痞散结，为佐；炙甘草之甘，而调缓其中，为使。现代药理研究认为，旋覆花含有丰富的黄酮类、绿原酸、半萜内酯、萜类化合物，可发挥抗衰老、抗凝血、抗菌、抗炎、抗氧化等生理活性以及促进消化道蠕动，使平滑肌张力提高的作用；代赭石含有丰富的镁离子，可于肠道内形成一定的渗透压，保持肠道内水分充足，促进消化道蠕动；广藿香挥发油可以促进胃液分泌、促进消化且对胃肠有解痉的作用；厚朴有增强胃肠运动、促进消化液分泌的作用；荔枝核具有护肝、抗病毒及抑制细菌的作用；乌药对胃肠道平滑肌有兴奋和抑制的双向调节作用，能促进消化液的分泌，缓和肌肉痉挛疼痛；党参对消化道功能进行改善；半夏能够在一定程度上对胃液分泌进行调节，对胃肠功能进行改善；白术、茯苓能够对肠管运动进行调节，为消化液分泌提供良好的条件；苏梗可以促进消化液分泌，加快胃肠蠕动；干姜有镇痛、抗炎、止呕的作用；全方有促进胃肠动力，增强平滑肌收缩和促进胃排空之效，可提高血浆胃动素水平，从而促进胃排空，避免胃酸反流，利于患者痊愈。

疏肝理气和胃汤，主治肝胃不和导致的胃脘疼痛，伴胁痛，多因情志变化而加重，脉弦细，舌红苔薄白。方药组成：柴胡、郁金、炒白芍、当归、党参、茯苓、白术、木香、砂仁、陈皮、半夏、广藿香、荔枝核、乌药、香橼、炙甘草等。其中柴胡理气止痛为君；当归、白芍、荔枝核、郁金、半夏、香橼养血敛阴、柔肝缓急、降逆散结止痛，共为臣药；党参、茯苓、白术、木香、陈皮、藿香、乌药、砂仁为佐，共奏健脾和胃、行气疏肝、和胃止痛之效；炙甘草调和诸药。全方共奏疏肝和胃止痛、行气散滞之功效。现代药理研究认为，柴胡具有镇痛、解热作用，其有效成分柴胡皂苷有抗炎作用，同时可抑制胃酸分泌，抗溃疡；郁金对多种细菌有抑制作用，有一定的抗炎止痛作用；党参可调节消化道功能；白术、茯苓能够对肠管运动进行调节；陈皮、木香可促进胃肠运动，通过抑制胃肠平滑肌痉挛以缓解胃肠疼痛；广藿香促进胃液分泌、促进消化，且对胃肠有解痉的作用；半夏、砂仁能够在一定程度上调节胃液分泌，改善胃肠功能；砂仁、半夏、炒白芍、当归之间可以调节胃液的分泌，是胃肠功能稳定的前提条件，且可以促进胃排空；荔枝核具有护肝、抗病毒及抑制细菌的作用；乌药对胃肠道平滑肌具有双向调节作用；香橼具有抗炎作用，可促进胃肠蠕动、健胃。全方共同作用可促进胃肠动力、抑酸、抗炎、止痛。王老临床治疗脾胃病勤于辨证，师古不泥古，辨证施治，创新方，用新药，效果良，值得学习。

桑黄五仁汤，主治便秘，大便干结，如羊矢状，排便困难或便结黏腻难以排出者,或大便虽干但排不尽,里急后重者,舌红苔黄或腐,脉沉弦。本方有清肺润肠、行气助运之功。方药组成:桑叶、黄芩、杏仁、桃仁、柏子仁、火麻仁、厚朴、炒枳实、炒莱菔子、焦槟榔、瓜蒌、酒大黄、当归、肉苁蓉、甘草。方中杏仁多脂质,润可滑肠,上降肺气,下利肠道,桑叶苦寒,能清肺热,黄芩清热燥湿,为清肺热要药,三者共为君药,共奏清肺润肠之效,亦是"肺与大肠相表里"思想的具体体现。中药药理研究证实,杏仁中脂肪含量丰富,具有润滑泻下作用,桑叶不仅可抑制细菌,还可增强肠胃蠕动,促进消化,从而佐证了杏仁润肠通便、桑叶清肺热促消化的作用,二药合用以达到泻火保津、润肠通便的作用。桃仁中油脂含量丰富,能滑肠通便,柏子仁质润,富含油脂,善治肠燥便秘,火麻仁质润,多油多脂,善治津血不足的肠燥便秘,三者共为臣药,以助杏仁润肠通便之效。王老在方中重用仁类药,一方面是取仁类药质润以利大便通行之功;另一方面是借仁类药所含膳食纤维刺激肠道,增加大便水分含量,润滑肠道以助排便之力。中药药理研究证实,桃仁含有的油脂可以润滑肠道,有利于大便排出,柏子仁能显著增强小肠推进作用,火麻仁含有的油脂可在肠道内可以转化成脂肪酸,能够抑制大肠吸收水分,刺激肠黏膜,加快肠蠕动,从而致泻,这些研究皆证实了三者在润肠通便方面的确切疗效。复以厚朴消积行气导滞,枳实苦降,用以消除胃肠积滞,莱菔子尤善行气消胀,亦能消食化积,槟榔善推动胃肠气机,能缓泻通便、消积导滞,四者共为佐药,使大肠气行以利运化。现代中药药理证实,厚朴不仅能促进消化腺的分泌,还对离体肠肌有一定的兴奋作用,枳实能够提高胃动力,增强胃肠蠕动,促进粪便的排空,莱菔子能够促进食物消化,缓解肠运动减弱所致的腹胀,槟榔中含大量槟榔碱,可促进消化液分泌、增强胃肠道平滑肌收缩、提高胃肠蠕动功能,从而起到通行大便的作用。王老总结,现代社会人们的饮食不规律,易伤脾胃,脾胃损伤则运化功能失调,气机不畅,腑气不通,易致便秘。故在方中多加行气药以发挥行气导滞破结之功效,助腑气下行,大便得解。佐以上可清肺热、下可润燥滑肠的瓜蒌,治疗积滞便秘要药的大黄荡涤肠胃,养血润肠之当归,甘咸质润、润肠通便的肉苁蓉；甘草调和诸药。中药药理研究证实，瓜蒌霜致泻作用缓和，所含油脂致泻作用较强，大黄中蒽醌类成分促进肠液分泌，抑制肠内水分吸收，增强肠蠕动进而促进大便排出，当归可以提高胃动力，肉苁蓉膳食纤维具有润肠通便的作用，还可推动小肠蠕动。诸药合用，共奏清肺润肠、行气助运之效。

（三）治中焦如衡，发展通降理论

脾胃病的病位主要在脾、胃、大肠。脾、胃同居中焦，为人体气机升降之枢，脾喜燥恶湿，胃喜润恶燥，脾升胃降，燥湿相济。脾气升健，则脾胃中水谷精微所化生之清气向上输布；胃气和降，则大肠所输送的糟粕得以下行。若脾胃功能失常，治疗宜平衡协调其功能，不使偏亢，即治中焦如衡。对于脾胃病的治疗，《临证指南医案》强调："脾胃之病，虚实寒热，宜燥宜润，固当详辨，其于升降二字，尤为紧要。"根据临床常见脾胃病及其证候，王老在脾胃系疾病方面进一步发展通降理论，诊疗中多着眼于通降、健脾，注重通降理论的运用。王老认为脾升胃降中胃降是关键，胃气不降则受纳不得，胃气不降则水谷不化，胃气不降则脾无所升，胃气不降则三焦不利。胃以通为用，以滞为病，临床诊疗中王老常谓：胃腑之为病，不外一"滞"，故治之以通。胃为水谷之腑，以通为用，以降为顺，降则和，不降则滞，反升则逆。降则胃腑通畅，生化有源，出入有序；不降则传化无由，壅滞成病，故用药当顺脾胃升降之性，以通降为主。朱丹溪曾云："痛无补法，诸痛不可补气，实得胃脘痛治疗之要。"临床治疗脾胃病，王老往往强调以降为用、以通为补的治疗方法，实证用通降，虚证亦用通降，灵活应用，临床疗效好。

临床上脾胃疾病往往伴有肝气上逆之证，肝失疏泄，气郁日久，气机不畅，肝为刚脏，体阴用阳，病则侮其所胜，乘胃犯上；另有脾胃运化失健，脾虚中气不足，和降失调，肝木更易乘侮，故王老治疗常兼以通降上逆之肝气，收效加倍。腑病用通降，脏病亦可用通降，应用得当，疗效倍增。

（四）重视治未病，肝脾胃同调

王老治疗脾胃病时非常重视情志的调畅。《金匮要略·脏腑经络先后病脉证第一》云："夫治未病者，见肝之病，知肝传脾，当先实脾。"脾胃病病因以肝郁最为多见，肝气不舒，气机升降失常，影响脾胃运化，导致肝气犯胃。临床上肝胃不和、肝郁气滞、肝火犯胃是脾胃病常见的证型，故治疗时常以肝脾同治为法，组方中常加用柴胡、香附、郁金、白芍等疏肝、柔肝之品。此外，王老认为脾胃病一般病程较长，且缠绵反复，罹患此病者更易产生焦虑、抑郁、恐慌情绪，长期处于应激状态，会使胃酸、胃蛋白酶分泌增多，对胃黏膜形成二次伤害，加重病情，使患者失去治疗信心，不利于疾病的治疗，故治疗脾胃病时兼以调畅情志常可事半功倍。

（五）中西医结合，用活中药

临床治疗脾胃病，王老常用藿香以芳香化浊、醒脾和胃、和中止呕，对于湿浊中阻、脾不健运所致之痞满腹胀、呕吐、腹痛、便溏、舌苔厚腻等，方中加藿香一味可奏良效。《本草图经》言其"治脾胃吐逆，为最要之药"。现代药理研究表明藿香含挥发油、生物碱等，具有促进胃肠动力、增强消化力、胃肠解痉、杀菌消炎等功能，且可预防肠道传染病。荔枝核味辛、微苦，性温，归肝、胃经，有理气止痛、祛寒散滞之功，《本草纲目》云其"行散滞气，治㿗疝气痛，妇人血气痛"，《本草衍义》言其"治心痛及小肠气"，而临床王老常用其辛温之性，取其散滞止痛之功治疗胃脘疼痛、腹痛等脾胃病，疗效甚可。现代药理学有关荔枝核化学成分及药理活性研究证实，荔枝核主要有黄酮类、甾体类、鞣质类、萜类、挥发油和酯类等化学成分，具有抗炎杀菌、抗氧化、保护黏膜等作用。白芍味苦酸，性微寒，归肝、脾经，有养血敛阴、柔肝止痛之效，《神农本草经》言其"主邪气腹痛，止痛，利小便，益气"。王老临床常用炒白芍（可去其寒性）以柔肝敛阴、理气止痛。现代研究表明白芍内含芍药苷、芍药内脂、苯甲酸等，具有消炎镇痛及良好的解痉作用。王老临床常用代赭石重镇降逆，治疗呃逆、呕吐、反酸等脾胃病，正如《医学衷中参西录》所言："能生血兼能凉血，而其质重坠，又善镇逆气，降痰涎，止呕吐，通燥结""治吐衄之证，当以降胃为主，而降胃之药，实以赭石为最效。"现代研究证实，代赭石主要含镉、钴、锰、镁等多种微量元素，具有镇静、促进肠蠕动、促进血液生成等作用。

（六）重视预防，治养结合，提高疗效

可谓"治胃病"更要"治未病"，俗语有云"三分治，七分养"，王老认为预防脾胃病的关键基础是养成良好的饮食习惯，同时要保证心情的舒畅，临床往往强调预防调摄，主张饮食宜适节气、有节律，食宜清淡，营养均衡。如《灵枢经·本神》言："智者之养生也，必顺四时而适寒暑。"《素问·四气调神大论》云："所以圣人春夏养阳，秋冬养阴。"说明饮食养生需顺应四时变化。《素问·上古天真论》言："食饮有节，起居有常，不妄作劳，故能形与神俱，而尽终其天年，度百岁乃去。"规律、合理、均衡、适量的饮食是远离脾胃病发生的重要条件，同时心理调摄也很重要，所谓"恬淡虚无，精神内守，病安从来"。

（莫日根　史圣华整理）

三、临证医案

（一）胃脘痛

1. 补气健脾，升清降浊治疗胃痛（慢性胃炎）

李某，女，60岁，农民，呼和浩特市武川县。初诊日期：2018年9月3日。

主　　诉：胃脘疼痛反复发作5个月，加重3天。

初　　诊：患者自诉5个月前因饮食不规律出现脘腹胀满疼痛，食后尤

甚，伴呃逆、泛酸、胃灼热，纳呆，倦怠乏力，大便无力，小便可。一直未予系统治疗，近日劳累后上症明显加重，故慕名求治于王老处。既往史：高血压 3 年（最高 180 mmHg/100 mmHg），口服尼福达片（20 mg/次，2 次/日）控制尚可。查体：腹软无压痛。刻下症：胃脘胀满疼痛，喜揉喜按，喜热饮，倦怠乏力，纳呆，大便无力，小便可。舌淡红、少苔，脉沉细。

中医诊断：胃痛

　　　　　　脾胃气虚、痰阻气滞证

西医诊断：慢性胃炎

治　　法：补气健脾，升清降浊

方　　药：自拟益气养胃汤加减（胃脘痛 1 号方）

处　　方：党参 20 g，白术 15 g，茯苓 15 g，半夏 12 g，陈皮 12 g，木香 10 g，砂仁 12 g，代赭石 10 g，当归 10 g，山药 15 g，荔枝核 15 g，枳实 10 g，焦三仙各 15 g。7 剂，水煎，日 1 剂，早晚分服。

二　　诊（2018 年 9 月 10 日）：自诉脘腹胀满疼痛较前缓解，大便可，纳可，呃逆、反酸消失。舌淡红，少苔，脉沉细。首诊方去代赭石、荔枝核，加黄芪 15 g。7 剂，水煎，日 1 剂，早晚分服。嘱患者规律饮食、适当锻炼。

三　　诊（2018 年 9 月 17 日）：自诉脘腹胀满疼痛较前明显减轻，二便正常，纳寐可，无呃逆、泛酸、胃灼热，倦怠乏力较前缓解。舌淡红，薄白苔，脉细。二诊方继服 14 剂以巩固疗效。

四　　诊（2018 年 10 月 2 日）：诸症消失，自觉体力较前明显增强，二便调，纳寐可。舌淡红，苔薄白，脉细。三诊方去木香、枳实，党参减至 10 g，黄芪减至 8 g。7 剂以固效，后随诊病情无反复。

按：患者脘腹胀满疼痛、呃逆、泛酸为主症，因其饮食不节，劳累过度，损伤脾胃，脾胃虚弱，健运失职，升降失常，气机不畅，故见脘腹胀满疼痛；胃气上逆则见呃逆、反酸、胃灼热；中焦运化无力，气血虚弱则见乏力、纳差，久则脾虚不运出现大便无力。故选自拟益气养胃汤加减以补气健脾、升清降浊。方中党参甘温益气、健脾养胃；山药、白术、茯苓补气健脾；半夏、陈皮消痞散结、降逆止呕；木香、砂仁行气、健脾、止痛；代赭石降逆止呃；当归补血养阴，阴中求阳；荔枝核行滞止痛；枳实消积散痞；焦三仙行气、健脾、和胃。收效如桴鼓，实为辨证精当细致之至。二诊时患者胀满疼痛减轻，呃逆、泛酸消失，故首诊方去代赭石、荔枝核，加黄芪旨在加强益气之力，以助脾运。三诊时患者脘腹胀满疼痛较前明显减轻，二便调，纳寐可，故守二诊方以巩固疗效。四诊时诸症消失，体力明显增强，故去木香、枳实，减少行气消痞之功，减轻党参、黄芪用量，以防补益太过，滋腻碍胃，继服以固效。

（莫日根　李凯整理）

2. 调和肝脾，疏肝解郁治疗胃痛（慢性非萎缩性胃炎）

侯某，女，59岁，退休，乌兰察布市四子王旗。初诊日期：2017年4月9日。

主　　诉：胃脘部疼痛、胀满不适反复发作8年，加重1周。

初　　诊：患者8年前生气后出现胃脘部胀满疼痛，伴胸闷，善太息，大便不畅，电子胃镜检查示：慢性非萎缩性胃炎。间断服用吗丁啉、奥美拉唑胶囊及中药（服法及用量不详）治疗，效果一般，上症时有反复，一直未予系统诊治。1周前因情绪不佳出现胃脘部憋胀疼痛加重，为进一步治疗，求治王老处。查体：腹部平软，无压痛及反跳痛。刻下症：胃脘部疼痛胀满不适，胸闷，焦躁，大便不畅，小便正常，纳寐一般。舌红、苔白腻，脉弦。

中医诊断：胃痛

　　　　　　肝胃不和、肝郁脾虚证

西医诊断：慢性非萎缩性胃炎

治　　法：调和肝脾，疏肝解郁，理气止痛

方　　药：自拟疏肝理气和胃汤加减（胃脘痛4号方）

处　　方：醋柴胡10 g，白芍15 g，赤芍15 g，当归10 g，茯苓12 g，白术15 g，甘草5 g，半夏12 g，香橼12 g，炒莱菔子15 g，大腹皮12 g，广藿

香 15 g，砂仁 10 g，郁金 10 g，木香 10 g，乌药 15 g。7 剂，水煎，日 1 剂，早晚温服。

二　诊（2017 年 4 月 17 日）：患者胃脘部疼痛较前缓解，饭后稍有胃酸胀满，胸闷明显缓解，情绪较前平稳，二便调，纳寐可。舌红、苔白，脉弦。首诊方加厚朴 10 g，以行气消胀、燥湿运脾。继服 7 剂以观效。

三　诊（2017 年 4 月 24 日）：胃脘胀满疼痛明显减轻，无胸闷、善太息，二便调，纳寐可。舌淡红、苔薄白，脉滑。二诊方去香橼、大腹皮、乌药，继服 14 剂以巩固疗效，后随诊病情无反复。

按：胃痛，又称胃脘痛，是由于胃气阻滞，胃络瘀阻，胃失所养，不通则痛导致的以上腹部疼痛为主症的一种脾胃病证。胃痛的病因主要为外感寒邪、饮食所伤、情志不遂、脾胃虚弱等。其中情志不畅，肝郁气滞，横逆犯胃，以致胃气失和，胃气阻滞而发为胃痛者常见。

肝属木，脾胃属土，木克土。若情志不畅，则肝郁气结不得疏泄，横逆犯胃而作痛。其中肝与胃的关系在《素问·至真要大论》中早有阐述："厥阴司天，风淫所胜，则太虚埃昏，云物以扰，寒生春气，流水不冰。民病胃脘当心而痛。"说明胃痛与肝木偏胜有关。患者因生气而致胃脘作痛，日久未愈，一直未予系统诊治。近日因情志抑郁复见胃部憋胀疼痛加重，肝气郁滞，疏泄失常，胃气不利，不通则痛。故本方以柴胡疏肝解郁、条达肝气，白芍养血敛阴、缓急柔肝止痛，当归养血和血理气，柴胡与当归、白芍同用，补肝体而和肝用；半夏、白术、茯苓、广藿香健脾燥湿和胃，以健运中焦，实土以御木侮，助运化之源，如《金匮要略》云："见肝之病，知肝传脾，当先实脾。"乌药、香橼、木香助柴胡疏肝解郁；大腹皮理气宽中；久病入络，以赤芍、郁金、当归活血祛瘀、行气解郁；莱菔子消食除胀、降气化痰；砂仁化湿、理气、和中。诸药合用，共奏调和肝脾、疏肝解郁、理气止痛之功。患者服上方后诸症减轻，但饭后仍有胃酸胀满，二诊时在上方基础上进行化裁，柴胡加厚朴，加强行气消胀、燥湿运脾之效。三诊时去香橼、大腹皮、乌药，旨在减轻行气之功。同时嘱咐患者重视生活调摄，尤其是饮食与情志方面的调摄。饮食以清淡易消化及营养丰富食物为主,忌烟酒、辛辣、粗硬饮食,同时应保持心情舒畅,避免精神紧张及情绪刺激,如此可减轻胃痛及其发作,达到治疗疾病的目的。

(莫日根 孙博整理)

3. 益气健脾和胃,散寒理气止痛治疗胃痛(慢性非萎缩性胃炎)

张某,女,50岁,个体,呼和浩特市玉泉区。初诊日期:2019年4月3日。

主　　诉:胃脘部反复疼痛不适半年余,加重5天。

初　　诊:患者自诉半年前因饮食不节出现胃脘部隐痛不适,偶有泛酸、胃灼热,未予重视。后上症时有反复、日渐加重,近日行电子胃镜检查示:慢性非萎缩性胃炎伴糜烂,自行服用奥美拉唑、吗丁啉等药(服法及用量不详)未见缓解,现为进一步诊治,求治于王老门诊。查体:腹部平软,无压痛及反跳痛。刻下症:胃脘部疼痛,伴反酸、胃灼热,喜温喜按,纳差,睡眠一般,二便调。舌淡、苔白,脉虚弱。

中医诊断:胃痛

　　　　　　脾胃虚弱、寒湿阻滞证

西医诊断:慢性非萎缩性胃炎

治　　法:益气健脾和胃,散寒理气止痛

方　　药:自拟益气养胃汤(胃脘痛1号方)合良附丸加减

处　　方:党参15 g,茯苓12 g,白术15 g,荔枝核12 g,广藿香10 g,木香10 g,砂仁10 g,半夏10 g,陈皮12 g,苏梗12 g,高良姜10 g,香附10 g,炒白芍10 g,浙贝母10 g,焦三仙10 g,甘草5 g。7剂,水煎,日1剂,早晚分服。嘱患者少吃油炸及坚硬食物,多食易消化及清淡食物。

二　　诊(2019年4月10日):胃脘痛较前缓解,反酸、胃灼热消失,时有嗳气。舌淡、苔白,脉弱。上方加代赭石10 g、旋覆花10 g。7剂,水煎,日1剂,早晚分服。

三　诊（2019年4月17日）：患者自诉胃脘疼痛不适明显缓解，无胃灼热，食后无泛酸，纳食可，二便调，睡眠一般。舌淡红、苔白，脉滑。二诊方去代赭石，加远志12 g、酸枣仁12 g。继服7剂。

四　诊（2019年4月24日）：诸症消失。舌淡红、苔薄白，脉滑。守三诊方继服7剂，随访半年未复发。

按：患者因饮食不节导致胃脘部疼痛，喜温喜按，偶有泛酸、胃灼热等症。饮食不节损伤脾胃，脾胃运化失司，脾胃为仓廪之官，气血化生乏源，不荣则痛，发为胃脘痛。治宜益气健脾和胃、理气止痛，以益气养胃汤合良附丸加减治之。方中党参、茯苓、白术益气健脾祛湿，利湿而不伤气，三药合用，味甘而入脾土，行健脾之功，助脾气升发，顺胃气和降，一升一降调理气机；陈皮、木香、砂仁药性平和，补气却不滞气，消除痰湿，促进脾胃运化，可补虚行滞；白芍与白术克脾土；广藿香、砂仁、半夏、浙贝母、荔枝核调理中焦气机以助脾胃运化，使脾胃升降相应；高良姜主入脾胃，长于温中散寒，防中焦虚寒；焦三仙行散消食，健脾开胃，助脾胃消化。二诊时患者出现嗳气，是胃气不降反升所致，故加用旋覆花降逆止呕，代赭石质重善镇冲逆，代赭石与旋覆花共降胃气，胃气通降则嗳气除。三诊时患者诸症缓解，故去掉重镇之品代赭石以防碍胃，加远志、酸枣仁以安神助眠。四诊时患者诸症消失，守原方继服7剂以巩固疗效。辨证准确，疗效较好。

（莫日根　吴佳红整理）

4. 健脾除湿，清热和中治疗胃痛（慢性非萎缩性胃炎）

朱某，女，40岁，无业，呼和浩特市回民区。初诊日期：2018年2月24日。

主　诉：胃脘部疼痛不适反复发作2月余，加重5天。

初　诊：患者2个月前饮酒后出现胃脘部疼痛不适，伴有脘闷灼热，未予重视，此后上述症状反复，自服药物未见明显缓解（具体药物及用量不详），伴纳差、口干，现为进一步治疗，求治于王老处。电子胃镜示：慢性非萎缩性胃炎。查体：腹部平软，全腹无压痛。舌红、苔黄腻，脉数。刻下症：胃脘部疼痛不适，脘闷灼热，泛酸，口干，纳差，寐可，大便干，小便黄。

中医诊断： 胃痛

　　　　　湿热中阻证

西医诊断： 慢性非萎缩性胃炎

治　　法： 健脾除湿，清热和中

方　　药： 四君子汤合半夏泻心汤加减

处　　方： 太子参12 g，茯苓12 g，白术12 g，甘草5 g，半夏10 g，黄连10 g，黄芩5 g，浙贝母15 g，海螵蛸12 g，乌药12 g，广藿香12 g，佩兰12 g，玉竹15 g，薏苡仁20 g，石斛10 g，焦三仙各20 g。7剂，水煎，日1剂，早晚分服。

二　　诊（2018年3月3日）：患者胃脘疼痛不适减轻，仍有灼热感，稍有口干，无泛酸，纳食尚可，二便正常，睡眠可。首诊方去半夏、黄芩、乌药，继服7剂。

三　　诊（2018年3月10日）：胃脘疼痛消失，稍有灼热不适感，余症消失，纳可寐安，二便调。守二诊方继服7剂以观效。

四　　诊（2018年3月17日）：诸症消失，三诊方去太子参、黄连、海螵蛸，继服7剂以巩固疗效。随诊半年病情无反复。

按： 胃痛是以上腹近心窝处疼痛为主的病证，胃脘痛的发生主要由于外邪犯胃、饮食伤胃、情志不畅和脾胃素虚导致胃气郁滞，胃失和降，不通则痛。胃为阳土，喜润恶燥，为五脏六腑之大源，胃主受纳、腐熟水谷，其气以和降为顺，不宜郁滞，胃痛的病位主要在胃，与肝、脾密切相关，肝属木，为刚脏，性喜调达而主疏泄，胃属土，喜濡润而主受纳，肝胃之间，木土相克，肝气郁结，易于横逆犯胃，以致中焦气机不通，导致胃脘痛，脾与胃同居中焦，以膜相连，一脏一腑，互为表里，共主升降，故脾病多涉于胃，胃病亦可及脾。方中太子参、茯苓、白术益气健脾祛湿，利湿而不伤气，三药合用，味甘而入脾土，行健脾之功，助脾气生发，顺胃气和降，一升一降调理气机，党参换为太子参去其燥而取其润，燥能化火、润可泻火；黄连、黄芩清热燥湿；浙贝母清热；海螵蛸、乌药行气止痛；佩兰芳香化湿，醒脾开胃；薏苡仁健脾祛湿清热；玉竹养阴润燥；石斛滋阴清热，益胃生津；广藿香、半夏调理中焦气机以助脾胃运化使脾胃升降相应；焦三仙行散消食，健脾开胃助脾胃消化。全方共奏清热化湿、理气和胃之功。二诊时诸症减轻，故去半夏、黄芩、乌药，旨在缓和燥烈之性，使湿热除而不伤津。三诊时守方以固效。四诊时诸症消失，去太子参、黄连、海螵蛸，以使全方药性平和、平调脾胃。

（莫日根　陈佳整理）

5. 驱寒除湿健脾，理气止痛治疗胃痛（慢性非萎缩性胃炎）

罗某，女，60岁，退休，呼和浩特市新城区。初诊日期：2019年7月16日。

主　　诉：胃脘痛反复发作3年，加重2天。

初　　诊：患者3年前因受凉出现胃脘部疼痛不适，自用消食片等药，效果不佳，此后诸症反复、日渐加重，未予系统治疗。2天前淋雨后症状较前加重，且伴腹胀、纳差、呃逆、胃灼热，现为进一步明确诊治，求治王老处。胃镜检查示：慢性非萎缩性胃炎。查体：腹部平软，无压痛及反跳痛。刻下症：胃脘疼痛，腹胀，反酸，纳差，寐可，二便调。舌淡、苔白厚，脉弦。

中医诊断：胃痛

　　　　　　寒湿中阻证

西医诊断：慢性非萎缩性胃炎

治　　法：驱寒除湿健脾，理气止痛

方　　药：香砂六君子汤加减

处　　方：党参15 g，茯苓15 g，炒白术15 g，砂仁12 g，木香10 g，半夏10 g，陈皮10 g，浙贝母15 g，海螵蛸15 g，炒白芍15 g，代赭石15 g，香附10 g，荔枝核15 g，高良姜10 g，焦三仙各15 g，甘草5 g。7剂，水煎，

日 1 剂，早晚温服。

二　　诊（2019 年 7 月 24 日）：患者胃脘疼痛较前减轻，腹胀，纳差，偶泛酸、胃灼热，寐可，二便正常。舌淡、苔白厚，脉弦。首诊方继服 7 剂。

三　　诊（2019 年 8 月 1 日）：胃脘疼痛消失，稍有腹胀，无泛酸、胃灼热及纳食不香，睡眠正常，二便调畅。舌淡红、苔薄白，脉滑。二诊方去代赭石、荔枝核、海螵蛸，继服 7 剂以观效。门诊随访半年未见复发。

按：胃脘痛为脏腑常见病、多发病，主要由外邪犯胃，饮食伤胃，情志不畅和脾胃素虚等导致胃气郁滞，胃失和降，不通则痛。脾胃为仓廪之官，主受纳及运化水谷，脾胃同居中焦，脾宜升，胃宜降，正如叶天士云"脾宜升则健，胃宜降则和"，故治疗胃脘痛应以恢复中焦脾胃升降功能为主。患者为寒湿阻滞脾胃，气滞不通，予以香砂六君子汤加减治之，方中用浙贝母、海螵蛸以治酸止痛；高良姜、香附以温胃行气；代赭石降胃气；荔枝核行气止痛；炒白芍以缓急止痛；患者有寒象，故方中白芍、白术皆用炒制；党参、茯苓、白术益气健脾祛湿，利湿而不伤气，三药合用，味甘而入脾土，行健脾之功，助脾气生发，顺胃气和降，一升一降调理气机；陈皮、木香、砂仁药性平和，补气却不滞气，消除痰湿，促进脾胃运化，可补虚行滞；白芍与白术、党参配伍砂仁、半夏调理中焦气机以助脾胃运化，使脾胃升降相应；焦三仙行散消食，健脾开胃助脾胃消化；香附理气宽中止痛；甘草调和诸药。全方配合，共奏驱寒健脾除湿、理气止痛之功。二诊胃脘痛减轻，但伴随症状仍在，故守原方以固效。三诊诸症消失，去代赭石、荔枝核、海螵蛸以减少抑酸止痛降气之效，全方重在健脾温中除湿，使药性得到更好发挥。

（莫日根　吴佳红整理）

6. 行气止痛、活血化瘀治疗胃痛（慢性非萎缩性胃炎）

白某，男，33 岁，职员，呼和浩特市新城区。初诊日期：2020 年 12 月 31 日。

主　　诉：胃脘痛反复发作 2 年，加重 3 天。

初　　诊：患者 2 年前因饮食不规律出现脘腹胀满疼痛，按之则痛，食后尤甚，伴呃逆、泛酸，无食欲，畏寒，大便难，小便可。一直未予系统治疗，近日着凉后上症明显加重，慕名求治于王老处。查体：腹部有压痛。电子胃镜示：慢性非萎缩性胃炎，反流性食管炎。刻下症：胃脘胀满疼痛，畏寒，喜热饮，按之则痛，大便艰，小便可。舌淡紫有瘀斑、无苔，脉弦滑。

中医诊断：胃痛

　　　　　　气滞血瘀证

西医诊断：慢性非萎缩性胃炎

治　　法：行气止痛，活血化瘀

方　　药：旋覆代赭汤加减

处　　方：旋覆花15 g，煅赭石15 g，党参15 g，茯苓15 g，炒白术15 g，木香10 g，砂仁10 g，清半夏10 g，浙贝母15 g，海螵蛸15 g，竹茹15 g，干姜5 g，制吴茱萸5 g，广藿香15 g，降香12 g，延胡索12 g，甘草5 g。7剂，水煎，日1剂，早晚分服。嘱患者少吃油炸及坚硬食物，多食易消化及清淡食物。

二　　诊（2021年1月8日）：自述服药后胃脘痛较前缓解，时有泛酸、嗳气，大便不畅，小便可，纳可寐安。舌淡紫有瘀斑、无苔，脉弦滑。上方加大黄6 g，继服7剂，水煎，日1剂，早晚分服。

三　　诊（2021年1月17日）：患者诸症基本消失，二便调，纳寐可。舌淡、少苔，脉滑。上方去大黄、代赭石，继服7剂以巩固疗效，随诊无反复。

按：患者以脘腹胀满疼痛、呃逆、泛酸、畏寒为主症，因其饮食不节，感受外邪，损伤脾胃，脾胃虚弱，运化失司，升降失常，气机不畅，致使气滞血瘀，不通则痛，故见脘腹胀满疼痛；胃失和降、胃气上逆则见呃逆、泛酸；气滞血瘀致使中焦运化无常，气滞无力推动血行久则脾失不运出现大便难；气滞血瘀致使阳气郁内而不得外发，故患者畏寒。因此选自拟旋覆代赭汤加减以行气止痛、活血化瘀。方中党参甘温益气、健脾养胃；炒白术、茯苓补气健脾；半夏、浙贝母、海螵蛸消痞散结、降逆止呕、制酸止痛；广藿香、木香、砂仁行气、健脾、化湿、止痛；吴茱萸、旋覆花、代赭石降逆止呃；干姜温补中焦；降香行滞止痛；延胡索化瘀止痛；甘草调和诸药。收效如桴鼓，实为辨证精当细致之至。二诊时患者疼痛减轻，时有泛酸、嗳气，大便不通明显，故加用大黄泄热通便。三诊时患者诸症已除，大便正常，故去除寒凉之性的大黄、代赭石，以防日久伤阳，继服7剂以巩固疗效。

（莫日根　史圣华整理）

7. 温中健脾，和胃止痛治疗胃痛（慢性胃炎）

王某，男，48岁，公务员，呼和浩特市赛罕区。初诊日期：2020年12月23日。

主　　诉：胃脘疼痛反复2年，加重10天。

初　　诊：患者2年前不明原因出现胃脘部疼痛，空腹痛甚，得食则缓，喜温喜按，平素畏寒，四肢不温，大便干，小便可。一直未予系统治疗，近日劳累后上症明显加重，慕名求治于王老处。查体：腹部柔软。刻下症：胃脘部疼痛，空腹痛甚，得食则缓，喜温喜按，平素畏寒，四肢不温，大便干，小便可。舌淡、苔白，脉虚缓。

中医诊断：胃痛

　　　　　　脾胃虚寒证

西医诊断：慢性胃炎

治　　法：温中健脾，和胃止痛

方　　药：黄芪建中汤加减

处　　方：黄芪15 g，炒白芍15 g，党参12 g，木香10 g，茯苓12 g，砂仁10 g，清半夏10 g，煅赭石15 g，厚朴10 g，盐荔枝核15 g，乌药12 g，广藿香15 g，当归15 g，麸炒枳实10 g，酒大黄10 g，炒火麻仁30 g，柏子仁15 g，甘草5 g。7剂，水煎，日1剂，早晚分服。嘱患者避风寒，少吃油炸及坚硬食物，多食易消化及清淡食物。

二　诊（2020年12月31日）：患者胃脘部疼痛缓解，畏寒、四肢不温减轻，大便恢复正常。舌淡、苔白，脉滑。上方去当归、麸炒枳实、酒大黄、炒火麻仁，加苍术12 g、薏苡仁15 g，继服7剂，以巩固疗效。

三　诊（2021年1月7日）：患者诸症消除，纳可寐安，二便正常。舌淡、苔白，脉滑。上方继服7剂以固效，随诊半年无复发。

按：患者以胃脘疼痛，空腹痛甚，得食则缓，喜温喜按，平素畏寒，四肢不温，大便干为主症，因其饮食不节，劳累过度，损伤脾胃，脾胃虚弱，健运失职，升降失常，气机不畅，不荣则痛，故见脘腹胀满疼痛；脾胃虚寒则见空腹甚痛，喜温喜按；中焦运化无力，气血虚弱，阳气虚衰则见畏寒怕凉，四肢不温，久则脾虚不运，津液不能下达濡养出现大便干。故选黄芪建中汤加减以温中健脾、和胃止痛。方中黄芪、党参甘温益气、健脾养胃；炒白芍缓急止痛；茯苓补气健脾；半夏、厚朴消痞散结、降逆止呕；木香、砂仁、乌药行气、健脾、止痛；煅赭石降逆；广藿香芳香化湿；当归补血养阴，阴中求阳；盐荔枝核行滞止痛；麸炒枳实消积散痞；酒大黄、炒火麻仁、柏子仁润肠通便；甘草调和诸药。收效如桴鼓，实为辨证精当细致之至。二诊时患者大便正常，故去当归、麸炒枳实、酒大黄、炒火麻仁，加苍术、薏苡仁以加强健脾益气之力。三诊时诸症消除，守方固效。

（莫日根　孙博整理）

（二）痞满

1. 健脾益气，散寒除湿，理气消胀治疗痞满（慢性胃炎）

杨某，男，34岁，公务员，呼和浩特市武川县。初诊日期：2018年8月21日。

主　诉：腹部胀满反复发作半年，加重1周。

初　诊：患者半年前进食寒凉食物后出现腹部胀满，劳累或生气后加重，间断服用养胃舒、温胃舒等中成药（服法不详），效果一般。1周前劳累后上述症状加重，偶有泄泻，现为进一步治疗，求治王老处。查体：腹部平软，无压痛及反跳痛。电子结肠镜检查未见明显异常。刻下症：腹胀，嗳气，神疲乏力，气短懒言，畏寒肢冷，大便溏薄，小便正常，纳差，寐一般。舌质淡胖、苔白，脉细弱。

中医诊断：痞满

　　　　　　脾胃虚弱、寒湿阻滞证

西医诊断：慢性胃炎

治　　法：健脾益气，散寒除湿，理气消胀

方　　药：香砂六君子汤合理中丸加减

处　　方：党参 12 g，陈皮 10 g，半夏 10 g，木香 10 g，砂仁 10 g，炒白术 15 g，茯苓 10 g，干姜 5 g，厚朴 6 g，乌药 12 g，荔枝核 15 g，苍术 20 g，炒山药 15 g，旋覆花 15 g，醋香附 10 g，焦神曲 20 g，焦山楂 20 g，炒麦芽 20 g，鸡内金 15 g，炙甘草 5 g。7 剂，水煎，日 1 剂，早晚分服。嘱患者注意饮食、规律生活。

二　诊（2018 年 8 月 30 日）：药后腹胀、嗳气较前减轻，劳累后自觉气短、乏力，畏寒肢冷，大便溏薄，小便正常，纳差，寐可。舌淡胖、苔白，脉细弱。上方加肉豆蔻 12 g，继服 7 剂。

三　诊（2018 年 9 月 7 日）：药后腹胀、嗳气消除，偶有乏力，手脚冰凉明显缓解，大便正常，黄色细软便，小便调畅，纳可寐安。舌淡、苔白，脉平和。上方继服 7 剂以巩固疗效。

四　诊（2018 年 9 月 14 日）：患者诉诸症消除，纳可寐安，二便调畅。舌淡、苔白，脉平和。上方继服 7 剂以固效，随访半年未复发。

按：痞满又叫腹满，即自觉腹中胀满，一般外无胀急之形，内无痛利之苦，或胀不减，或减不足，忽急忽缓的病证，临床常虚实并见。患者以脾胃虚弱为本，寒湿阻滞为标，治疗宜标本兼顾，以健脾益气、散寒除湿、理气消胀。本方为香砂六君子汤加理中丸、平胃散、香附旋覆花汤加减而来，以补气健脾、温中燥湿、行气和胃。方中党参甘温益气，健补脾胃；白术、

山药、半夏补益脾胃之气，运脾燥湿；茯苓健脾利湿，使党参、白术补而不腻；苍术、厚朴相配，燥湿行气，使气行则湿化；木香、砂仁化湿行气；并配伍旋覆花、乌药、香附、荔枝核、陈皮行气止痛，补而不腻，兼化湿邪；焦三仙加鸡内金健脾开胃、消食导滞；干姜温中散寒；炙甘草补脾益气，兼调和诸药。上药合用，则湿去脾健、胃气平和，诸症可除。二诊时畏寒肢冷仍明显，加肉豆蔻以温中暖脾、散寒固肠。三诊、四诊时症状逐渐减轻，守方固效。嘱患者饮食有节制，食物宜清淡，勿恣食生冷水果肥甘等不易消化的食物。

（莫日根　张慧整理）

2. 健脾益气，和胃降逆治疗痞满（慢性非萎缩性胃炎）

周某，男，15 岁，学生，呼和浩特市赛罕区。初诊日期：2018 年 9 月 15 日。

主　　诉：胃脘胀满反复发作半年。

初　　诊：患者自诉半年前因贪食生冷后出现胃脘部胀满不适，喜温喜按，未予重视，后上症日渐加重，伴纳呆、便溏，自服健胃消食片等药物（服法不详）治疗，未见明显缓解。现为系统诊治，求治于王老处。电子胃镜检查示：慢性非萎缩性胃炎。查体：腹部平软，无压痛及反跳痛。刻下症：胃脘胀满，呃逆，胸胁胀满，嗳气，纳呆，便溏。舌质白、苔腻，脉弦滑。

中医诊断：痞满

　　　　　　脾胃虚弱、胃失和降证

西医诊断：慢性非萎缩性胃炎

治　　法：健脾益气，和胃降逆

方　　药：香砂六君子汤合旋覆代赭汤加减

处　　方：旋覆花 10 g，代赭石 12 g，党参 10 g，木香 10 g，砂仁 10 g，半夏 10 g，陈皮 10 g，浙贝母 10 g，白术 10 g，茯苓 10 g，广藿香 10 g，当归 10 g，炒莱菔子 10 g，干姜 6 g。7 剂，水煎，日 1 剂，早晚分服。

二　诊（2018年9月22日）：患者诉胃脘胀满不明显，无呃逆，偶伴胸胁胀满、嗳气，纳食不佳，大便稀溏较前好转，日1～2行。舌脉如前。上方加柴胡8 g、厚朴12 g、肉豆蔻8 g，继服7剂以固效。

三　诊（2018年9月29日）：药后诸症缓解，无呃逆、胀满，纳可，大便正常，黄色细软便，日1行。舌白、苔薄，脉滑。上方去干姜、藿香，继服7剂以巩固疗效。随诊半年未见反复。

按：痞满是由于中焦气机阻滞，脾胃升降失常，以脘腹满闷胀满、压之无痛为主要症状的病证，多为饮食不节、情志失调或感受外邪等引起中焦气化不利，脾胃升降失司导致。临床治疗首应辨别虚实，其次应辨别寒热，以调理脾胃升降、行气除痞为总原则。患者为青少年，因饮食生冷而致病，寒邪伤胃，脾胃损伤，运化失司，湿阻气滞，故以党参、茯苓、陈皮、木香、干姜益气健脾，温化寒湿，加用广藿香加强化湿之效。患者出现胃脘胀满、胸胁胀满、嗳气、呃逆等症，皆由胃气上逆、胃失和降导致，故以旋覆花、代赭石和胃降逆，莱菔子消食除胀。全方共奏益气健脾、和胃降气之功。二诊时胸胁胀满、嗳气未见明显减轻，故加柴胡、厚朴以疏肝行气、降逆和胃，加肉豆蔻以温中固肠。三诊诸症消除，去干姜、藿香以防燥烈太过伤阴，脉证相符，故而愈。

（莫日根　史圣华整理）

（三）纳呆

健脾益气和胃治疗纳呆（消化不良）

李某，女，21岁，学生，呼和浩特市新城区。初诊日期：2019年1月22日。

主　诉：饮食不佳半年。

初　诊：患者半年前因考试劳累后出现食欲减退，身体渐瘦，后自觉身热乏力，精神一般，自服西药未见明显改善，为进一步中医治疗，经人推荐求治于王老处。电子胃镜检查未见明显异常。查体：腹部平软，无压痛及反跳痛。刻下症：食欲减退，不欲饮食，倦怠乏力，身体偏瘦，畏寒肢冷。舌淡、苔白，脉缓。

中医诊断：纳呆
　　　　　　脾胃虚弱证

西医诊断：消化不良

治　　法：健脾益气和胃

方　　药：香砂六君子汤加减

处　　方：党参 15 g，白术 12 g，茯苓 12 g，木香 10 g，砂仁 10 g，半夏 10 g，炙甘草 10 g，乌药 10 g，炒莱菔子 6 g，广藿香 5 g，干姜 5 g，香附 10 g，焦三仙各 20 g，鸡内金 15 g。7 剂，水煎，日 1 剂，早晚分服。

二　　诊（2019 年 1 月 30 日）：药后食欲较前好转，偶伴倦怠乏力，畏寒肢冷，口略干。舌脉同前。上方去干姜，继服 7 剂以巩固疗效。

三　　诊（2019 年 2 月 7 日）：患者诉食欲渐增，无倦怠乏力、畏寒肢冷。舌脉同前。上方加陈皮 12 g，党参减至 10 g。继服 7 剂以固效。

四　　诊（2019 年 2 月 14 日）：诸症消除，纳寐可，二便调。舌淡红、苔薄白，脉平和。继服 7 剂，随诊半年无反复。

按：纳呆，指胃的受纳功能呆滞。纳呆有虚实之分。实者，邪气有余犯于胃腑而致胃气不降，如热盛、脾胃气滞、肝郁乘脾、痰湿困阻、胃肠食积皆可导致脾胃气机不畅而致食少纳呆；虚者，正气不足，脾胃虚弱或由其他脏腑之虚损而累及脾胃，如下焦肾阳不足，火不生土，均可致纳呆。本方为香砂六君子汤化裁而来。香砂六君子汤由六君子汤加木香、砂仁而成，故名"香砂六君子汤"，用于治疗脾胃气虚，寒湿停滞中焦所致胃肠道疾病。方中以党参甘温益气，补中养胃；白术健脾燥湿；茯苓渗湿健脾；木香、广藿香芳香醒脾；乌药、香附理气止痛；半夏化痰湿；砂仁、干姜健脾和胃、理气散寒，并以焦麦芽、焦山楂、焦神曲、鸡内金消食导滞、健运脾胃；莱菔子下气消食；甘草调和诸药。全方扶脾治本，理气止痛，兼化痰湿，和胃散寒，标本兼顾。二诊时患者出现口干，去干姜以减轻温燥之性。三诊时加陈皮以增强健脾行气之功，党参减量以防补益太过滋腻碍胃。

纳呆为临床常见症，治疗应辨虚实寒热，并嘱患者节饮食，所谓"胃病三分治，七分养"，做到少食多餐、细嚼慢咽，忌烟酒辛辣之品，平素保健可配合按摩足三里、中脘等穴位。

（莫日根　常宏涛整理）

（四）嘈杂

降逆化痰，益气和胃治疗嘈杂（慢性非萎缩性胃炎伴糜烂）

李某，男，37岁，职员，呼和浩特市清水河县。初诊日期：2018年8月11日。

主　　诉：反复胃脘部嘈杂不适半年。

初　　诊：患者自述半年前因饮食不当出现胃脘部嘈杂不适，反复发作，伴胃脘部胀闷、呃逆、恶心，自用药物（具体不详）后效果不佳，时有反复，日渐加重。电子胃镜示：慢性非萎缩性胃炎伴糜烂。现为进一步治疗，求治于王老处。查体：腹部平软，无压痛及反跳痛。刻下症：胃脘嘈杂，胃脘部胀闷，呃逆，恶心，泛酸，胃灼热，纳差，寐可，二便调。舌质淡、苔白，脉弱。

中医诊断：嘈杂

　　　　　　脾胃虚弱、痰浊内阻证

西医诊断：慢性非萎缩性胃炎伴糜烂

治　　法：降逆化痰，益气和胃

方　　药：旋代降气汤加减

处　　方：旋覆花15 g，代赭石15 g，半夏10 g，党参15 g，甘草5 g，木香10 g，砂仁10 g，浙贝母15 g，乌药15 g，香附15 g，煅瓦楞子15 g，吴茱萸10 g，白芍15 g，荔枝核15 g，玉竹15 g，广藿香15 g。7剂，水煎，日

1剂，早晚分服。

二　诊（2018年8月20日）：药后自觉胃脘嘈杂较前减轻，偶伴胃脘部胀闷，呃逆，无恶心、泛酸、胃灼热，仍纳差，寐可，二便正常。舌脉同前。上方加焦三仙各15 g，继服7剂以巩固疗效。

三　诊（2018年8月28日）：患者诉胃脘嘈杂明显缓解，余无明显不适，纳可寐安，二便正常。舌淡红、苔薄白，脉平和有力。上方去乌药、煅瓦楞、荔枝核，继服7剂以固效。随诊半年无反复。

按：嘈杂是胃中空虚，似饥非饥，似辣非辣，似痛非痛，莫可名状，时作时止的病证。患者因胃气虚弱、痰浊内阻导致痞闷胀闷、嗳气。胃虚当补、痰浊当化、气逆当降，故应化痰降逆、益气补虚。方中旋覆花性温而能下气消痰、降逆止嗳；代赭石质重而沉降，善镇冲逆；半夏辛温，祛痰散结，降逆和胃；党参、甘草益脾胃；木香健脾消食；砂仁行气调中、和胃醒脾；浙贝母、广藿香、荔枝核调理中焦气机以助脾胃运化使脾胃升降相应；乌药，香附理气宽中；白芍平抑肝阳，抑肝木克脾土；煅瓦楞子化痰散结。诸药合用，共成降逆化痰、益气和胃之剂，使痰涎得消，逆气得平，中虚得复。二诊时诸症得缓，纳差明显，加焦三仙以增强健脾开胃消食之功。三诊时胃脘部不适症状消除，故去乌药、煅瓦楞、荔枝核，以防行散太过耗气伤脾。全方共奏降逆化痰、益气和胃之效。

（莫日根　陈佳整理）

（五）便秘

1. 清热祛湿，理气通便治疗便秘（便秘、痔疮）

陈某，女，42岁，职员，呼和浩特市赛罕区。初诊日期：2019年4月9日。

主　诉：大便黏滞不爽1年，加重5天。

初　诊：患者自诉1年前因食用辛辣刺激食物，出现大便黏滞不爽，

4～5日1行，未予重视，症状日渐加重。3个月前出现便后肛门肿物脱出，伴有滴血，血色鲜红，稍有疼痛，休息后可还纳，未予重视。近5天食辛辣刺激后上症明显加重，求治于王老处。电子结肠镜检查示：内痔。查体：肛周3、7、11点可见痔疮。舌红、苔黄腻，脉滑数。刻下症：大便黏滞不爽，多日不行，便后肛门出血、色红，肛内有肿物脱出，休息后可还纳，纳差，小便可。

中医诊断：1. 便秘　2. 痔疮
　　　　　　湿热秘结证

西医诊断：1. 便秘　2. 内痔

治　　法：清热祛湿，理气通便

方　　药：四妙散合六君子汤加减

处　　方：党参15 g，茯苓10 g，白术10 g，陈皮10 g，半夏10 g，薏苡仁20 g，砂仁10 g，黄柏10 g，苍术10 g，枳实10 g，黄芩10 g，槟榔10 g，地榆15 g。7剂，水煎，日1剂，早晚分服。

二　　诊（2019年4月16日）：大便艰涩，日1行，未见便血，纳可，苔白，脉滑。上方去黄芩、枳实、槟榔，继服7剂，水煎，日1剂，早晚分服。

三　　诊（2019年4月24日）：诸症基本消失，上方继服5剂以巩固疗效。

按：便秘主要由大肠的传导失常导致，病机主要是热结、气滞、寒凝、气血阴阳亏虚引起肠道传导失司。辨证当分清虚实，实者包括热秘、气秘、冷秘，虚者当辨气虚、血虚、阴虚、阳虚。肺与大肠相表里，阳明腑实可导致便秘。本病为湿邪阻滞胃肠，日久化热，热阻气机，腑气不通所致，故用四妙散和六君子汤清热祛湿、理气通便。方中党参、茯苓、白术益气健脾祛湿，利湿而不伤气，三药合用，味甘而入脾土，行健脾之功，助脾气升发，顺胃气和降，一升一降调理气机；陈皮、砂仁药性平和，补气却不滞气，消除痰湿，促进脾胃运化，可补虚行滞；黄柏、黄芩泄热燥湿；

苍术燥湿健脾；枳实破气消积；槟榔消积导滞、缓泻通便；地榆凉血止血。二诊时去清热泻火之黄芩和理气消积之枳实、槟榔，健中有消、行中有补，诸症除。全方共奏益气健脾和胃、行气止痛之效。

（莫日根　赵福龙整理）

2. 清肺润肠通便治疗便秘（功能性便秘、大肠黑变病）

赵某，女，52 岁，农民，呼和浩特市察素齐。初诊日期：2018 年 10 月 9 日。

主　　诉：大便困难 20 年，加重 1 月余。

初　　诊：患者自诉 20 年前因在炎热环境下劳作后出现排便困难，便质干，如香肠状，3～5 日 1 行，通过饮食调节及口服芦荟胶囊等药物（用法不详）治疗后，效果欠佳。1 个月前上述症状加重，大便干结如羊矢状，1 周 1 行。现为进一步诊治，求治于王老门诊。电子结肠镜示：大肠黑变病。查体：腹部稍硬，无压痛及反跳痛。刻下症：大便干，排便困难，5～7 日 1 行，腹胀，纳寐可，小便黄。舌红、少苔，脉数。

中医诊断：便秘

　　　　　　肺热津亏证

西医诊断：1. 功能性便秘　2. 大肠黑变病

治　　法：清肺润肠通便

方　　药：自拟桑黄五仁汤加减

处　　方：桑叶 10 g，黄芩 10 g，火麻仁 15 g，柏子仁 10 g，桃仁 10 g，杏仁 10 g，大腹皮 10 g，当归 10 g，全瓜蒌 12 g，酒大黄 10 g，番泻叶 10 g，枳实 10 g，厚朴 10 g，槟榔 10 g。7 剂，水煎，日 1 剂，早晚分服。嘱患者多食水果蔬菜，多饮水保证足够的水量，养成定时排便习惯。

二　　诊（2018 年 10 月 16 日）：患者自诉腹胀减轻，大便 1 周 2 行、稍干，小便正常。上方去番泻叶，加生地黄 10 g、玄参 10 g。7 剂，水煎，日 1 剂，早晚分服。嘱患者适当锻炼。

三 诊（2018年10月23日）：患者自诉大便形质正常，2日1行，腹胀消失，纳寐可，小便正常。上方继服3剂以巩固疗效，随诊症状无反复。

按：便秘是由于大肠传导功能失常导致大便秘结不通，排便周期延长，或粪质干结，排出艰难，或经常便而不畅的一种病证。临床较为常见，可出现于多种急慢性疾病过程中。患者以排便困难、便质干为主症，主因肺有郁热。肺主宣发肃降、通调水道，当其宣降失司，肺热郁积日久，热邪灼伤肠道津液，则发为便秘。一者清肺，二者润肠，以桑黄五仁汤加减治之。方中火麻仁、柏子仁、桃仁、当归、瓜蒌润肠通便；桑叶、黄芩上清肺热保津，杏仁泻肺润肠，亦有肺与大肠相表里之意；枳实、厚朴、槟榔、大腹皮行气导滞破结，助腑气下行；酒大黄苦寒，涤荡肠腑实热；病程日久，加番泻叶以攻下行滞通便。二诊时患者便秘症状明显缓解，去攻下力强之番泻叶，加甘寒质润之生地黄以滋阴润燥通便及甘咸之玄参以清热凉血、滋阴降火。收效如桴鼓，实为辨证精当细致之至。

（莫日根　安大伟整理）

3. 养血润燥通便治疗便秘（功能性便秘）

高某，女，32岁，职员，乌兰察布市四子王旗。初诊日期：2017年3月1日。

主 诉：便秘反复发作10年，加重1年。

初 诊：患者于10年前产后出现排便困难，4日1行，呈羊矢状，自行口服通便药物（具体用药及剂量不详），症状可缓解。近1年症状加重，大便1周1行，用药后症状无明显改善，经人推荐求治于王老处。查体：腹部平软，无压痛及反跳痛。刻下症：大便干结，1周1行，肛门痛痒，便后肛门疼痛，擦拭偶有少量鲜血，伴腹胀、口干，偶有头晕，纳寐可。舌淡、苔白，脉细弱。

中医诊断：便秘

　　　　血虚秘

西医诊断：功能性便秘

治　　法：养血润肠通便

方　　药：润肠丸加减

处　　方：杏仁 15 g，火麻仁 20 g，枳壳 10 g，柏子仁 20 g，桃仁 15 g，红花 15 g，瓜蒌 20 g，当归 15 g，厚朴 10 g，炒莱菔子 15 g，芒硝 10 g，肉苁蓉 15 g，大黄 5 g，黄芩 10 g，代赭石 15 g。7 剂，水煎，日 1 剂，早晚分服。

二　　诊（2017 年 3 月 8 日）：诸症减轻，舌脉同前。效不更方，继服上方 7 剂，水煎，日 1 剂，早晚分服。

三　　诊（2017 年 3 月 15 日）：大便干结，日 1～2 行，腹胀症状好转，近日纳食差，偶有不思饮食，舌脉同前。上方加焦三仙各 15 g、鸡内金 15 g，以助运化、增加食欲。7 剂，水煎，日 1 剂，早晚分服。

四　　诊（2017 年 3 月 22 日）：诸症均有好转，大便日 1 行，纳寐可，舌淡红、苔薄白，脉细。上方继服 7 剂以巩固疗效。后随诊患者排便正常，纳寐可。

按：患者为女性，10 年前产后出现便秘症状，后反复发作。产后气血两亏，气虚则大肠传送无力，血虚则津枯肠道失润，故见大便干结、肛门痛痒，选用润肠丸以滋阴养血、润肠通便。方中用杏仁、火麻仁、柏子仁以润肠；肉苁蓉、当归以滋阴养血；桃仁、红花养血润燥以达到通便的作用；大黄、芒硝、黄芩泄热通便。全方共奏养血润肠通便之功。

便秘的预防调护十分重要，嘱咐患者保持生活规律，起居有时，饮食有节，养成定时排便的良好习惯，勿过食辛辣厚味，饮食勿过于精细，宜多食清淡、宽肠之品，如新鲜蔬菜等，也可稍加粗粮制品，适量运动，经常按摩腹部以疏通气血，保持精神舒畅，避免七情过激。虚秘患者，勿临厕久蹲，以防过度努挣而致虚脱及诱发胸痹、晕厥等症。大便干硬，可用蜜煎导或甘油栓等纳入肛中，以利排便，并可指导患者做导引术。

（莫日根　李可囡整理）

4. 泄热导滞，润肠通便治疗便秘（功能性便秘）

屈某，女，45岁，个体，呼和浩特市托克托县。初诊日期：2019年11月20日。

主　　诉：便秘反复发作5年，加重2月余。

初　　诊：患者于5年前因饮食不节出现排便困难，3日1行，自行通过饮食调节后上述症状可缓解，此后便秘反复发作，后通过冲服番泻叶颗粒治疗可缓解。2个月前因食用辛辣食物后便秘加重，5日1行，自服药物（具体药物不详）未见明显改善，现为进一步治疗，遂找王老就诊。既往甲亢病史10年，现已治愈。查体：腹部平软，无压痛及反跳痛。电子结肠镜未见明显异常。刻下症：大便干结，小便赤痛，腹胀腹痛，心悸乏力，口干口臭，口中黏腻不爽，纳寐可。舌红、苔黄燥，脉滑数。

中医诊断：便秘
　　　　　　　热秘

西医诊断：1. 功能性便秘　2. 甲亢

治　　法：泄热导滞，润肠通便

方　　药：麻子仁丸加减

处　　方：大黄10 g，枳实10 g，厚朴10 g，火麻仁20 g，杏仁10 g，柏子仁15 g，当归15 g，黄芩10 g，桑叶12 g，肉苁蓉15 g，甘草5 g。7剂，水煎，日1剂，早晚分服。

二　　诊（2019年11月27日）：药后大便干结稍有缓解，偶伴腹胀腹痛，仍有心悸乏力，小便赤痛，纳寐可。舌脉同前。上方加瓜蒌20 g、丹参10 g。7剂，水煎，日1剂，早晚分服。

三　　诊（2019年12月4日）：药后明显好转，舌淡红、苔薄黄，脉滑数。上方继服7剂以巩固疗效。嘱患者平日忌食辛辣刺激食物，多食瓜果蔬菜。后随访患者便秘症状明显减轻，无心悸乏力、口干口臭。

按：便秘病位在大肠，大肠的传导功能受到脾胃的降浊功能的延伸，同时亦与肺的肃降有关。王老常选麻子仁丸治疗便秘，其具有润肠泄热、行气通便之功效。王老运用麻子仁丸，常常酌加清肺之药，乃因肺与大肠相表里，肺气通降，则大肠运化有力。大肠传导糟粕的功能与人体内的津液有密切的关系。当肾虚津液不足或肠胃积热灼伤津液时，均可使大肠传导不利，使大便干涩，引起便秘，故方运用杏仁、火麻仁、柏子仁等滋阴润燥之中药。方中选用大黄、枳实、厚朴通腑泄热；火麻仁、杏仁、柏子仁、肉苁蓉以润肠通便。患者过食辛辣肥甘厚味，导致胃肠积热，耗伤津液，大肠失于濡润，出现大便干结。《金匮要略·五脏风寒积聚病脉证并治第十一》第十五条提到"趺阳脉浮而涩，浮则胃气强，涩则小便数，浮涩相搏，大便则坚，其脾为约，麻子仁丸主之"。二诊时患者出现心悸，故加瓜蒌、丹参宽胸散结、活血化瘀，药到病除，用药精准。三诊时诸症明显缓解，守方以固效。

（莫日根　李可图整理）

（六）肠炎

1. 健脾化湿止泻治疗泄泻（结肠炎）

贾某，男，42 岁，公务员，呼和浩特市玉泉区。初诊日期：2019 年 12 月 17 日。

主　　诉：泄泻 1 月余。

初　　诊：患者 1 个月前食用油腻食物后出现泄泻，日 4 行，自服黄连素片可缓解，此后上症反复发作，迁延不愈，服用上述药物无明显改善，伴食少、神倦乏力，为进一步治疗，求治于王老处。查体：腹部平软，无压痛及反跳痛，肠鸣音活跃。电子结肠镜检查示：结肠炎。刻下症：泄泻，日 4 行，肛门不适，无便血，尿不尽感，神倦乏力，纳差，寐可。舌质淡、苔白，脉濡弱。

中医诊断：泄泻

　　　　　　脾虚湿盛证

西医诊断：结肠炎

治　　法：健脾化湿止泻

方　　药：自拟腹痛方加减

处　　方：党参12 g，茯苓15 g，白术15 g，白扁豆15 g，陈皮12 g，山药15 g，莲子肉15 g，砂仁10 g，薏苡仁15 g，炒白芍15 g，甘草5 g，荔枝核15 g，乌药15 g，白茅根15 g，瞿麦15 g。7剂，水煎，日1剂，早晚分服。

二　　诊（2019年12月25日）：服药后泄泻次数减少，日2~3行，肛门不适感减轻，劳累后仍感神倦乏力，纳差，寐可，小便正常，舌脉同前。上方加焦三仙各15 g。7剂，水煎，日1剂，早晚分服。

三　　诊（2019年1月2日）：患者诉腹泻止，日1次，黄色细软便，乏力明显减轻，纳食可，夜寐佳，舌淡、苔白，脉弱。上方去荔枝核、乌药、白茅根、瞿麦，加黄芪8 g。继服7剂，以固效。

四　　诊（2019年1月9日）：患者诸症基本消失，上方继服5剂以巩固疗效。随诊无反复。

按：泄泻是由于脾胃虚弱、感受外邪、饮食所伤、情志不调、禀赋不足等原因导致脾胃运化失常，脾气不得升清，湿邪内聚导致大便次数增多、大便溏薄，严重者泄下如水的一种病证，其病在脾胃，多由湿邪而作泻。《景岳全书·泄泻》云："泄泻之本，无不由于脾胃。"《难经》云："湿多成五泄。"《医宗必读·泄泻》提出了治泻九法，即淡渗、升提、清凉、疏利、甘缓、酸收、燥脾、温肾、固涩，系统地论述了泄泻的治法。泄泻的基本病机是脾虚湿盛，治疗以运脾化湿为原则。脾胃为后天之本，气血生化之源，气血不足故见乏力，本证是由于脾胃虚弱，运化失职，湿浊内停所致，故用自拟腹痛方加减治之，方中党参、白术、茯苓益气健脾渗湿，配伍莲子肉、山药健脾益气兼能止泻；白扁豆、薏苡仁助白术、茯苓健脾渗湿；砂仁醒脾和胃、行气化滞；甘草健脾和中；加乌药、荔枝核以行气止痛；加茅根、瞿麦以利尿止痛，诸药合用对症，效果颇佳。二诊时加焦三仙，旨在健脾消食开胃。三诊时腹泻、尿不尽消失，故去荔枝核、乌药、白茅根、瞿麦，加黄芪以补气助运，缓解疲乏无力。四诊时诸症消除，守方以固效。

（莫日根　吴佳红整理）

2. 益气和胃，健脾止泻治疗泄泻（慢性肠炎）

郭某，男，55岁，农民，呼和浩特市土左旗。初诊日期：2018年3月6日。

主　　诉：腹泻反复发作半年，加重5天。

初　　诊：患者自诉半年前饮食不节后出现腹泻，日3~4行，为黄色稀便，无便血、里急后重、腹痛，自用诺氟沙星，效果不佳，上症反复发生且日渐加重，未予系统治疗。5天前暴饮暴食后上述症状加重，日4~5行，伴腹部疼痛，现为进一步治疗，求治于王老处。查体：腹部平软，无压痛及反跳痛。刻下症：腹泻，日4~5行，腹痛，纳寐可，小便正常。舌质红、苔白，脉细弱。

中医诊断：泄泻

　　　　　　脾胃虚弱证

西医诊断：慢性肠炎

治　　法：益气和胃，健脾止泻

方　　药：自拟腹痛方加减

处　　方：党参10 g，黄芪10 g，陈皮10 g，茯苓10 g，白术15 g，苍术15 g，白扁豆15 g，莲子15 g，薏苡仁15 g，荔枝核15 g，广藿香15 g，甘草5 g，砂仁10 g，焦栀子10 g，麦冬15 g，桔梗10 g，石斛10 g。7剂，水煎，日1剂，早晚分服。

二　　诊（2018年3月13日）：服药后腹泻较前减轻，日2~3行，黄色细软便，腹痛得减，纳寐可，小便正常。上方去荔枝核、苍术，加半夏10 g，继服7剂以巩固疗效。

三　　诊（2018年3月20日）：患者诉大便正常，日1行，黄色细软便，腹痛消失，纳可寐安，小便正常。上方去焦栀子，继服7剂以固效，随诊半年无反复。

按：泄泻是指由于素体脾胃虚弱、感受外邪、饮食不节、情志失调等导致脾胃运化功能失常，脾气不得升清，湿邪内聚而致大便次数增多，便质稀薄，甚则泻下如水的一种病证，其病位多在脾胃，多由湿邪导致。患者治疗不及时导致脾胃虚弱，纳运乏力，水谷不化，清浊不分，故泄泻。方中党参、黄芪、白术、茯苓益气健脾；配伍莲子健脾益气，兼能止泻；并用白扁豆、薏苡仁助白术、茯苓以健脾渗湿；砂仁、陈皮醒脾和胃，行气化滞；桔梗宣肺利气，通调水道，又能载药上行，培土生金；苍术燥湿健脾；麦冬、石斛滋阴；焦栀子清上焦之火；荔枝核、广藿香调理中焦气机，以助脾胃运化，使脾胃升降相应；甘草健脾和中，调和诸药。全方补中气，渗湿浊，行气滞，使脾气健运，湿邪得去。二诊腹泻得减，去苍术以防日久燥性太过伤及津液，腹痛得缓，故去荔枝核加半夏以增强行气理脾之功。三诊诸症消除，去焦栀子使全方重在健益脾胃。

（莫日根　史圣华整理）

3. 健脾益气，温中散寒治疗腹痛（结肠炎）

马某，男，64岁，退休，呼和浩特市赛罕区。初诊日期：2019年7月12日。

主　　诉：腹痛、腹泻间断发作2周。

初　　诊：患者2周前食用寒凉食物后出现腹痛，以少腹为主，持续时间不固定，受凉后加重，得热后缓解，伴腹泻，喜温喜按，身疲乏力，气短，自服药物（具体药物不详）未见明显缓解，现为进一步治疗，求治王老处。既往口腔溃疡病史10余年。查体：腹部压痛，无反跳痛，肠鸣音活跃。电子结肠镜检查示：结肠炎。刻下症：腹痛，腹泻，喜温喜按，肠鸣，身疲乏力，气短，纳呆，寐可，小便正常。舌淡、苔白，脉细无力。

中医诊断：腹痛

　　　　　　脾胃虚寒证

西医诊断：结肠炎

治　　法：健脾益气，温中散寒

方　　药：香砂六君子汤合自拟腹痛方加减

处　　方：太子参 12 g，茯苓 12 g，白术 12 g，木香 10 g，砂仁 10 g，半夏 10 g，焦三仙各 15 g，炒吴茱萸 5 g，干姜 5 g，广藿香 15 g，乌药 12 g，山药 15 g，莲子 20 g，白扁豆 10 g，生白芍 12 g，荔枝核 12 g，浙贝母 12 g，海螵蛸 12 g。7 剂，水煎，日 1 剂，早晚分服。

二　　诊（2019 年 7 月 19 日）：患者腹痛、腹泻较前缓解，日 1~2 行，伴肠鸣，劳累后仍感乏力，无气短，寐可纳可，小便正常，偶有头晕。上方加生龙骨^{先煎} 15 g、生牡蛎^{先煎} 15 g、天麻 10 g。7 剂，水煎，日 1 剂，早晚分服。

三　　诊（2019 年 7 月 26 日）：服药后腹痛、腹泻基本消失，黄色细软便，乏力头晕明显减轻。上方继服 7 剂以巩固疗效。

四　　诊（2019 年 8 月 3 日）：患者诸症消除，纳可寐安，二便正常。上方去乌药、荔枝核、海螵蛸，加陈皮 12 g。继服 7 剂以固效，随诊无复发。

按：治疗腹痛，多以通为法，但通者绝非单指攻下通利。正如《医学真传》所说："夫通则不痛，理也。但通之之法，各有不同，调气以和血，调血以和气，通也，下逆者使之上行，中结者使之旁达，亦通也；虚者助之使通，寒者温之使通，无非通之之法也。若必以下泄为通，则妄矣。"方中炒吴茱萸散寒止痛，干姜温中散寒、回阳通脉，相须为用，增温里散寒之功；荔枝核行气散结，祛寒止痛；太子参、白术、茯苓益气健脾，配伍山药、莲子助太子参、白术健脾益气，兼能止泻，并用白扁豆助茯苓、白术健脾胜湿，太子参益气健脾，加炒吴茱萸、干姜、乌药暖中下焦，以荔枝核理气止痛，白芍缓急止痛，但腹痛、肠鸣应考虑肠道病变，所以治疗脾胃虚寒时应兼顾补脾，如薏苡仁、苍术、白扁豆、莲子等药健脾除湿，木香、焦三仙健胃消食。二诊时患者出现头晕，予龙骨、牡蛎平肝潜阳，补肝肾效果佳，天麻潜阳息风。三诊症状缓解，守方固效。四诊诸症消除，去乌药、荔枝核、海螵蛸以防温中行散之力太过耗气伤阴，加陈皮以增强全方健脾益气、理气温中之功。

（莫日根　史圣华整理）

4. 散寒温里，健脾理气治疗腹痛（直肠炎）

王某，女，60岁，农民，呼和浩特市新城区。初诊日期：2020年5月27日。

主　　诉：脐左下侧疼痛反复发作3年余，加重1周。

初　　诊：患者3年前淋雨后出现脐左下侧疼痛，伴大便不成形，日3~4行，偶有腹胀不适，无里急后重、脓血便，后自行缓解，此后上症反复发作，自服药物（具体药物及剂量不详）可缓解。1周前受凉后上述症状加重，服用药物无明显缓解，现为进一步治疗，求治王老处。查体：下腹部压痛，无反跳痛。电子结肠镜示：直肠炎。刻下症：下腹部疼痛，遇寒痛甚，得温痛减，大便不成形，腹胀，身痛，纳寐可，小便可。舌淡、苔白，脉弦紧。

中医诊断：腹痛

　　　　　　寒邪内阻证

西医诊断：直肠炎

治　　法：散寒温里，健脾理气

方　　药：良附丸合香砂六君子汤加减

处　　方：香附12 g，高良姜12 g，党参15 g，茯苓12 g，麸炒白术10 g，陈皮12 g，山药15 g，炒白扁豆12 g，莲子15 g，当归15 g，炒薏苡仁15 g，砂仁10 g，炒白芍15 g，乌药12 g，甘草5 g，荔枝核15 g，厚朴10 g，广藿香15 g，代赭石15 g。7剂，水煎，日1剂，早晚分服。

二　　诊（2020年6月3日）：患者自诉服药后，频频排出大量矢气，脐下疼痛减轻大半，腹胀减轻，大便不成形，日1~2行，纳寐可，小便可，舌脉同前。上方去厚朴、当归,加大腹皮 15 g、吴茱萸 5 g、干姜 5 g。7 剂,水煎,日 1 剂,早晚分服。

三 诊(2020 年 6 月 10 日):下腹部疼痛及腹胀除,大便正常,纳可,寐安,舌淡、苔薄白,脉弦。上方继服 7 剂,以巩固疗效。随诊无复发。

按:《素问·举痛论》有"寒气客于肠胃之间,膜原之下,血不得散,小络急引故痛",明确指出了寒邪凝滞肠胃可引起腹部疼痛。治宜散寒温里、健脾理气止痛,方选良附丸温里散寒合香砂六君子汤健脾理气止痛。王老认为腹痛多以通为法,初期多实证,病久多虚实夹杂,治宜虚实兼顾。吴昆《医方考》认为"脾胃者,土也。土为万物之母,诸脏腑百骸受气于脾胃而后能强,若脾胃一亏,则众体皆无以受气,日见羸弱矣"。脾主运化水湿,脾虚运化无力,湿阻气机阻滞,故腹痛、泄泻,治以健脾益气止痛、渗湿止泻。主方选健脾渗湿止泻之香砂六君子汤,加炒白芍、乌药、荔枝核、厚朴、当归以加强健脾行气止痛之效。广藿香、代赭石和胃降逆,脾胃升降得以调畅,则腹痛、泄泻自除。二诊时矢气排出,腹胀痛减轻,去厚朴、当归以减少行气止痛之功,加大腹皮、吴茱萸、干姜以增强散寒温里之效。三诊时诸症消除,守方巩固疗效。

(莫日根 李凯整理)

5. 温肾健脾,固涩止泻治疗泄泻(急性肠炎)

王某,女,68 岁,退休,呼和浩特市新城区。初诊日期:2018 年 6 月 21 日。

主 诉:脐周疼痛伴泄泻 1 周。

初 诊:患者 1 周前过食冷饮后出现脐周疼痛,泄泻,日 3~4 行,无便血、里急后重、恶心、呕吐,自服诺氟沙星未见明显缓解,现为进一步治疗,求治王老处。查体:腹部压痛,无反跳痛。腹部及阑尾彩超示肝胆胰脾及阑尾未见明显异常。刻下症:脐周疼痛,喜暖喜按,泄泻,粪质稀薄,腰膝酸软,纳差,寐可,小便正常。舌质淡、苔白,脉沉细。

中医诊断：泄泻

　　　　　　脾肾阳虚证

西医诊断：急性肠炎

治　　法：温肾健脾，固涩止泻

方　　药：四神丸合参苓白术散加减

处　　方：补骨脂12 g，吴茱萸12 g，党参15 g，茯苓15 g，白术15 g，白扁豆15 g，陈皮12 g，山药15 g，莲子15 g，薏苡仁15 g，荔枝核15 g，乌药15 g，肉豆蔻15 g，五味子15 g，炒白芍15 g，香附12 g，干姜5 g，甘草5 g。7剂，水煎，日1剂，早晚分服。

二　　诊（2018年6月29日）：自诉服药后腹痛减轻，腹泻次数减少，日1~2行，粪质仍稀薄，伴腰膝酸软，纳差，寐可，小便正常，舌脉同前。上方继服7剂以观效。

三　　诊（2018年7月6日）：腹痛腹泻明显减轻，细软便，纳寐可，偶有腰部酸困感，舌脉同前。上方去荔枝核、乌药，加熟地黄15 g、杜仲12 g。继服7剂以固效。

四　　诊（2018年7月13日）：诸症除，纳可寐安，二便正常，舌淡红、苔薄白，脉平和。继服14剂以巩固疗效。临证随诊未复发，偶感凉饮冷后腹部不适，未见腹泻。

按：《素问·举痛论》中"寒气客于小肠，小肠不得成聚，故后泄腹痛矣"明确指出：泄泻多与寒邪有关。泄泻以大便清稀为临床特征，常由外感寒热湿邪、内伤饮食、情志、劳倦、脏腑功能失调等诱发或加重。王老在临床上善用四神丸合参苓白术散加减治疗脾肾阳虚型泄泻。王老认为，泄泻虽然病位在肠，但大肠的传导变化作用，是胃的降浊功能的延伸。故方中用党参、茯苓、白术、陈皮、山药健脾益气；肉豆蔻、吴茱萸、补骨脂温肾健脾、温中止泻；薏苡仁、荔枝核、乌药、五味子、香附、干姜温中涩肠止泻；五味子、白芍益气滋阴，为阴中求阳之意。二诊时药后症状减轻，继服首诊方巩固疗效。三诊时腹痛腹泻基本消除，故去荔枝核、乌药，减少行气止痛之功，加熟地黄、杜仲以增强补益肝肾、强腰健骨之效。四诊时守方继服，旨在温肾暖脾、渗湿固肠。临证嘱避风寒、节饮食，切勿贪凉饮冷，以防旧疾复发。

（莫日根　李伟丹整理）

（七）口腔溃疡

1. 滋阴降火治疗口糜（口腔溃疡）

平某，女，56 岁，农民，包头市固阳县。初诊日期：2018 年 11 月 21 日。

主　　诉：口腔溃疡反复发作 30 年，加重 1 周。

初　　诊：患者 30 年前上火后出现口腔溃疡，局部红、肿、硬、疼痛，自服药物后缓解，此后一旦受热则反复，每次发作自服药物可缓解，未予系统治疗。1 周前食用辛辣食物后上述症状加重，欲中医治疗，故求治王老处。查体：口腔里可见大片散在溃疡面。刻下症：口腔溃疡，局部红、肿、硬、疼痛，口干欲饮水，五心烦热，手足心热，大便干，小便黄。舌红、少苔，脉细。

中医诊断：口糜

　　　　　　阴虚火旺证

西医诊断：口腔溃疡

治　　法：滋阴降火

方　　药：沙参麦门冬汤加减

处　　方：桑叶 12 g，黄芪 10 g，麦冬 15 g，天花粉 15，生地黄 15 g，升麻 5 g，生白芍 15 g，乌梅 12 g，山药 15 g，薏苡仁 15 g，广藿香 12 g，砂仁 10 g，郁金 15 g，甘草 5 g，金樱子 15 g，沙参 15 g。7 剂，水煎，日 1 剂，早晚温服。

二　　诊（2018 年 11 月 28 日）：查体可见口腔内大片散在溃疡面较前减轻，口干稍减，仍有五心烦热及手足心热，大便偏干，小便黄，舌脉同前。

上方加大黄 8 g、芒硝 8 g。继服 7 剂以观效。

三　诊（2018 年 12 月 5 日）：诸症减轻，大便稀溏，纳可寐安，小便正常，舌脉同前。上方去大黄、芒硝，加知母 12 g。继服 7 剂以巩固疗效。

四　诊（2018 年 12 月 12 日）：诸症除，纳寐可，二便调。上方去黄芪，加太子参 12 g，继服 7 剂以固效。临证随诊半年病情无反复。

按：口糜，口腔内泛现白色糜点，形如苔藓。《素问·至真要大论》曰："火气内发，上为口糜。"口糜病机分虚实两类。实证病机，成人多因膀胱湿热熏口所致，小儿多属心脾积热灼口；虚证病机以阴虚口齿失养为多，主要见于成人。

患者口腔溃疡反复发作 30 年，且素体阴亏，故拟方时在沙参麦门冬汤基础上进行加减，治宜甘寒救其津液，以滋养肺胃、生津润燥、滋阴降火。正如吴鞠通云："燥伤肺胃阴分，或热或咳者，沙参麦冬汤主之。"方中麦冬、沙参清热润燥，滋养肺胃之阴液；天花粉、生地黄以助沙参、麦冬增强润肺胃之阴；白芍、乌梅、金樱子养血敛阴生津，与甘草相配，能够酸甘化阴；升麻清热解毒，有"火郁发之"之意；黄芪、山药、甘草健脾益气和胃，培土生金；并加砂仁、广藿香醒脾和胃，防止滋腻之品碍胃；加郁金清心活血止痛；桑叶疏达肺络，清肺止咳；甘草调和诸药。诸药合用，具有滋养肺胃、生津润燥、滋阴降火之效。二诊时加大黄、芒硝以助泄热通便之用。三诊时药后大便稀溏，故去大黄、芒硝，以防寒凉药性太过伤及脾胃，加知母以滋阴清热。四诊时诸症消除，去黄芪以防补益滋腻太过，加太子参旨在使全方增强益气养阴之效，热去阴自复，则口糜得除。

（莫日根　史圣华整理）

2. 滋阴降火止痛治疗口糜（口腔溃疡）

赵某，男，35 岁，农民，呼和浩特市托克托县。初诊日期：2016 年 6 月 6 日。

主　诉：咽干不适反复发作 1 月余，加重 3 天。

初　　诊：患者自诉 1 个月前睡热炕后出现咽部干燥不适，自服泻火药（具体药物及用量不详）可改善。此后一旦受热则上述症状反复发作，每次发作均服用泻火药缓解。3 天前饮酒后上症加重伴口腔中成片糜烂，为中医治疗，求治于王老处。查体：口腔内可见散在成片溃疡面。刻下症：咽干不适，口中黏腻不清，口腔痛痒，纳寐可，大便干，小便黄。舌红、苔黄，脉细数。

中医诊断：口糜

　　　　　　肺胃火热证

西医诊断：口腔溃疡

治　　法：滋阴降火止痛

方　　药：自拟桑菊石膏汤加减

处　　方：桑叶 12 g，黄芪 12 g，石膏 10 g，知母 10 g，枣仁 10 g，山参根 10 g，木蝴蝶 12 g，芦根 15 g，菊花 10 g，海浮石 15 g，党参 12 g，蒲公英 15 g，瓜蒌 20 g，甘草 5 g。7 剂，水煎，日 1 剂，早晚分服。

二　　诊（2016 年 6 月 13 日）：查体可见口腔散在片状溃疡面较前减少，咽干口黏稍减，口腔痛痒较前减轻，纳寐可，大便偏干，小便黄，舌脉同前。首诊方加大黄 8 g、芒硝 6 g，继服 7 剂以巩固疗效。

三　　诊（2016 年 6 月 20 日）：咽干口黏明显减轻，口腔痛痒消失，纳寐可，二便调，舌淡红、苔白，脉细数。上方去黄芪、党参、芒硝，加太子参 12 g，继服 7 剂以固效。

四　　诊（2016 年 6 月 27 日）：患者诉诸症消失，查体可见口腔溃疡面愈合，纳寐可，二便调，舌淡红、苔薄白，脉平和。上方去石膏、大黄、知母，继服 7 剂，随诊半年无复发。

按：桑叶清肺润燥、凉血止血；石膏、知母、芦根清热泻火、生津止渴；甘草益气培中，甘缓和胃；芦根能生津止渴，配以桑叶轻宣燥热。本方治法为甘寒救其津液，以甘寒养阴药为主，配伍辛凉清润和甘平培土中药，全方药性平和，清不过寒、润不呆滞，清养肺胃之功甚宏。桑叶、菊花清肺火；石膏、知母清胃火；蒲公英性平，味甘微苦，可清热解毒、消肿散结，有

"天然抗生素"之美称,《本草纲目》记载蒲公英"解食毒,散滞气,化热毒,消恶肿、结核、疔肿";东垣认为"脾胃气虚,则下流于肾,阴火得以乘其土位",故临证投以补脾益气之黄芪、党参,可收意外之效;山豆根、木蝴蝶清咽利音,瓜蒌、海浮石除痰消肿,对症治疗。二诊时仍咽干口黏,大便偏干,故加大黄、芒硝以泄热通便,热自下焦而解。三诊时患者二便调畅,故去芒硝,减少寒凉药物以固护脾胃;去黄芪、党参减少补益,以防滋腻碍胃,加太子参以增强全方益气养阴之功。四诊时患者诸症消失,去石膏、大黄、知母,使全方清养肺胃、生津润燥。

(莫日根 常宏涛整理)

3. 消食化积,养血滋阴治疗口糜(口腔溃疡)

张某,女,10岁,学生,呼和浩特市新城区。初诊日期:2020年12月23日。

主　　诉:口腔疼痛反复1年。

初　　诊:患者1年前因饮食不节出现口腔疼痛,心烦,盗汗,手脚热,大便干,小便可。一直未予系统治疗,近日上症明显加重,慕名求治于王老处。查体:口腔内可见散在成片溃疡面。刻下症:口腔疼痛,心烦,盗汗,手脚热,大便干,小便可。舌红、少苔,脉细数。

中医诊断:口糜
　　　　　　阴虚火旺证

西医诊断:口腔溃疡

治　　法:消食化积,养血滋阴

方　　药:自拟养血滋阴汤加减

处　　方:陈皮5 g,太子参3 g,焦山楂10 g,焦神曲10 g,炒麦芽10 g,炒鸡内金5 g,木香3 g,砂仁5 g,清半夏3 g,荔枝核5 g,炒白芍5 g,广藿香5 g,紫苏梗5 g,麦冬5 g,玉竹5 g,天花粉5 g,当归5 g,厚朴5 g,甘草5 g。7剂,水煎,日1剂,早晚分服。嘱患者避风寒,少吃油炸及坚硬食物，多食易消化及清淡食物。

二　诊（2021年1月2日）：药后查体可见口腔内散在溃疡面减少，心烦、盗汗明显减轻，大便仍干，小便正常，纳可寐安，舌脉同前。上方加大黄3 g、黄芩3 g，继服7剂以巩固疗效。

三　诊（2021年1月9日）：患者诉诸症减轻，二便调，纳寐可，舌淡红，苔薄白，脉平和。上方继服7剂以固效，随诊半年未见复发。

按：患者以口腔疼痛、心烦、盗汗、手脚热、大便干为主症。因其饮食不节，损伤脾胃，健运失职，升降失常，气机不畅，致使食积，日久化热，胃热上蒸，故见口腔疼痛；胃热日久伤阴，阴虚火旺，出现心烦、盗汗、手脚热、大便干等症状。故选自拟养血滋阴汤加减以养阴血、滋阴气、化食积。方中太子参、麦冬、玉竹、当归、白芍滋阴养血；陈皮、木香、砂仁行气健脾；半夏、厚朴、紫苏、广藿香化痰消痞；荔枝核行滞止痛；焦山楂、焦神曲、炒麦芽、炒鸡内金、天花粉消食化积，并有防止食积郁而化火的功效；甘草调和诸药。收效如桴鼓，实为辨证精当细致之至。二诊时患者大便仍干，加小剂量大黄、黄芩以泄热行气通便。三诊时诸症基本消失，守方以巩固疗效。

（莫日根　史圣华整理）

（八）呃逆

疏肝理气，降逆和胃治疗呃逆（慢性萎缩性胃炎）

张某，女，66岁，退休，呼和浩特市赛罕区。初诊日期：2018年10月11日。

主　诉：呃逆反复发作1年余，加重10天。

初　诊：患者10年前生气后出现呃逆，未予重视。10天前和邻居吵架后上述症状加重，呃逆连声，不能自已，伴腹痛、腹胀，欲中医治疗，故求治王老处。查体：腹部平软，无压痛及反跳痛。胃镜示：慢性萎缩性胃炎。刻下症：呃逆连声，腹痛，腹胀，畏寒，喜热饮，纳寐可，二便调。舌质红、苔黄、舌边有齿痕，脉弦细。

中医诊断：呃逆

　　　　　　肝胃不和证

西医诊断：慢性萎缩性胃炎

治　　法：疏肝理气，降逆和胃

方　　药：自拟旋代降气汤加减

处　　方：旋覆花15 g，代赭石15 g，党参15 g，半夏12 g，干姜5 g，炒白芍15 g，木香10 g，砂仁10 g，竹茹15 g，丁香5 g，广藿香15 g，荔枝核15 g，厚朴10 g，乌药12 g，大腹皮15 g，炒莱菔子15 g，白术15 g，甘草5 g。7剂，水煎，日1剂，早晚分服。

二　　诊（2018年10月18日）：药后呃逆较前减轻，伴腹胀，偶腹痛、畏寒，纳寐可，二便调，舌脉同前，继服上方7剂以巩固疗效。

三　　诊（2018年10月25日）：药后呃逆消失，腹胀、腹痛明显缓解，二便调，纳寐可，舌淡红、苔薄白，脉平和。上方去荔枝核、乌药、干姜，加陈皮12 g，继服14剂以固效，随访半年无反复。

按：呃逆是由胃气上逆动膈，气逆上冲引起，以喉间呃呃连声，声短而频，难以自制为主要表现的一种病证。其治疗原则为理气和胃、降逆止呃，并在分清寒热虚实的基础上，对于临床中因重危病证出现的呃逆应急当救护胃气。王老常用旋代降气汤减治疗呃逆，方中以旋覆花、代赭石、丁香降逆下气、益气和胃，主治胃虚痰阻气逆证。王老认为脾胃受损，非一日之力，故很重视健脾益气，培土养元，如木香、白术、砂仁、广藿香、厚朴、大腹皮、炒莱菔子均加强健脾益气之效；患者畏寒，故以荔枝核、乌药、干姜加强温中和胃之效。方法得当，药如桴鼓。二诊时症状减轻，偶有腹胀痛及畏寒，故守原方以达疏肝理气、降逆和胃之功。二诊方去荔枝核、乌药、干姜以防温热药性太过伤阴耗气，加陈皮与半夏配伍，增强理气疏肝之力，肝气畅达，胃气和降。三诊时诸症消失，纳寐可，二便调。

（莫日根　李凯整理）

第三章 风湿病（痹证）

一、概述

人体是由脏腑、经络、皮肉、筋骨等器官组织和气血、津液等物质构成的一个有机整体。其中肌肉、筋骨等组成肢体，即四肢和外在躯体，经络贯穿其间。四肢活动的协调保障了人们正常的生活和工作，而躯体具有支撑身体、保护内脏、抵御外邪的作用。经络是机体内的一种体系，由经脉和络脉共同组成，它们相互交织，纵横交错，具有通行气血、协调阴阳、表里内外的作用，是维持肢体之间、肢体与脏腑之间等机能活动协调统一的结构保证。局部皮肉筋骨受损，必然会由表及里，内伤气血、经络，进而引起脏腑功能失调，产生一系列症状。正如《正体类要》所说："肢体损于外，则气血伤于内，营卫有所不贯，脏腑由之不和。"反之，若脏腑受病或功能失调，则可由里达表，引起经络、气血改变而导致其所主的皮肉筋骨病变。

痹者，闭也，闭塞不通之意。痹证是因经络痹阻、营卫凝涩、脏腑气血运行不畅而发生的一类病证，常见症状是疼痛，临床常见肢体痹证，病邪常累及脏腑，病机错综复杂。《黄帝内经》言："风寒湿三气杂至，合而为痹也。其风气胜者为行痹，寒气胜者为痛痹，湿气胜者为着痹也。"风为阳邪，开发腠理，又具穿透之力，寒借此力内犯，风又借寒凝之积，使邪附病位，而成伤人致病之基。湿邪借风邪的疏泄之力、寒邪的收引之能，而入侵筋骨肌肉，风寒又借湿邪之性，黏着、胶固于肢体而不去。风、热均为阳邪，风胜则化热，热胜则生风，狼狈相因，开泄腠理而让湿入于内，又因湿而胶固不解。风、寒、湿、热之邪往往相互为虐，方能成病。但正气不足是痹证的内在因素和病变基础。体虚腠理空疏，营卫不固，为感邪创造了条件，故《诸病源候论·风病·风湿痹候》云："由血气虚，则受风湿。"

《黄帝内经》根据邪气伤人的部位和季节的差异，将痹证分为皮、肉、筋、脉、骨五个层次的五体痹，反映了邪气由浅入深进入人体。痹证日久不愈，气血津液运行不畅之病变日甚，血脉瘀阻，津液凝聚，痰瘀互结，闭阻经络，深入骨骱，出现皮肤瘀斑、关节肿胀畸形等症，甚至深入脏腑，出现脏腑痹的证候。

二、王生义教授痹证学术思想

（一）重视辨体—辨病—辨证诊疗模式

王老通读古今，认为体质、疾病、证候三者反映了疾病的本质、规律与特征。辨体是根据体质状态与特征寻求发病与治疗的规律，辨病是判断全过程的病理特点与规律，辨证是判断某一阶段的病理特点与规律。若将体质、疾病、证候三者割裂开来，则不能全面准确地把握疾病现象。王老对于类风湿性关节炎（RA）的认识很好地体现了这一点。RA是一种常见的以慢性多关节炎症为主要表现的全身性自身免疫性疾病，可累及四肢大、小关节，常呈对称性，临床表现以疼痛、肿胀、僵硬、变形、晨僵明显为特征，属中医"顽痹"范畴。清代喻昌《医门法律》曾云："非必为风寒湿所痹，多因先天禀赋肾气虚衰，阴寒凝聚于腰膝而不解。"故而温肾壮督、补益肝肾是本病的治本之道，应贯穿本病治疗的始终。

王老认为RA易患体质为虚性体质，以阳虚体质最多，大部分患者并非单一体质，为多种体质兼夹。根据邪正标本虚实的不同，临床上灵活运用，RA的辨证初期以邪实为主，当以祛邪为主，温肾壮督为辅；后期本虚为主，当以温肾壮督、补益肝肾为主,祛邪为辅。RA 的辨病论治,包括辨中医之病和辨西医之病两部分。辨中医之病可以是单纯辨病,辨西医之病主要是参考现代医学对疾病的检查、研究和认识,选择针对性的方药。RA 多为免疫功能异常,故多用淫羊藿、仙茅、补骨脂等调节免疫功能;对血沉、C-反应蛋白、类风湿因子等检查指标明显增高者,辨属风寒湿痹,多选制川草乌、桂枝、细辛等;辨属风湿热痹或湿热痹,多选虎杖、赤芍等;热痹者多选生石膏。部分患者有血黏度增高,可选用水蛭、三七等,这些药物既能改善症状,又能降低实验室检查指标。

(二)谈痹祛瘀

痹证形成的因素有多种,不管是风、寒、湿、热邪等外因,还是正气亏虚之内因,都能够产生瘀血。因此,痹证与血瘀关系密切,瘀血既可是病理产物,又可作为致病因素。对久治不愈之痹证,王老在运用祛风除湿药的同时配伍活血化瘀药治疗,常用的有祛风除湿活血法、补气活血法、温阳活血法,均取得满意的效果。

1. 祛风除湿活血法

风、湿可以是外感风邪、湿邪,也可以是体内的内风、内湿。不管是外邪还是内邪侵犯机体,若治疗不及时或不得法,到最后都有可能邪入血分,出现血瘀。《黄帝内经》最早在病因病机方面对祛风除湿活血法有如下论述,"病久入深,营卫之行涩,经络时疏,故不通""痹在于骨则重,在于脉则血凝而不流"。

王老使用祛风除湿活血法时,认为外感风寒湿邪是主要致病因素。风邪乃为阳邪,容易劫耗血中的津液,使血液浓稠,运行不畅,易瘀。寒邪的一个致病特点是寒凝血瘀,直接入血分,使血中的津液凝固,导致血瘀。湿邪容易困阻三焦,特别是中焦脾胃,致脾胃功能下降,气血生化不足,运化水湿能力下降。三焦乃气血运行的通道,一则湿邪再生,阻滞气机,通道不畅,气血运行受阻，易瘀；二则气血不足，气推血无力，易瘀。故以桃仁、红花、当归、五灵脂、牛膝、地龙等活血化瘀药与秦艽、羌活相伍，配以川乌、草乌以祛风散寒除湿止痛。

2. 补气活血法

中医理论认为气为血之帅，气能生血、行血；气又能通过自身的推动作用和升降出入运动而生津、行津。气血交阻、气机不畅则瘀血内生，津液不行则聚生痰浊，痰瘀胶着于关节，疼痛难解，瘀血痰浊又进一步影响气血运行，循环无止，因此痹证顽固缠绵。治疗这类痹证于化瘀通络之时，还需辅以补气之剂。补气活血法是中医学理论和实践发展至一定阶段的产物，《素问·阴阳应象大论》曰"血实宜决之，气虚宜掣引之"，此为补气活血法的立论依据和应用原则。张仲景在《伤寒杂病论》中已经开始将补气药与活血药配伍应用，如鳖甲煎丸以人参配桃仁、大黄、䗪虫等，温经汤以人参、甘草配川芎、当归、牡丹皮等，但补气药在方中所占比例较小。王清任在此基础上，提出了气虚血瘀的理论，自创方剂并规定了应用范围和运用方法，从而形成了较为完整的补气活血法。他明确指出："元气既虚，必不能达于血管，血管无气，必停留而瘀。"因此益气即行血活血、行津祛痰，是从痰瘀之源防止病情进一步发展。王老在继承前人气血学说的基础上，总结了活血化瘀的治法和方剂，为治疗痹证提供更好的治疗方法。活血化瘀各方，选药精当，配伍严谨，加减出入，变通灵活；尤其是补气活血法，补气为主，生黄芪为先，补而兼通，标本兼顾，在临床运用广泛，疗效卓著，值得我辈学习借鉴。

3. 温阳活血法

温阳活血法的病因病机最早见于《黄帝内经》，其认为"血气者，喜温而恶寒。寒则泣不能流，温则消而去之"。仲景在《伤寒杂病论》中立法选方也十分重视顾护阳气，谓留得一分真阳，便留得一分生机。阳气的温煦和通畅对痹证的发生及病情的转归起着决定性的作用,"阳气不通即身冷,阴气不通即骨疼,阳前通则恶寒,阴前通则痹不仁"。经多年临床实践,王老辨治痹证谨守病机,提出了温阳与活血并重的治则。"阳气并则阴凝散""治风先治血,血行风自灭",强调改善经络、气血不通、不荣状态的重要性,认为阳虚邪凑为痹证发生不可忽视的重要原因,推崇以"温阳通络法"治痹,善用鹿角霜、狗脊、杜仲、补骨脂等中药,具有温通肾脉、通畅气血之功,同时不忘"调和气血"诸法的应用,分证辨治痹证,形成了独具特色的诊治经验,值得大家借鉴。

(三)谈痹巧用虫类药

虫类药在痹证中应用更为广泛,疗效显著,倍受历代医家青睐。王老认为痹证日久,邪气重着,深经入骨,气血凝滞不行,变生痰湿瘀浊,经络痹塞不通,非草木宣达之力所能通解,必借虫类之品钻透剔邪、搜风通络、消肿定痛、恢复功能,"飞走诸灵,俾飞者升,走者降",浊去凝开,气通血和,经行络畅,深伏之邪除,困滞之正复。王老临证常用土鳖虫、蜈蚣、全蝎、僵蚕、乌梢蛇等药。土鳖虫活血化瘀力强,全蝎、蜈蚣搜风透骨,乌梢蛇祛风除湿且性平无毒,僵蚕祛风化痰。虫类药虽然穿透力强,治久痹顽疾常有奇效,但其性燥,能破气耗血伤阴,故临证用量宜轻,且药味不宜过多,同时可配伍滋阴养血的当归、熟地黄、枸杞子等药以减轻虫类药燥烈之性。在虫类药的运用中,除应注意各药的特性以发挥其特长外,还要擅于与其他药物密切配合,这样才能提高临床疗效,达到事半功倍的效果。王老在前人经验上对虫类药有新的认识和发挥,值得我们进一步深入挖掘和继承研究。

(四)谈痹论虚实

《黄帝内经》曰"正气存内,邪不可干""邪之所凑,其气必虚",王老在总结前人认识的基础上,又据临床实际所见,将痹证概括为虚、实两大类。

临证中患者禀赋有厚薄、形体有刚柔、耐毒有大小、正气有强弱、邪气有盛衰、病程有长短、病位有浅深，故痹证也就有由实转虚、虚实夹杂的病机转化规律。

痹证初起，以邪实为主，故常见症状有肢体关节疼痛、屈伸不利，步履艰难。又因邪气有偏胜，故疼痛性质及其他机体反应状态亦有所差异。风气偏胜者疼痛而酸，且痛无定处而四肢游走，上下左右无所留止；寒气偏胜者血泣不能流，疼痛似掣，宛如锥刺，状如虎咬，痛有定处，痛处发凉，得暖得摩稍适，遇冷尤著，昼静夜剧；湿气偏胜者疼痛重着，痛有定处，肌肤麻木不仁，甚则关节肉䐃肿胀；风、湿、热兼备者，则疼痛灼热，复兼红肿，得冷则舒。王老应用祛邪药的特点为：祛风寒用防风、桂枝、细辛、羌活、独活；祛湿用木瓜、防己、薏苡仁、白术；清热用连翘、石膏、知母、黄柏、栀子；祛痰用半夏、陈皮；祛瘀用没药、延胡索、丹参、桃仁、红花、鸡血藤、三七粉；通络用威灵仙、桂枝、桑枝，久病搜风通络酌用虫类药。

虚即正气亏虚，正虚，即正气不足，是人体精气血津液等物质不足及脏腑组织等功能低下、失调的概括。虚痹为正气亏虚则肢体关节筋骨肌肉失于濡养，或虚受邪侵，经络闭阻不通而致痹。王老认为正气亏虚的具体原因主要有以下四个方面，其中包括禀赋不足、劳逸过度、脾胃虚弱、病后产后等。当正气亏虚之时，外来风寒湿热等邪才可乘虚侵袭肢体，使经络气血闭阻不通，而发痹证。正虚在痹证的发病机理中主要表现为四种情况：营卫不和、气血亏虚、脏腑衰弱、阴阳失调。王老在补虚药的应用上也十分考究，如气虚用黄芪、党参、白术，血虚用当归、枸杞子，阴虚用熟地黄、麦冬、鳖甲、女贞子，肾虚用续断、狗脊、杜仲、怀牛膝、桑寄生、千年健，心虚用丹参、枣仁、柏子仁、五味子，脾虚用山药、白术、白扁豆、党参。

（五）药对辨治痹证

药对是在中医药理论的指导下，以治则治法、中药药性为前提，以七情配伍理论为依据进行的药物组合配对，其目的是"两两配伍，增效减毒"。痹证的产生总与外感风、寒、湿、热等邪有关，并与脏腑亏虚、营卫不调和瘀血闭阻等内因有关，王老遵循"气味相合""七情合和"等理论，善用两药配伍使用，在单味药和复方间搭建桥梁，从而进一步发挥配伍效应，提高临床用药有效性。

1. 羌活、独活

二药性味相同，功效也相仿，均有疏散风湿、通痹止痛之功。羌活气清性烈，善行气分，能祛风湿，散表寒，利关节；质体清轻，能直上巅顶、横行支臂，以发散风寒湿邪而尽其祛风通痹之功，偏治上部。独活味较厚，性稍缓，善行血分，可下达通行腰膝足胫以搜风祛湿，偏治下部。《本草从新》言"羌活理游风，发表胜湿……气雄而散，味薄上升，入足太阳膀胱经以理游风""独活善理伏风，去湿……气缓善搜，入足少阴气分，以理伏风"。二药为对，一上一下，相须相助，共散一身上下之风湿，通痹止痛。既除足太阳之游风和足少阴之伏风，对痹病日久、关节呈游走性疼痛患者疗效甚好，又兼顾表里上下之病位。

2. 秦艽、威灵仙

秦艽素有"风药中之润剂"之称，能通行四肢，可广泛应用于各型痹证。《本草分经》谓其"凡风湿痹症、筋脉拘挛，无论新久，偏寒偏热均用，为三痹必用之药"。威灵仙能入十二经脉，长于治疗风邪偏盛之行痹。《本草汇言》言其"大抵此剂宣行五脏，通利经络，其性好走，亦可横行直往"。二药合用，润燥相济，相使为用，共治风湿痹痛、骨软筋急、肢体不利之症。

3. 青风藤、海风藤

青风藤味辛、苦，性温，长于祛风除湿、通络止痛。临床常用于治疗以关节肢体肿痛为主要表现的各种风湿痹痛。海风藤味辛、苦，微温，长于"宣痹，化湿，通络舒筋。治腿膝痿痹，关节疼痛"。本品善治关节走窜性疼痛，故又被称为"截风要药"。二藤相伍，通络定痛之功甚伟，常用于治疗风寒湿痹、肢节酸痛、关节不利、筋脉拘挛等症。

4. 独活、桑寄生

独活味苦，性微温，气芳香，性走窜，为祛风通络主药，能通周身，蠲痹止痛；能达经脉骨节之间，搜风祛湿，为治疗腰膝风湿痹痛之要药。桑寄生味苦甘，气平和，治疗风湿痹痛，既能补肝肾、强筋骨，又可祛风湿、调血脉，舒经络，有润筋通络之功。二药同用，相使配对，善入足少阴经，能益肾壮骨、祛风除湿、通痹止痛，具有扶正祛邪并施、标本兼顾之优点。临床用于腰背酸痛转侧不能、足膝痿痹屈伸不利、麻木难行之肾虚痹证，疗效较著。

5. 全蝎、蜈蚣

全蝎味辛咸，性平，有毒，入肝经，具有祛风镇痉、攻毒散结、通络止痛之效，性喜走窜，搜尽一身之风邪，能通络逐瘀且引诸药达病所。《玉楸药解》言其"穿筋透节，逐湿除风"，尤可治寒湿顽痹之关节剧痛。蜈蚣味辛，性温，有毒，入肝经，长以通络散结。"走窜之力最速，内而脏腑，外而经络，凡气血凝聚之处皆能开之"。二者均有祛风通络止痛之效，相伍为用，既可外达经络，又能内走筋骨关节，共达通络止痛、解毒消肿之效，常治各种痹病之关节、筋骨疼痛明显者，以及风湿顽痹、肢体抽搐痉挛等。

6. 僵蚕、土鳖虫

僵蚕味咸辛，性平，入肝、肺经。可息风止痉、祛风定痛、化痰散结。土鳖虫味咸，性寒，入心、肝、脾经，擅长破血逐瘀、续筋接骨。《长沙药解》言其"善化瘀血，最补损伤"，朱良春教授认为该品破而不峻，能行能和，虚人亦可用之。二者相伍可用于痹证夹有痰瘀者。

王老认为在临床的具体应用中，这些药对短小精悍，或协同增效、相辅相成，或制约减毒、相反相成，作为方中主要部分，使组方更具针对性，重点更突出。而药对亦非一成不变，药与药之间是互相联系、可加可减的，临证时要如仲景所言，随证治之。

（郑雷刚　史圣华整理）

三、临证医案

（一）痹痿

1. 祛风散寒，除湿通络治疗痹证（类风湿性关节炎）

杨某，男，32岁，水下工作者，乌兰察布市卓资县。初诊日期：2019年1月25日。

主　　诉：四肢关节对称性疼痛6月余，加重伴手指肿胀1周。

初　　诊：患者6月前水下工作后出现四肢关节疼痛，晨僵1小时，RF：164 IU/mL，CRP：75.94 mg/L，具体诊断及用药不详，治疗后症状未见明显缓解。1周前水下工作后上症加重，伴有手指、关节肿胀，现为进一步系统治疗求治于我院门诊。查体：四肢关节变形、肿大，舌淡、苔白，脉紧。刻下症：四肢关节对称性疼痛，晨僵1小时，遇寒痛甚，肌肉酸楚、重着、疼痛。

中医诊断：痹证
　　　　　　　风寒湿阻络证

西医诊断：类风湿性关节炎

治　　法：祛风散寒，除湿通络

方　　药：自拟黄芪桂枝木瓜汤加减

处　　方：桂枝12 g，黄芪12 g，羌活10 g，独活10 g，防风10 g，细辛3 g，川芎15 g，桃仁15 g，红花15 g，延胡索15 g，炒土鳖虫12 g，僵蚕12 g，威灵仙15 g，鸡血藤15 g，全蝎5 g，蜈蚣3 g，木瓜15 g，千年健15 g，甘草5 g。7剂，水煎，日1剂，早晚分服。

二　　诊（2019年2月7日）：药后关节肿明显好转，仍见关节疼痛、乏力。守上方加青风藤 15 g、海风藤 15 g、太子参 15 g、杜仲 15 g、狗脊 15 g。7 剂，水煎，日 1 剂，早晚分服。

三　诊（2019 年 2 月 15 日）：四肢关节对称性疼痛较前大幅缓解，晨僵 30 分钟。上方基础上加雷公藤 15 g、老鹳草 15 g，7 剂，水煎，日 1 剂，早晚分服。

四　诊（2019 年 3 月 1 日）：四肢关节对称性疼痛较前明显缓解，晨僵 30 分钟，偶有食滞腹胀，上方基础上加山楂 10 g、神曲 10 g、麦芽 10 g。7 剂，水煎，日 1 剂，早晚分服。

五　诊（2019 年 3 月 15 日）：患者四肢关节对称性疼痛较前明显缓解，晨僵持续 30 分钟，食滞腹胀较前缓解，纳可，寐一般，二便调。上方基础上加络石藤 10 g、伸筋草 10 g，10 剂，水煎，早晚分服。

六　诊（2019 年 4 月 1 日）：患者四肢关节疼痛消失，为巩固疗效，按三诊方继服 7 剂。

按：痹证的发生与体质因素、气候条件、生活环境及饮食等有密切的关系。正虚卫外不固是痹证发生的内在基础，感受外邪是痹证发生的外在条件，邪气痹阻经脉为其病机根本，病变多累及筋骨、肌肉、关节，甚至影响脏腑。患者为痹证，对该病诊疗上一定要明确，尤其要分辨是风湿病还是类风湿。临床上单靠症状难以分辨，因为该病需要进行理化检查以确定。患者风湿四项化验 RF、CRP 均高，考虑为类风湿病。本方具有温经通痹之功，方中桂枝散风寒而温经通脉，黄芪甘温益气，补在表之卫气，桂枝散风寒而温经通痹，与黄芪配伍，益气温阳，和血通经，桂枝得黄芪益气而振奋心阳，黄芪得桂枝固表而不致留邪；细辛、防风、二活以发散风寒、祛风湿止痛；川芎为血中之气药，其作用是行气开郁、活血化瘀、止痛；桃红、炒土鳖虫、鸡血藤、延胡索活血通络止痛；威灵仙祛风湿、通经络；全蝎、僵蚕、蜈蚣化痰通络、息风止痛；木瓜以柔肝缓急、祛风通络；千年健祛风湿、壮筋骨；甘草以调和诸药。全方共奏祛风散寒、除湿通络之功。二诊中患者仍关节疼痛，予青风藤、海风藤以祛风湿、通络止痛；杜仲、狗脊强筋骨；太子参补气健脾。

三诊中患者四肢关节疼痛较前大幅缓解，伴晨僵 30 分钟，予雷公藤、老鹳草以祛风除湿、活血通络。四诊中患者四肢关节疼痛较前明显缓解，偶有晨僵，偶有食滞腹胀，予山楂、神曲及麦芽，以消食除胀。五诊时患者四肢关节对称性疼痛较前明显缓解，晨僵持续 30 分钟，食滞腹胀较前缓解，前方基础上加络石藤、伸筋草以祛风除湿、舒筋活络。六诊时诸症悉减，继服三诊方药以固疗效。

（郑雷刚　徐铭整理）

2. 活血行气，舒筋通络治疗痹证（类风湿性关节炎）

张某，女，64 岁，退休，呼和浩特市玉泉区。初诊日期：2020 年 04 月 15 日

主　　诉：双手、双足关节肿痛反复发作 2 年余。

初　　诊：患者于 2 年前受凉后双手、双足关节肿痛，于当地门诊治疗，具体诊断不详，曾口服激素类药物，症状有所缓解。后每因劳累或者受凉致症状加重。患者为求全面治疗，慕名来我院找王老就诊。查体：双手、双足压痛（＋），舌淡、苔白、脉弦。查类风湿因子增高、血沉增快。刻下症：双手指间关节、掌指关节、双足关节肿痛，晨僵 2 小时。

中医诊断：痹证

　　　　　　风寒湿痹证

西医诊断：类风湿性关节炎

治　　法：活血行气，舒筋通络

方　　药：自拟黄芪桂枝木瓜汤加减

处　　方：桂枝 10 g，黄芪 15 g，羌活 15 g，独活 15 g，防风 10 g，细辛 3 g，桃仁 15 g，红花 15 g，川芎 15 g，威灵仙 15 g，鸡血藤 15 g，僵蚕 10 g，炒土鳖虫 10 g，延胡索 15 g，没药 10 g，全蝎 5 g，蜈蚣 2 条，苍术 15 g，木瓜 15 g，千年健 15 g。7 剂，水煎，日 1 剂，早晚饭前分服。

二　　诊（2020 年 5 月 11 日）：诸症减轻，舌脉同前。上方去桂枝、黄

芪、细辛、桃仁、红花、没药，加络石藤 10 g、青风藤 10 g、薏苡仁 20 g、甘草 5 g。10 剂，水煎服。

三　诊（2020 年 6 月 03 日）：诸症较前缓解，偶有咳嗽、咽红，舌脉同前。上方加桑叶 10 g、黄芩 10 g、芦根 15 g、杏仁 12 g、海浮石 15 个。10 剂，以固疗效。

四　诊（2020 年 6 月 27 日）：晨僵有缓解，持续 1 小时，咳嗽、咽红症状消失，舌淡、苔薄白，脉弦。二诊原方加蕲蛇 15 g、伸筋草 15 g，继服 7 剂，水煎，早晚分服。

五　诊（2020 年 7 月 15 日）：四肢关节疼痛较前明显缓解，晨僵持续 30 分钟，舌脉同前。四诊原方加雷公藤 15 g，7 剂，水煎，早晚分服。

六　诊（2020 年 8 月 1 日）：患者四肢关节疼痛较前明显好转，仍有晨僵，持续时间 30 分钟，舌脉同前。予上方继服 10 剂，水煎，早晚分服。

七　诊（2020 年 8 月 20 日）：药后症状好转，因家庭琐事未按时复诊，其间病情稳定，偶尔发作，今日化验风湿四项示正常，舌脉同前。守上方继服 7 剂巩固疗效，水煎，日 1 剂，早晚温服。随访 3 个月病情稳定，未复发。

按：痹证多因机体正气不足，卫外不固，风、寒、湿、热等邪气乘虚而入，致使气血凝滞，经络痹阻而发病。肢体经络痹证为常见病，发病率甚高，有些甚为难治，王老治疗痹证多从病因病机入手，擅长温经通络治痹痛。方中桂枝散风寒而温经通痹，黄芪甘温益气，补在表之卫气，桂枝散风寒而温经通痹，二者配伍，益气温阳，和血通经，桂枝得黄芪益气而振奋心阳，黄芪得桂枝固表而不致留邪；细辛、防风、二活以散寒祛风湿止痛；桃红、鸡血藤、延胡索活血通络止痛；僵蚕、土鳖虫、蜈蚣、全蝎化痰通络息风，虫类药物善搜风；木瓜、威灵仙以祛风通络；千年健祛风湿、健筋骨、活血止痛；没药具有散瘀定痛、消肿生肌之功效；加行气活血之川芎、桃仁、红花，以求治风先治血，血行风自灭；苍术燥湿健脾。诸药合用共奏活血行气、舒筋通络止痛之功。二诊时患者上症好转，上方去桂枝、黄芪、细辛、桃仁、红花、没药，加络石藤、青风藤以加强通络之功；加健脾燥湿之薏苡仁以顾护脾土。三诊时上症较前缓解，偶有咳嗽、咽红，予上方加桑叶、黄芩、芦根、杏仁、海浮石以泄肺热、降气、止咳。四诊时患者晨僵有缓解，持续时间较前减少，咳嗽、咽红症状消失，二诊原方基础上加蕲蛇、伸筋草以祛风除湿、通经活络。五诊时患者四肢关节疼痛较前明显缓解，晨僵时间持续缩短，在四诊原方基础上，加雷公藤以通经活络。六诊、七诊均在五诊基础上继续服用，至患者症状较前明显好转，化验风湿四项示结果正常。

王老善用药对，如羌活、独活可治上、下半身痹痛；桃仁、红花加强活血止痛之效；延胡索、没药擅长行气止痛。王老还擅长止痛，解除患者身心痛苦，提高生活质量；擅用虫类药，虫类药乃血肉有情之品，可以搜风通络止痛、解痉；擅于顾护脾胃，祛风湿药大多辛散走行，为有毒之品，易伤脾胃，方中运用健脾燥湿之薏苡仁、苍术以顾护脾土。

（郑雷刚　赵冈健整理）

3. 益气温经，和血通痹治疗痹证（风湿性关节炎）

杨某，女，49岁，职员，呼和浩特市玉泉区。初诊日期：2020年3月11日。

主　　诉：多关节疼痛反复发作5年余。

初　　诊：患者于5年前受凉后出现双肩关节对称性、游走性疼痛，偶有红肿热痛、畏寒，活动受限，有皮下结节，大小便可，外院骨科、风湿免疫科等考虑为风湿性关节炎，曾予抗炎、激素、止痛等对症治疗。风湿四项示：类风湿因子阴性。刻下症：双肩关节对称性刺痛，伴紧缩感、双肩关节乏力畏寒，热敷可缓解，纳眠可，二便调。舌质暗红、苔白，脉弦。

中医诊断：痹证

　　　　　　寒凝血瘀证

西医诊断：风湿性关节炎

治　　法：益气温经，和血通痹

方　　药：自拟黄芪桂枝木瓜汤加减

处　　方：桂枝 12 g，黄芪 12 g，羌活 10 g，独活 10 g，防风 10 g，川芎 15 g，桃仁 15 g，红花 15 g，威灵仙 15 g，鸡血藤 15 g，僵蚕 12 g，土鳖虫 12 g，延胡索 15 g，乌梢蛇 10 g，木瓜 15 g，细辛 3 g，千年健 15 g，青风藤 15 g，海风藤 15 g，全蝎 5 g，甘草 5 g。7 剂，水煎，日 1 剂，早晚饭前分服。

二　　诊（2020 年 3 月 18 日）：双上肢疼痛略缓解、仍畏寒，服药后胃脘部不适，舌脉同前。上方加焦三仙各 15 g，10 剂，水煎服。

三　　诊（2020 年 3 月 30 日）：双上肢疼痛较前大部缓解、畏寒，胃脘部不适缓解，纳可，寐一般，二便调，舌脉同前。上方基础上加乳香 10 g、没药 10 g，10 剂，早晚饭后温服。

四　　诊（2020 年 4 月 15 日）：双上肢疼痛较前明显缓解，畏寒较前缓解，胃部不适明显缓解，偶有心慌胸闷，纳可，寐差多梦，舌脉同前。上方去焦三仙，加酸枣仁 10 g、煅磁石 10 g、龙骨 10 g，10 剂，水煎，早晚饭后温服。

五　　诊（2020 年 4 月 30 日）：患者双上肢疼痛较前缓解，偶有发作，纳可，寐一般，较前梦少，舌脉同前。继服上方 10 剂，水煎，早晚饭后温服。

六　　诊（2020 年 5 月 30 日）：患者双上肢疼痛症状消失，劳累或受凉后偶有发作，纳可，寐一般，舌淡红、苔薄白，脉和缓。继服 10 剂以固疗效。3 个月后电话随访，上述症状消失，效果良好。

按：《素问·痹论》中"风寒湿三气杂至，合而为痹"，指出痹证病因多为感受风寒湿邪，闭阻经络，气血不通，治宜益气温经、和血通痹，方选黄芪桂枝五物汤加减。本方可疏通经络，方中桂枝散风寒而温经通痹，黄芪甘温益气，补在表之卫气，桂枝散风寒而温经通痹，二者合用以益气温阳、和血通经，桂枝得黄芪益气而振奋心阳，黄芪得桂枝固表而不致留邪；细辛、防风、二活以散寒祛风湿止痛；桃红、鸡血藤、延胡索活血通络止痛；僵蚕、土鳖虫、乌梢蛇、全蝎化痰通络息风，虫类药物善搜风；木瓜、威灵仙以祛风通络；千年健祛风湿、健筋骨、活血止痛；青风藤、海风藤祛风湿、通络止痛；酌加行气活血之川芎、桃仁、红花，以求治风先治血，血行风自灭；甘草调和诸药。诸药合用共奏益气温经、和血通痹之功。二诊时患者双上肢疼痛减轻、仍畏寒，服药后胃脘部不适，上方加焦三仙，健脾胃助消化的作用，对于饮食内伤所致的消化不良颇有效验。三诊患者双上肢疼痛较前大幅缓解，怕凉、胃部不适缓解，纳可，寐一般，二便调。予上方的基础上加乳香、没药以活血定痛、消肿生肌。四诊时患者双上肢疼痛较前明显缓解、畏寒较前缓解，胃部不适明显缓解，偶有心慌胸闷，纳可，寐差多梦，予上方的基础上去焦三仙，加酸枣仁以养心安神；煅磁石、龙骨以镇静安神。五诊、六诊时患者上述症状较前明显好转，疼痛渐消，偶有发作，予上方继服以巩固疗效。

（郑雷刚　郝国华整理）

4. 清热祛湿，通络止痛治疗痹证（痛风）

张某，男，61岁，农民，乌兰察布市商都县，初诊日期：2018年10月30日。

主　　诉：双踝双膝关节反复红肿疼痛14年，加重1周。

初　　诊：患者14年前因食肥甘厚味出现双足关节疼痛，当地医院诊断为痛风，此后饮食不节则复发，口服药物可缓解。1周前食海鲜后出现双足、双踝关节、双膝关节红肿疼痛，为进一步治疗，故求治我科。既往史：高血压病史10年。辅助检查：尿酸440 μmol/L。刻下症：双足、双踝关节、双膝关节红肿疼痛，胃脘部疼痛胀满，反酸，口干、口苦，纳寐可，二便正常。苔黄腻、脉滑数。

中医诊断：痹证

　　　　　　湿热下注证

西医诊断：痛风

治　　法：清热祛湿，通络止痛

方　　药：五味消毒饮加减

处　　方：蒲公英 15 g，金银花 10 g，菊花 12 g，天葵子 15 g，甘草 10 g，威灵仙 10 g，鸡血藤 15 g，木瓜 10 g，千年健 10 g，忍冬藤 10 g，土鳖虫 10 g，蜈蚣 3 条，虎杖 15 g，徐长卿 10 g，广藿香 10 g，乌药 10 g，木香 10 g，延胡索 15 g，炒苍术 15 g，炒薏苡仁 15 g，紫花地丁 10 g。7 剂，水煎，早晚饭后温服。

二　　诊（2018 年 11 月 29 日）：诸症缓，药后左足大拇指关节红肿消失，仍有疼痛感，但较前明显减轻，热象已退。上方基础上去除五味消毒饮，加续断、杜仲、狗脊子、独活、桑寄生，以祛风湿、补肝肾、续筋骨。

三　　诊（2019 年 3 月 16 日）：电话回访，未复发，嘱其饮食调节。

按：痹证是指正气不足，风、寒、湿、热等外邪侵袭人体，痹阻经络，气血运行不畅所导致的病证，以肌肉、筋骨、关节发生疼痛、麻木、重着、屈伸不利，甚至关节肿大灼热为主要临床表现。风、寒、湿、热病邪留注肌肉、筋骨、关节，造成经络壅塞，气血运行不畅，肢体筋脉拘急、失养为本病的基本病机。其中正气不足是痹证的内在因素和病变基础。国医大师王琦认为痛风的发病，以体质偏颇为本，痰湿、湿热、血瘀体质为高发体质；以湿热痰瘀交阻为标，自身体质偏颇，湿、热、痰、瘀交阻，经脉不通，而不是风寒湿邪侵袭机体。

本案属于痹证中的湿热下注，治疗当清热祛湿、通络止痛。本方以五味消毒饮加清热祛湿、健筋骨、活血止痛之品组成。威灵仙、徐长卿祛风除湿，通络止痛；加藤类通络之品如鸡血藤及忍冬藤，其中鸡血藤可补血活血，忍冬藤可清热解毒；千年健祛风湿、健筋骨、活血止痛；徐长卿、虎杖、土鳖虫祛风湿、行气通络、散瘀定痛；木瓜平肝和胃、祛湿舒筋、清热祛风；加活血行气之品乌药、木香、延胡索以活血化瘀、行气止痛；加蜈蚣息风止痉、通络止痛、攻毒散结，蜈蚣尤擅搜风，辛微咸，性微温，气微腥，入肝经，凡气血凝结之处皆能开之；广藿香化脾醒湿；薏苡仁健脾利湿，兼以清热除痹；苍术辛温燥湿健脾，防止苦寒之品上位，并可祛风湿，三药功可健运脾胃，以实后天之本。并加五味消毒饮具有清热解毒之效，其中金银花、野菊花清热解毒散结，金银花入肺胃，可解中上焦之热毒，野菊花入肝经，专清肝胆之火，二药相配，善清气分热结；蒲公英、紫花地丁均具清热解毒之功，为痈疮疔毒之要药；蒲公英兼能利水通淋，泻下焦之湿热，与紫花地丁相配，善清血分之热结；天葵子能入三焦，善除三焦之火，全方共奏清热祛湿、通络止痛之功。二诊时患者关节红肿消失，但仍有疼痛感，考虑患者病程较长，累及肝肾，耗伤气血所致，故在上方基础上去除五味消毒饮，加滋补肝肾、强筋骨之品续断、杜仲、桑寄生、狗脊，以补肝肾、续筋骨、调血脉，再加独活以祛风胜湿止痛。

痛风在民间被称为"富贵病"，治疗时应坚持"急则治其标、缓则治其本"的原则，并严格控制饮食，应忌食肉类、鱼类，以及杨梅、泡菜、酒等食品，建议摄取碱性食物，如牛蒡、莴苣、裙带菜、海带、蕨类等及低嘌呤含量的食物。

（郑雷刚　常宏涛整理）

（二）腰痹

1. 培补肝肾，舒筋止痛治疗腰痹（腰椎退行性病变）

赵某，男，71岁，退休，呼和浩特市新城区。初诊日期：2016年10月20日。

主　诉：双下肢麻木5个月。

初　诊：患者5个月前受凉后出现双下肢偶有麻木，未予重视，日渐加重。近日出现关节屈伸不利，伴腰膝酸软，受凉后加重，畏寒怕冷。既往有结肠息肉病史。腰部肌肉压痛（+），直腿抬高试验（-）。腰椎间盘CT示：腰椎退行性改变。刻下症：双下肢麻木，关节屈伸不利，腰膝酸软。舌质淡红、舌苔薄白少津，脉沉细弱。

中医诊断：腰痹

　　　　　　　肝肾阴虚证

西医诊断：腰椎退行性病变

治　　法：培补肝肾，舒筋止痛

方　　药：自拟腰椎退行性病变方加减（腰痛1号方）

处　　方：独活15 g，怀牛膝15 g，党参15 g，黄芪15 g，熟地黄15 g，牡丹皮12 g，茯苓15 g，山茱萸15 g，山药15 g，肉苁蓉15 g，枸杞子15 g，炒土鳖虫10 g，桃仁15 g，红花15 g，川芎15 g，全蝎5 g，千年健15 g，桑寄生15 g，僵蚕12 g，甘草5 g。7剂，水煎，日1剂，早晚温服，药渣敷腿部。

按：正如《素问·痹论》所言，"痹在于骨则重，在于脉则不仁"，肾主骨，肝主筋，邪客筋骨，日久必伤及肝肾，耗伤气血，腰为肾之府，膝为筋之府，肝肾不足则见腰膝酸软。《素问·逆调论》云："营气虚则不仁，卫气虚则不用，营卫俱虚则不仁且不用。"治宜扶正与祛邪兼顾，既应祛除风寒湿邪，又当补益肝肾气血，故方中重用独活祛风寒湿邪；患者肝肾两虚、气血不足，故以怀牛膝、熟地黄、枸杞子、山茱萸、桑寄生补肝肾；山药补益脾阴；牡丹皮清泄相火，并制山茱萸之温涩；茯苓淡渗脾湿，并助山药之健运；肉苁蓉补肾阳，主治腰痛脚弱；土鳖虫、全蝎、僵蚕活血化瘀、祛风邪；桃仁、红花、川芎活血，寓"治风先治血，血行风自灭"之意；党参补中益气；黄芪益气固表；千年健祛风湿、壮筋骨；甘草以调和诸药。全方共奏补肝肾、强筋骨、祛风湿之效。

（郑雷刚　史圣华整理）

2. 温补肾阳，强筋骨，祛风寒止痛治疗腰痹（腰椎间盘突出症）

张某，女，63岁，农民，呼和浩特市清水河县。初诊日期：2018年11月20日。

主　　诉：腰痛反复发作5年，加重5天。

初　　诊：患者5年前受寒后出现腰痛，服用大量中药，效果不佳，上症日渐加重。5天前感风寒后上症明显加重，伴左下肢疼痛，少腹拘急，手足不温，少气乏力，现为进一步治疗，求治王老门诊。查体：L4—5横突间及棘间韧带压痛（+），左直腿抬高试验 50 度阳性，生理反射存在，病理反射未引出。腰椎 CT 示：L4—5 椎间盘突出。刻下症：腰痛，伴左下肢疼痛，少腹拘急，手足不温，少气乏力。舌淡、苔白，脉沉细弱。

中医诊断： 腰痹

肾阳虚兼风寒阻络证

西医诊断： 腰椎间盘突出症

治　　法： 温补肾阳，强筋骨，祛风寒止痛

方　　药： 右归丸加减

处　　方： 熟地黄 15 g，山药 15 g，牡丹皮 12 g，茯苓 15 g，山茱萸 15 g，怀牛膝 15 g，黄芪 12 g，桂枝 10 g，续断 15 g，杜仲 15 g，独活 10 g，桑寄生 15 g，狗脊 15 g，白芍 12 g，鸡血藤 15 g，千年健 15 g，乌梢蛇 10 g，甘草 5 g。10 剂，水煎，早晚分服。

按： 腰痹为临床常见病，腰为肾之府，故腰痹的发生多与肾脏关系密切。治疗腰痹需辨别外感与内伤，外感腰痹是指感受风、寒、湿、热等外邪所致，一般起病较急，病程短，腰痛明显；内伤腰痹多虚证或虚实夹杂，起病较缓，病程长。其次还应分清病邪的性质，脏腑的虚实及经络部位。患者腰痹反复发作，病久导致肾阳亏虚，经脉失于温养，故腰痛、乏力。方中桂枝辛甘而温，温通阳气，补肾阳，助气化；黄芪益气固表；以熟地黄、山药、山茱萸培补肾精，是为阴中求阳，方中补阳药少而滋阴药多，并非峻补元阳，乃在于微微生火，鼓舞肾气，即取"少火生气"之义；茯苓利水渗湿，配桂枝温化痰饮，牡丹皮活血散瘀，配桂枝调血分之滞，此三味寓泻于补，邪去而补药得力；续断、杜仲、桑寄生、狗脊补肝肾、强腰膝、止痛；独活、千年健祛寒止痛；白芍止痛；重用怀牛膝，既补肝肾，又引药下行；多用乌梢蛇，有取血肉有情之品之意；因久病多瘀，故加活血药鸡血藤以增效；甘草以调和诸药。诸药合用，助阳之弱以水化，滋阴之虚以生气，使肾阳振奋，气化复常，诸症自除。

（郑雷刚　李凯整理）

3. 补益肝肾，祛湿通络治疗腰痹（椎间盘源性腰痛）

李某，女，38 岁，职员，呼和浩特新城区。初诊日期：2019 年 3 月 5 日。

主　　诉：腰痛腰困 1 年余，加重 1 周。

初　　诊：患者 1 年前劳累后出现腰痛，休息后缓解，后每受累腰痛腰困即反复，其间多次在某社区医院行针灸治疗，症状稍缓解。近 1 周腰痛、腰困呈进行性加重，特来王生义中医专家门诊诊治。既往体健。查体：心肺（-），肝、脾肋下未触及，双肾区无叩击痛，腰 L4—5、L5—S1 区按压钝痛，直腿抬高试验（-），神经系统（-）。腰椎 CT 示：L4—5、L5—S1 椎间盘突出，腰椎退行性病变。刻下症：腰痛腰困，乏力，颈项僵硬，畏寒，纳寐可，二便调。舌淡、苔白润，脉沉滑。

中医诊断：腰痹

　　　　　　肝肾不足、湿阻经络证

西医诊断：椎间盘源性腰痛

　　　　　　腰椎退行性病变

治　　法：补益肝肾，祛湿通络

方　　药：自拟股骨头坏死方加减（腰痛 2 号方）

处　　方：熟地黄 15 g，牡丹皮 12 g，茯苓 12 g，山茱萸 12 g，续断 15 g，杜仲 15 g，狗脊 15 g，太子参 15 g，羌活 15 g，独活 15 g，黄芪 12 g，鸡血藤 15 g，威灵仙 15 g，木瓜 15 g，桃仁 10 g，红花 10 g，川芎 15 g，延胡索 15 g，甘草 6 g。7 剂，水煎，早晚分服。

二　　诊（2019 年 03 月 12 日）：腰痛腰困好转，舌淡红、苔薄白，脉平滑有力。上方基础上加桑寄生 15 g 以补肝肾、强筋骨，加桂枝 12 g 以温筋通脉。15 剂，水煎，早晚分服。

经两周治疗后患者上述症状明显减轻，临床效果满意。

按：椎间盘源性腰痛主要指椎间盘内紊乱如退行性病变、纤维环破裂、椎间盘炎等因素刺激椎间盘内的疼痛感受器所引起的慢性下腰痛，属于化学介质引起的椎间盘源性腰痛。部分患者疼痛可放射至臀部，但不再向下肢放射，不引起坐骨神经症状。其病因和发病机制极为复杂，与椎间盘破裂、椎间盘内神经分布的异常、椎间盘内化学物质的刺激、椎间盘内机械压力的改变、硬膜外炎症及化学性神经根炎、疼痛产生的神经传导机制受到影响等有关。《素问·脉要精微论》载："腰者，肾之府，转摇不能，肾将惫矣。"《诸病源候论》认为："肾经虚，风冷乘之。"因此明确腰痹治疗原则，分清本虚标实，方可辨证给药。熟地黄、山茱萸、续断、杜仲、狗脊补益肝肾；羌活、独活、鸡血藤、威灵仙、木瓜祛风湿、通经络；佐以桃仁、红花、川芎、延胡索活血行气止痛；佐使药甘草调和诸药。从上方可以看出补肾为主、祛湿为辅，这也正和患者腰痛的病机——本虚标实相得益彰；乏力予以黄芪、太子参补气养阴。诸药有补有清，共奏补益肝肾、祛湿通络之功。

（郑雷刚　陈晓梅整理）

4. 散寒祛湿，温经通络治疗腰痹（腰椎间盘突出症）

高某，女，63岁，农民，呼和浩特市托克托县。初诊：2020年1月20日。

主　　诉：腰痛伴左下肢麻木疼痛2个月，加重伴活动受限2天。

初　　诊：患者2个月前因劳累受凉后出现腰痛，伴左侧下肢麻木疼痛，休息及保暖后症状稍缓解，劳累及受凉后加重。后就诊于呼市二五三医院中医门诊，行腰椎CT示：L4—5、L5—S1椎间盘突出。予针灸治疗7日，口服蒙药（具体药物及剂量不详）治疗后，上述症状缓解不明显。后于县卫生诊所，予小针刀治疗2次及药物注射治疗（具体药物及剂量不详）后，症状明显好转。2天前因劳累后，腰痛伴左下肢麻木疼痛加重伴活动受限，疼痛持续，现为中药治疗，求治王老门诊。自发病以来无恶寒发热、大小便失禁、间歇性跛行等症。既往糖尿病病史16年，现口服拜糖平25 mg/次，日3次，二甲双胍缓释片0.25 g/次，日3次，空腹血糖控制在7～9 mmol/L，餐后血糖控制在 9~11 mmol/L；30 年前因乳腺肿瘤于内蒙古妇幼保健院行右侧乳腺切除术；20 年前因子宫肌瘤于内蒙古自治区人民医院行子宫切除术。查体：左侧直腿抬高试验及加强试验阳性，左侧小腿外侧皮肤感觉减退。刻下症：腰痛伴左下肢麻木疼痛，疼痛持续，畏寒，纳可，寐差，二便调。舌质淡、苔白腻，脉沉而迟缓。

中医诊断：腰痹

  寒湿阻络证

西医诊断：1. 腰椎间盘突出症　2. 2 型糖尿病　3. 乳腺切除术后　4. 子宫切除术后

治　　法：散寒祛湿，温经通络

方　　药：干姜苓术汤加减

处　　方：茯苓 20 g，炒白术 12 g，炙甘草 6 g，干姜 20 g，菟丝子 10 g，川芎 10 g，当归 15 g，补骨脂 10 g。7 剂，水煎，日 1 剂，早晚温服。

二　　诊（2020 年 1 月 28 日）：患者腰痛较前缓解，畏寒肢冷，腰膝酸软，睡眠差，加酸枣仁 15 g、柏子仁 10 g、砂仁 10 g、酒山茱萸 6 g、泽泻 10 g、肉桂 3 g，7 剂，水煎，日 1 剂，早晚温服。

三　　诊（2020 年 2 月 5 日）：患者上述症状基本缓解，继服二诊方 5 剂，巩固疗效。

按：王老认为，虽然教科书多将腰椎间盘突出症归入"腰痛"，但其可属中医"腰痹"范畴。《黄帝内经·素问》是将本病以"腰痛"专篇与"痹论"同列，清代董西园在《医级》最早以"腰痹"命名，而清代王清任《医林改错》中"凡肩痛、臂痛、腰疼、腿疼，或周身疼痛，总名曰痹证"也将其归入"痹证"范畴。此型腰痹多是因外感、内伤或挫闪导致腰部气血运行不畅，或失于濡养，引起腰脊或脊旁部位疼痛为主要症状的一种病证。病因为内伤、外感与跌仆挫伤，基本病机为筋脉痹阻，腰府失养。内伤多责之禀赋不足，肾亏腰府失养；外感为风、寒、湿、热诸邪痹阻经脉，或劳力扭伤，气滞血瘀，经脉不通而致腰痛。腰为肾之府，由肾之精气所溉，肾与膀胱相表里，足太阳经过之，此外，任、督、冲、带诸脉亦布其间，所以腰痛病变与肾脏及诸经脉相关，在治疗方面当分标本虚实。感受外邪属实，治宜祛邪通络，根据寒湿、湿热的不同，分别予以温散或清利；外伤腰痛属实，治宜活血祛瘀、通络止痛为主；内伤致病多属虚，治宜补肾固本为主，兼顾肝脾；虚实兼见者，宜辨主次轻重，标本兼顾。诚如《杂病源流犀烛》指出："肾虚，其本也；风、寒、湿、热、痰饮、气滞、血瘀、闪挫，其标也。或从标，或从本，贵无失其宜而已。"一般初起以祛邪为主，病久则予补益肝肾、健脾培本，或祛邪与扶正并用，以达到扶正祛邪的目的。治疗本病除内治外，尚可配合针灸、按摩、理疗、拔火罐、膏贴、药物熏洗等方法，疗效较好。患者老年女性，正气本虚，因劳累过度损伤腰部肌肉、筋骨、关节，外加受凉，风寒湿邪乘虚而入，致使腰部经脉受损，气血运行不畅，凝滞阻络，不通则痛，故见腰痛伴左下肢麻木疼痛。气滞血瘀致气血营卫阻断，营卫不能达于肌表，故见畏寒。方中干姜辛热，温里散寒；白术、茯苓健脾利水；菟丝子、补骨脂温肾壮阳；活血化瘀药可用于腰痛的不同证型，本方中当归、川芎养血和血、温通血脉；甘草补气和中，调和诸药。《临证指南医案·腰腿足痛》中龚商年按语："夫内因治法，肾脏之阳有亏，则益火之本，以消阴翳。"二诊时患者畏寒肢冷，腰膝酸软，加右归丸温补肾阳，加酸枣仁、柏子仁安神，改善睡眠，诸症除。本病除了治疗，预防也尤为重要，平时我们在日常生活中要保持正确的坐、卧、行体位；劳逸适度，不可强力负重；避免腰部跌仆闪挫；避免坐卧湿地；暑季湿热郁蒸时，亦应避免夜宿室外、贪冷喜凉。涉水冒雨或汗出后立应即换衣擦身，或服用生姜红糖茶，以发散风寒湿邪。急性腰痹应及时治疗，愈后注意休息调养，以巩固疗效。慢性腰痛除药物治疗外，还应注意腰部保暖，或加用腰托固护，避免腰部损伤。避免劳欲太过，防止感受外邪。经常活动腰部，或进行腰部自我按摩、打太极拳等医疗体育活动，有助于腰痛的康复。

（郑雷刚　李晓丽整理）

第四章 肺系病

一、概述

中医肺系主要指肺的功能体系及与其相关联的其他脏腑、形体、官窍、情志、体液、经络等。肺位居胸中，左右各一，呈分叶状，质地疏松。肺在体合皮，其华在毛，开窍于鼻，上连咽喉，与大肠相表里，因此肺系主要包括肺、皮毛、鼻、咽喉、大肠。肺为五脏之一，具有藏精气而不泻的特点，其阴阳属性为阴，属阴中之阳，五行属金。肺的生理功能：主气，司呼吸；主宣发肃降，通调水道；主治节，朝会百脉；主魄，主声，在志为忧（悲），在液为涕，与秋气相通应。肺的生理特性：因肺在五脏中位置最高，具保护五脏、抵御外邪侵袭、统领一身之气的功能，故为"华盖"。在生理上，肺脏清虚而娇嫩，吸之则满，呼之则虚。在病理上，外感六淫之邪从皮毛、口鼻而入，常易犯肺而为病。其他脏腑发病亦常累及于肺，继而发病，故肺为娇脏；肺有喜润恶燥的特性。引起肺系病变的原因有外感六淫、内伤饮食、痰浊水饮停留、瘀血阻滞、痨瘵之虫侵袭、他脏病久累及等，引起肺失宣降、呼吸异常、通调失常，或因诸邪侵犯大肠，引起传导失常。肺失宣肃，肺气上逆故见咳嗽；肺、脾、肾三脏运化、输布水液功能失常，致痰浊阻肺或痰瘀互结于肺，肺气失宣降，则致喘病、哮病；肺热灼炼肺叶生疮，则成肺痈；肺叶痿弱不用日久，则致肺痿。肺与大肠相表里，夏秋之际，湿热邪气侵犯肠道，或素体阳热亢盛，嗜食辛辣厚味，或酗酒，或贪食生冷，或饮食不洁，致湿热秽浊之邪蕴结肠道；或寒邪直中大肠；或表证误下，伤及大肠，导致大肠气机阻滞，功能失调出现一系列传化失常的症状。肺系为病与多脏腑密切相关，其功能受损亦可导致多系统疾病，其涉及的病种相当广泛。由于肺系疾病主要包括肺、皮毛、鼻、咽喉、大肠等病变，因此，肺系疾病不仅包括现代医学中的呼吸系统疾病，如上呼吸道感染、肺炎、急慢性支气管炎、肺气肿、气胸、肺结核、肺癌等，还涵盖循环、泌尿、消化等系统及五官科、皮肤科的诸多疾病，如肺源性心脏病、肾病综合征、急慢性肠炎、鼻炎、扁桃体炎、风疹、瘾疹等。

二、王生义教授肺系病学术思想

（一）重视"三因制宜"

王老的学术思想形成，根植于临床实践与中医理论的指导，因而其学术思考及研究都是在中医的整体观念及辨证论治的思想体系下指导进行的。《灵枢经·邪客》云："人与天地相应。"自然环境的变化对人体具有重要的影响，天地之气、季节气候、地域方宜与人体的发病关系至为密切。天人相应的整体观念对中医肺系病的诊治尤为重要，如气候变化、地域变化与一些肺系疾病的发生发展有重要的关系。

1. 因时制宜，调整药性

《灵枢经·寒热病》中"春取络脉，夏取分腠，秋取气口，冬取经输，凡此四时，各以时为齐"，指出一日不同时间阳气的变化以及四季气血的变化。四时的交替、运气的更迁、日时的移易、朔望的变化，使自然界阴阳消长呈现出周期性变化。天人相应，人体气血的盛衰亦随之变化，体质必然受到这种周期变化的影响，疾病的特征也会随之变异。《黄帝内经》谓"必先岁气，无伐天和"，实际上是强调时气对体质施加的影响，其本质上仍是因时制宜。

《素问·八正神明论》强调治疗与四时的关系,"四时者,所以分春夏秋冬之气所在,以时调之也"。王老在临床上治疗患者时会按不同季节投药,根据《素问·六元正纪大论》制定了"用寒远寒,用凉远凉,用温远温,用热远热"的原则进行药物加减,如王老常强调春夏季节外感风寒,不宜过用辛温发散药物;秋冬季节,不宜过用寒凉药物,多加入滋阴润燥之品,如太子参、麦冬、沙参等;暑多兼湿,因此暑天治病要注意解暑化湿。对于一般肺系疾病,王老根据《素问·六元正纪大论》中"用寒远寒,用凉远凉,用温远温,用热远热,食宜同法",建议患者秋冬阴气充足时应该避免过用寒凉食物,春夏阳气旺盛时应避免过用温热食物。对于指导慢性反复发作,尤其是秋冬易频繁发作的肺系疾病患者,根据《素问·四气调神大论》"春夏养阳,秋冬养阴"进行保健养生指导,提示春夏季养阳,少食或禁食生冷之物,并在治疗中辨证加入些温阳之品。

2. 因地制宜,活用古方

由于人们生活在不同的地理环境之中,受地形地貌、水土性质、气候类型、饮食习惯、生活条件等复杂因素的影响,形成了不同的体质,因此在临证遣方用药时应因地制宜,制定不同的治疗措施和预防保健。《素问·异法方宜论》中"北方者……其地高陵居,风寒冰冽,其民乐野处而乳食,脏寒生满病",详细论述了北方人的生存条件、生活习惯、体质类型,以及惯用的治疗方法。内蒙古地域辽阔,跨越东北、华北、西北,总属北疆,地气干燥,人多食膏脂,体质刚劲壮实,且多嗜酒,久而蕴热为其主要特点,但结合现代人的生活方式,如嗜食冷饮、过度熬夜等,加之时代的进步、交通的发达、人员的流动,使地域与体质的关系更加复杂。临床中,王老结合内蒙古地域特点,指出此地刚燥,人皮肤坚硬,腠理闭实,感冒者多为内有郁热、外感邪气,在银翘散基础上加减自拟清热祛邪汤治疗,每有良效。药物组成:金银花、桔梗、竹叶、连翘、牛蒡子、荆芥、薄荷、芦根、黄芩、柴胡、板蓝根、山豆根、木蝴蝶、辛夷、甘草。银翘散在温病的风温初起、风热及温热病治疗中药效明显，被沿用至今。临床上较常应用其治疗的疾病有上呼吸道感染、咽喉炎、扁桃体炎、腮腺炎、麻疹、药疹、肺炎、水痘、猩红热、出血热等。现代药理研究证明，银翘散具有抗炎止痛、预防过敏以及杀灭细菌、抑制病毒等作用。金银花、连翘清热解毒，辛凉透表；柴胡、黄芩清郁热；薄荷、板蓝根清热解毒；牛蒡子、山豆根、木蝴蝶清热利咽；桔梗、竹叶、芦根主要用来退热、生津、止咳、止渴；辛夷通鼻窍；荆芥辛散表邪；甘草既有安中护胃之功，又可以调和诸药。

3. 因人制宜，遣方用药适当调整

因人制宜是指治病时不能孤立地看病证，必须看到患者的整体和个体差异，要根据患者体质特点的不同制定适宜的治疗措施。王老认为体质状态是临床辨证的基础，辨证时应考虑患者体质情况，在用药时做适当调整。如临床治疗肺部癌症患者，考虑患者体质以整体正气虚为主，以局部邪气实为具体表现，应以扶正祛邪为治疗原则，在扶助正气的基础上配伍软坚散结、活血化瘀药；治疗小儿肺系疾病时，常根据小儿"肝常有余、脾常不足"的体质特点，在辨证的基础上多配伍健脾消滞及息风药，如蝉衣、钩藤、僵蚕、地龙、神曲等；对于老人、虚人感冒，不可一味祛邪解表，而需多治以益气解表，如治疗年老患者肺热咳嗽，王老常用自拟方药，以益气滋阴、清肺解表为法，药物组成：太子参、沙参、甘草、炙枇杷叶、桑叶、黄芩、麦冬、款冬花、紫菀、芦根、浙贝母、海浮石、石膏、杏仁、木蝴蝶、陈皮、半夏、苏子、山豆根。王老根据老年人的体质特点拟此方，清肺泻热的同时顾护气阴，以免伤及正气，邪气更盛。因此临床治疗中应因人制宜，在正确辨证的同时，遣方用药要适当调整，每可收良效。

（二）重视临床辨证不拘形式

辨证论治的内容早在《黄帝内经》中即有论述，《素问·至真要大论》

中"谨守病机，各司其属"，即体现了在临证中进行辨证论治之意的实质。后世医家在《黄帝内经》的基础上，结合临床实践，对辨证论治有了诸多补充与发展。张仲景在《伤寒论》《金匮要略》中，极大地丰富了辨证论治的内容，虽未提及辨证论治的概念，但其中"知犯何逆，随证治之"反映了辨证论治的核心内涵。辨证论治是中医认识疾病和治疗疾病的基本原则，是中医学对疾病的一种特殊的研究处理方法。王老主张辨证不拘形式，根据具体情况将八纲辨证、六经辨证与脏腑辨证相结合，如咳嗽一病，分为外感咳嗽、内伤咳嗽，其中外感咳嗽，王老既从八纲辨证的角度，分为咳嗽风寒、咳嗽风热、咳嗽风湿、咳嗽夹暑、咳嗽风燥、虚人咳嗽，又从六经辨证角度，提出中寒咳嗽一证，这样有利于学习者打开临证辨证思路，更好指导选方用药。内伤咳嗽病机复杂，病因涉及多脏腑，王老在临床上根据脏腑五行生克之变辨证论治内伤咳嗽，认为脏腑功能受损或失调皆可导致肺气上逆而咳嗽。其中与肺脏关系密切的脏腑主要是肾、肝、脾。肾属水，为肝之母，肝属木，为肾之子，肝、肺二脏经络相连，其支脉，从肝穿横膈，注入肺。平素肾阴不足之人，水不生金，或水不涵木，复因肝气不舒，木郁化火，木旺侮肺金，肺脏功能失调，发为咳嗽。生痰标在于肺，本在于肾，治肺而不治肾，痰不能去之。《黄帝内经》曰："风雨寒热不得虚，邪不能独伤人。"脾阳气虚，生气无源而致肺气虚损，土不生金，肺虚而不能主持呼吸之职故发为咳嗽，临床辨证治疗时，应注重培土生金。肾为先天之本，藏真阴而寓元阳，为水火之宅，若肾阴亏虚，必致他脏阴液不足；肾阳衰退，他脏之阳气亦必不振。素体阳虚之人，不能推动痰的运行，导致痰停留体内过久化热，热则上逆故见咳嗽，此证当清热化痰，同时补阳气，消痰结。肝为风木之脏，主藏血，主疏泄，善条达，恶抑郁，肝经郁热日久或是肝郁化火，耗伤肝经阴血，肝阳偏亢，影响肺脏宣发肃降功能发为咳嗽，故治疗时应注重佐金平木。咳嗽在辨证时应注重脏腑间关系，培土生金、金水相生等诸法常可同用。用药方面注重脏腑生克乘侮，这些经验理论都值得我们学习研究。

（三）重视脾胃与肾在肺系病证中的重要性

王老在长期的临床实践中，总结出一些慢性肺系疾病的特点，认为其根本多为本虚标实。从脏腑病机角度看，慢性肺系疾病的病机与肺、脾、胃、肾关系最为密切，并提出补土生金、调补脾肾的治疗原则。如哮喘缓解期当以扶正为主，可辨证采用香砂六君子汤以补土生金，以实脾饮、附子理中汤固肾补脾，正元丹补脾益肺，且治疗方药总宜清淡，不宜塞补，以免壅滞脾胃，妨碍运化，发生水肿。如肺痈恢复期，肺体组织未全恢复，当采用养阴清燥、养胃滋肺、补土生金之法以扶其正。如肺痿一病，善后多学肺痈后期之食疗法及各个君子汤、参苓白术散等法以补土生金，或养胃滋肺，或温胃益肺，"以气源于胃，血本于脾，气血复而津液润，阴阳合而营卫调，其痿自愈"。又如肺胀，虚证时需考虑是肺肾气虚还是肾不纳气，临床结合患者证候，综合分析，或以参蛤散补益肺肾，或以右归丸温肾纳气。王老在加减用药时常根据舌苔的薄厚来观察疾病的转归、调整用药。

（宋雪萍　李晓丽整理）

三、临证医案

（一）咳嗽

1. 疏风散寒，宣肺止咳治疗咳嗽（上呼吸道感染）

郭某，女，56岁，农民，呼和浩特市玉泉区。初诊日期：2018年3月23日。

主　　诉：咳嗽6天。

初　　诊：患者自述6天前外出感受风寒后出现恶寒、发热，自测体温38.8℃，自行服用对乙酰氨基酚片，服用3次药物后汗出热退，但仍恶寒、身痛、咳嗽，咯痰，遂就诊于王老门诊。既往体健。刻下症：阵发性咳嗽，声高，咽痒即咳，咳时不爽，痰少而黏，恶寒，发热不显，口干，鼻流清涕。舌淡、苔薄白，脉浮紧。

中医诊断：咳嗽

     风寒袭肺证

西医诊断：上呼吸道感染

治 法：疏风散寒，宣肺止咳

方 药：加味三拗汤

处 方：炙麻黄12 g，杏仁12 g，甘草5 g，桔梗12 g，连翘12 g，芦根15 g，桑叶12 g，桑皮12 g，款冬花12 g，紫菀15 g，陈皮12 g，半夏12 g，百部14 g，紫苏子12 g。7剂，水煎，日1剂，早晚温服。

按：肺主气，司呼吸，上连气道、喉咙，开窍于鼻，外合皮毛，内为五脏华盖，其气贯百脉而通他脏，不耐寒热，称为"娇脏"。患者感受风寒，侵袭肺卫，肺气不宣，王老认为本病的病机归为"邪困肺经"，以咽部作痒为特点，《外科正宗》谓"无风不作痒"，故该邪主要为风邪。《医旨绪余》谓"喉主出纳……喉咙通于肺……"，病位不在喉，实在肺。失治为疾病发作的主要原因，《证治汇补·咳嗽门》云："外感风寒，概应温散，不知久则传里，变为郁咳。"在疾病发病前常有外感病史，多在外感疾病发生初期，未予重视拖延诊治，或因期自愈未予治疗，后唯留咳嗽时作时休，此乃失治。患者外感后误治，现咳嗽、咽痒、鼻塞，寒邪郁闭肺气，肺不布津，聚液成痰，故痰清稀色白、流清涕；风寒外束，卫阳被遏，故见恶寒，结合舌脉考虑风寒袭肺。王老认为外发咳嗽，体内必有郁热之根，外击内攻则鸣。方选三拗汤为主方，意在宣肺散寒、祛外邪。炙麻黄为主药，入肺经，发汗解表、宣肺止咳，《本草通玄》中记载麻黄"轻可去实，为发表第一药"；连翘、桑叶、桑皮、桔梗以解表清里、清内邪；款冬花、紫菀、百部以温润降逆；陈皮、半夏、苏子以燥湿化痰。全方兼顾内外，外疏风散寒，内宣肺化痰止咳，共清内外之邪。患者服药后病愈，无咳嗽、咯痰症状。

（宋雪萍 史圣华整理）

2. 疏风清热，宣肺止咳治疗咳嗽（上呼吸道感染）

郭某，女，50岁，职工，内蒙古呼和浩特市赛罕区金桥。初诊日期：2017年11月26日。

主　　诉：咳嗽咯痰3周余。

初　　诊：患者3周前着凉后出现发热、头痛、咳嗽、咯痰、咽痛，自行服用中成药（具体叙述不详）治疗后发热、头痛症状缓解，仍咳嗽，咳吐黄痰，咽喉不利、异物感，声音沙哑，遂就诊于王老门诊。既往体健。查体：形体肥胖，咽喉壁充血，有淋巴滤泡；心肺（-）。刻下症：咳嗽，咯痰，痰色黄、质黏稠、量少、不易咳出，咽喉不利、异物感，口干咽干，声音沙哑，鼻塞流涕，欲饮水，二便调，纳寐可。舌红、苔黄腻，脉浮数。

中医诊断：咳嗽

　　　　　　风热犯肺证

西医诊断：上呼吸道感染

治　　法：疏风清热，宣肺止咳

方　　药：银翘散加减

处　　方：金银花12 g，连翘12 g，橘红12 g，山豆根12 g，辛夷9 g，苍耳子9 g，黄芩12 g，竹叶12 g，陈皮15 g，苦参12 g，款冬花12 g，海浮石15 g，浙贝母12 g，杏仁12 g。7剂，水煎，日1剂，早晚温服。

二　　诊（2017年12月4日）：患者服药4剂后咳嗽咯痰、鼻塞流涕的症状明显缓解，服药7剂后仍觉咽喉不利、异物感，口干咽干。诊查：咽喉壁轻度充血，有少量淋巴滤泡；心肺（-）。舌红、舌体胖大、舌边齿痕，苔黄腻，脉滑。上方去辛夷、苍耳子、苦参、海浮石、浙贝母、橘红，加半夏9 g、厚朴10 g、紫苏子10 g、牛蒡子10 g。7剂，水煎，日1剂，早晚温服。

按：患者外感风热之邪后出现发热、头痛、咳嗽咯痰、咽痛等症状，服中成药后诸症减，但留咳嗽、咯痰，王老考虑为外感之邪未清，余邪入里蕴肺，肺气壅遏不畅，热蒸液聚为痰，治疗应以清余邪为主。全方辛凉与辛温相结合，金银花、连翘均可清热解毒，其中金银花可以透表祛邪，因其有芳香之气，芳香可辟秽；连翘凉而能透，可清透膈上之热。文献记载金银花是抗流感中药复方中常见的组分，其富含多糖和有机酸。金银花中的绿原酸类化合物如新绿原酸、隐绿原酸等对神经氨酸酶活性有明显的抑制作用，金银花中的多糖可增强机体免疫功能；辛夷、苍耳子二药辛温散寒，通鼻窍，辛凉为主，辛温为辅，增加辛凉祛邪之效；黄芩主入肺经，善清肺热，善治肺热壅遏所致的咳嗽痰稠。现代药理研究表明，黄芩的主要药效成分为黄酮类化合物，包括黄芩素、黄芩苷、汉黄芩苷等，其中黄芩苷对部分病毒株具有抑制作用，通过抑制信号通路的激活，从而缓解感染病毒的炎症表现；竹叶轻清，兼能凉散上焦风热，与黄芩两药相合，同清上焦之热；橘红、陈皮、海浮石、浙贝母理气清肺、燥湿化痰；款冬花、杏仁润肺下气、止咳化痰；山豆根清肺热、利咽喉。

患者服药后外邪退，故咳嗽咯痰、鼻塞流涕症状缓解，原方去辛夷、苍耳子、苦参、海浮石、浙贝母、橘红。服药后自觉咽喉不利、异物感，口干咽干，患者形体偏胖，平素嗜食肥甘厚腻，考虑痰湿蕴结体内，痰气互结，胶阻于咽喉，故见咽喉不利、异物感，故再加半夏 9 g、厚朴 10 g、紫苏子 10 g、牛蒡子 10 g，以散痰气、利咽喉。患者服药后咽喉不利症状有所缓解，嘱其继服上方。

（宋雪萍　莫日根整理）

3. 疏风清热，宣肺止咳治疗咳嗽（慢性咽炎）

高某，男，29 岁，职员，呼和浩特市清水河县。初诊日期：2018 年 10 月 16 日。

主　　诉：咳嗽、咳痰伴咽痒 3 年余，加重 5 天。

初　　诊：患者自诉 3 年前感冒后出现咽痒，干咳少痰，每因外感、食用辛辣后上述症状加重，均自行服用甘草片、止咳平喘胶囊等中成药治疗，可缓解。5天前食用辛辣火锅后上述症状加重，服用上述药物未见明显改善，现为系统治疗求治于王老处。既往吸烟史10余年，现1天1包，未戒烟。查体：咽红，咽部肿大。刻下症：干咳少痰，咽痒，纳寐可，二便调。舌红、苔白，脉浮数。

西医诊断： 慢性咽炎

中医诊断： 咳嗽

　　　　　　风热上扰证

治　　法： 疏风清热，宣肺止咳

方　　药： 桑菊饮加减

处　　方： 桑叶12 g，菊花10 g，杏仁10 g，连翘10 g，芦根10 g，桔梗10 g，薄荷10 g，黄芩10 g，山豆根10 g，木蝴蝶10 g，薏苡仁15 g，辛夷9 g，苍耳子9 g，甘草5 g，陈皮10 g，7剂，水煎，日1剂，早晚分温服。

按： 咽喉是人体呼吸系统的重要组成部分，与肺相通，外邪会经咽喉进入肺部，导致邪气郁闭，肺失宣降，从而引发咳嗽。外感风热咳嗽是内科常见病证，中医认为外感风热咳嗽是因"风热"外邪袭肺造成肺气壅遏而成，病机主要为"邪实"，桑菊饮具有祛风清热、宣肺止咳的功效。方中桑叶甘苦性凉，疏散上焦风热，且善走肺络，能清宣肺热而止咳嗽，菊花辛甘性寒，疏散风热，清利头目而肃肺，二药轻清灵动，直走上焦，协同为用，以疏散肺中风热；薄荷辛凉，疏散风热；杏仁苦降，肃降肺气，桔梗辛散，开宣肺气，一宣一降，以复肺脏宣降功能而止咳，是宣降肺气的常用组合；连翘透邪解表；芦根清热生津；黄芩清热解毒；山豆根清热解毒、消肿利咽；木蝴蝶清肺利咽；薏苡仁清热；辛夷祛风散寒、温肺通窍，佐寒凉药物；陈皮理气。本方从"辛凉微苦"立法，一以轻清宣散之品，疏散风热以清头目；一以苦辛宣降之品，理气肃肺以止咳。全方共奏疏风清热、宣肺止嗽之功。患者服药后咳嗽、咽痒症状缓解。

（宋雪萍　孙博整理）

4. 益气养阴，清肺润燥治疗咳嗽（慢性咽炎）

孙某，女，39岁，个体，呼和浩特市玉泉区。初诊日期：2019年6月23日。

主　　诉：咳嗽咯痰1年余，加重3天。

初　　诊：患者1年前外感后出现鼻塞、头痛、身热等症状，自行服用感冒药物后，鼻塞、头痛、身热症状缓解，但诉咳嗽咯痰，痰量少、色白、质黏稠，痰中偶有血丝，伴喉痒、咽喉干痛，自诉曾短期服用快克胶囊（剂量不详）可轻度缓解，后未予重视，未到医院诊治。其后患者每因天气变化、季节交替时而再发或加重，曾多次就诊于私人诊所，不规律服用抗生素。3天前因天气变化，加之过食辛辣后症状加重，故求治于王老。既往无支气管炎、肺气肿、慢阻肺等疾病。查体：咽喉壁潮红，双肺听诊呼吸音清，未闻及干、湿啰音。行胸部正侧位片未见明显异常，喉镜示慢性咽炎。刻下症：咳嗽，午后加重，咯痰，痰量少、色黄白、质黏稠，咽喉痒、干、痛，便稍干，小便黄，纳食可，夜寐安。舌质红、苔薄黄、干而少津，脉细数。

中医诊断：咳嗽

　　　　　　燥邪伤肺、气阴两亏证

西医诊断：慢性咽炎

治　　法：益气养阴，清肺润燥

方　　药：自拟沙参芦根止咳汤加减

处　　方：沙参15 g，炙甘草15 g，枇杷叶12 g，桑叶12 g，黄芪10 g，生石膏12 g，苦杏仁12 g，麦冬12 g，款冬花12 g，紫菀12 g，浙贝母12 g，芦根12 g，生地黄15 g，陈皮12 g，山豆根10 g，炙麻黄10 g。7剂，水煎，日1剂，早晚温服。

二　　诊（2019年7月7日）：自诉服用方药7剂后，咳嗽咯痰有所缓解，仍觉痰黏稠，咽喉痒、干、痛，便稍干，因家中有事，未到医院就诊，自行到私人诊所，原方再次服用5剂，自觉未见明显缓解，遂于今日就诊。

现自觉燥热，不喜衣被，咽干咽痛，声音嘶哑，说话刺激后咳嗽，少量黏稠黄痰，大便干燥。查体：咽后壁潮红。舌红、少苔，脉细数。上方去黄芪、款冬花、紫菀、浙贝母，加玄参 12 g、知母 15 g、栀子 10 g。7 剂，水煎，日 1 剂，早晚温服。

三　诊（2019 年 7 月 15 日）：患者服药后燥热缓解，咽干痒，无咽痛，偶有咳嗽咯痰，乏力，纳差，二便调。查体：咽后壁轻度潮红。舌红、苔白，脉细。上方去知母、石膏、栀子、芦根、山豆根，加党参 15 g、山药 10 g。7 剂，水煎，日 1 剂，早晚温服。

按：《医学心悟》谓"肺体属金，譬若钟然，钟非叩不鸣，风寒暑湿燥火，六淫之邪，自外击之则鸣；劳欲情志，饮食炙煿之火，自内攻之则亦鸣"，可见在中医学中将咳嗽分为外感、内伤。患者先外感风燥之邪，犯及肺脏，燥邪灼津生痰，肺气阴伤而咳嗽，后饮食辛辣，内火而生，外击内攻，导致咳嗽加重，因此治疗不可单纯祛风润燥或益气养阴，应内外兼顾，整体施治。清燥救肺汤为清代名医喻佳言治疗燥热伤肺重症的代表方，治疗外感燥火伤肺，全方以清肺润燥为主，以祛邪化痰为辅。该方重用霜桑叶为君药，清透肺金燥热；臣以生石膏辛甘而寒，清泻肺热；麦冬养阴润肺；党参益气生津；炙甘草培土生金；苦杏仁、枇杷叶苦降肺气而止咳；阿胶、麦冬养阴润肺。全方轻宣清透合以凉润。针对本案，王老在清燥救肺汤的基础上加减，其中沙参、桑叶为主药，桑叶疏风解表，沙参养阴清肺；麦冬、石膏以清热滋阴润肺，与桑叶、沙参相配，增清肺燥、养气阴之效。石膏虽沉但用量不及桑叶，不碍桑叶轻宣，麦冬滋润但不碍桑叶之外散，宣中有清，清中有润。"损其肺者，益其气"，土为金之母，故用人参益气生津，合甘草以培土生金；《素问·脏气法时论》曰"肺苦气上逆，急食苦以泻之"，故用杏仁、枇杷叶苦降肺气。黄芪、生地黄、芦根益气生津、养阴润肺；麻黄可疏解外邪，更可宣肺气止咳。紫菀、款冬花、陈皮、浙贝母润肺化痰止咳。全方宣、清、润三法并用，气阴双补，且宣散不耗气，清热不伤中，滋润不腻膈。

二诊时患者因私事未复诊，自行加服 5 剂，服用后咳嗽咯痰症状缓解，去原方中的款冬花、紫菀、浙贝母、黄芪，自觉燥热，咽干，大便干燥，考虑余邪未清，由表及里，燥热伤阴，加玄参、知母、栀子以增加清燥养阴、宣透润肺之功。

三诊时患者服药后燥热缓解，咽干痒，无咽痛，偶有咳嗽咯痰，但述乏力纳差，二便调。查体提示咽后壁轻度潮红，舌红、苔白，脉细。考虑邪去正亏，故上方去知母、石膏、栀子、芦根、山豆根，加党参15 g、山药10 g，以益气补正顾本。

服药后患者未再复诊，数月后带其母亲就诊于王老处时自述服药后身体舒畅，但仍说话、闻刺激性气体后咽痒、干咳，持续时间较短，可自行减轻。

（宋雪萍　李晓丽整理）

5. 补肺滋阴，清热化痰治疗咳嗽（慢性支气管炎急性发作）

郭某，女，56岁，职员，呼和浩特市玉泉区。初诊日期：2017年12月29日。

主　　诉：咳嗽反复发作40年余，加重1周。

初　　诊：患者40余年前冬季受凉后咳嗽咯痰，自行服用西药、中成药，症状可缓解，但仍夜间咳嗽较重，自诉天气转暖后，症状可自行缓解。每年冬季发作1～2次，就诊于多家医院，行胸片提示肺纹理增粗，诊断为慢性支气管炎，间断服用抗生素、化痰剂及中成药、中药治疗，服药后症状可减轻。近2年，每逢冬天发病次数增多，大概2～3次，每次持续时间较长，偶有胸闷喘息，社区医院间断抗生素治疗，缠绵不愈。患者自发病以来无喘憋、水肿、活动受限。1周前因天气转凉，着衣较少后咳嗽再次发作，自行服用中成药（具体不详），症状未见缓解，遂来王老处就诊。既往体健。查体：心脏听诊（－），肺部听诊可闻及双肺呼吸音粗。辅助检查：胸部X线示肺纹理增粗。肺功能未见明显异常。刻下症：咳嗽，咳痰量少、色白、不易咳出，口干，乏力，偶有胸闷气短。舌红、苔白，脉细数。

西医诊断：慢性支气管炎急性发作

中医诊断：咳嗽

气阴两虚兼痰热蕴肺证

治　　法：补肺滋阴，清热化痰

方　　药：自拟沙参芦根止咳汤加减

处　　方：沙参15 g，枇杷叶12 g，生石膏12 g，杏仁12 g，麦冬15 g，款冬花15 g，紫菀15 g，黄芩10 g，海浮石10 g，桑叶12 g，秦皮12 g，芦根15 g，山豆根12 g，木蝴蝶12 g，浙贝母12 g，紫苏子10 g，半夏12 g，陈皮12 g，甘草5 g。7剂，水煎，日1剂，早晚温服。

二　　诊（2018年1月6日）：咳嗽咯痰略减轻，但仍觉胸闷，气短，舌淡红、苔白，脉沉滑。上方去枇杷叶、石膏、黄芩，加瓜蒌15 g、射干10 g、麻黄10 g。7剂，水煎，日1剂，早晚温服。

三　　诊（2018年1月13日）：咳嗽、胸闷减轻，舌脉同前。上方继服7剂，水煎，日1剂，早晚温服。

按：慢性支气管炎急性发作是威胁人类健康的常见临床疾病，引发疾病的病因有身体免疫力低下、空气污染、吸烟、感染等，加之全球气温变暖、生态平衡的破坏，使得我国各地区常出现雾霾天气，雾霾中所含物质易引发人体上呼吸道感染，使慢性支气管炎患者急性发作的概率增加。此外，慢性支气管炎病程长，易反复发作，若未得到及时治疗，会引发多种并发症，给患者身心及生活质量造成极大影响。慢性支气管炎会使气管、支气管黏膜及周围组织产生非特异性炎症，临床症状多以慢性咳嗽、咳痰、喘息反复发作的慢性过程为主，根据疾病发展过程可分为急性发作期、慢性发作期以及临床缓解期。慢性支气管炎患者每年会发生1~4次的急性发作，临床表现以咳痰、痰量增多、咳嗽为主，影响患者生活质量。慢性支气管炎属于中医"咳嗽""喘证"等范畴，起病之初以外感实邪为主；病久则正虚邪恋，反复难愈。临床慢性支气管炎急性发作多选择西医进行治疗，西医治疗虽有一定疗效，但病情易反复。患者咳嗽已多年，常咳吐黄色黏稠痰液，痰湿蕴热于内，储于肺内，致肺气壅遏，故咳嗽、咳痰；久咳致肺气虚，肺主皮毛，皮毛失固，腠理开，外邪易侵，外邪引痰湿热内邪，内外邪相合，导致疾病反复发作，缠绵难愈。结合本病虚实夹杂的病机特点，全方用药扶正祛邪相结合，沙参、麦冬滋肺阴、益肺气以复肺气充足，外固皮毛，内通畅气机；枇杷叶、生石膏、黄芩、桑叶以清上、中焦之实热；款冬花、紫菀、杏仁升降气机之药同用以调畅气机、宣肺止咳、宽胸平喘；芦根、浙贝母、苏子、半夏、陈皮、海浮石以理气清肺、健脾化痰湿。

二诊时患者咳嗽、咯痰症状减轻，仍觉胸闷，结合患者舌脉，考虑内热渐消，但外邪未消，固束于外，痰湿内壅于肺，故见胸闷气短，全方去枇杷叶、石膏、黄芩等清热之药，加瓜蒌、射干、麻黄以理气宽胸、宣肺祛痰、下气止咳。

三诊时患者服用药物后症状缓解，未见明显不适，嘱其继续守方服用，症状完全缓解后停药。

（宋雪萍　史圣华整理）

（二）肺胀

1. 清热宣肺，化痰止咳，宽胸平喘治疗肺胀（慢性阻塞性肺疾病）

宋某，女，68岁，退休人员，呼和浩特市赛罕区东街。初诊日期：2018年1月7日。

主　　诉：反复咳嗽咯痰7年，伴胸闷喘息2年，再发3天。

初　　诊：患者长期吸烟，7年前冬季外感后出现反复咳嗽咯痰，痰多色黄，就诊于多家诊所及医院，胸部X片提示慢性支气管炎。间断服用化痰、止咳药物，病情时轻时重。患者每年冬季加重，夏季缓解。两年前外感后咳嗽咯痰再发，并伴有胸闷喘息，活动后加重，曾住院治疗，行肺部CT提示慢性支气管炎、肺气肿、肺部慢性炎症，行肺功能检查提示：中度肺阻塞，诊断为慢性阻塞性肺疾病急性发作期。经抗感染、茶碱类药物治疗后，症状好转。其后患者每年冬季发病2~3次，均需住院治疗，间断服用抗生素、茶碱类药物。3 天前患者外出，穿衣较少，咳嗽咯痰、胸闷喘息再次发作，求治于王老门诊。既往无特殊。诊查：双肺听诊呼吸音粗，右下肺可闻及少量干、湿啰音。刻下症：咳嗽咯痰，痰量多、色黄、质黏稠、不易咳出，胸闷喘息，活动后加重，口干咽干，心烦，喜饮水，小便可，大便偏干，纳寐可。舌红、苔黄，脉滑数。

中医诊断：肺胀

     痰热蕴肺证

西医诊断：慢性阻塞性肺疾病

方   药：麻杏石甘汤加减

治   法：清热宣肺，化痰止咳，宽胸平喘

处   方：炙麻黄 10 g，杏仁 12 g，生石膏 12 g，甘草 5 g，射干 10 g，浙贝母 15 g，半夏 12 g，陈皮 12 g，瓜蒌 15 g，芦根 12 g，款冬花 15 g，桔梗 10 g，连翘 15 g，黄芩 10 g，海浮石 20 g，生地黄 15 g，山豆根 10 g，木蝴蝶 10 g，白芍 15 g。7 剂，水煎，日 1 剂，早晚温服。

  二   诊（2018 年 1 月 15 日）：胸闷喘憋缓解，咳嗽咯痰略减轻，痰量多、色白、质黏稠、不易咳出，口干咽痒，心烦缓解，喜饮水，小便可，大便调，纳寐可。处方：炙麻黄 10 g，杏仁 12 g，生石膏 12 g，甘草 5 g，射干 10 g，浙贝母 15 g，半夏 12 g，陈皮 12 g，瓜蒌 15 g，芦根 12 g，款冬花 15 g，桔梗 10 g，连翘 15 g，黄芩 10 g，海浮石 20 g，干姜 6 g，全蝎 6 g。7 剂，水煎，日 1 剂，早晚温服。

  三   诊（2018 年 1 月 22 日）：药后咳嗽减轻，晨起咳嗽明显，大量黄白色黏痰，呈拉丝状，口唇干燥饮水可缓解，活动后胸闷。舌暗红、苔黄腻，脉弦细数。处方：炙麻黄 10 g，杏仁 12 g，半夏 12 g，甘草 5 g，葶苈子 10 g，蝉蜕 10 g，全蝎 6 g，陈皮 12 g，黄芩 15 g，芦根 12 g，款冬花 15 g，枳壳 10 g。7 剂，水煎，日 1 剂，早晚温服。

  四   诊（2018 年 1 月 30 日）：患者服药后咳嗽明显减少，活动后微咳，痰量减少，少量白色痰，口肝咽痒缓解，二便调，纳寐可。舌淡暗、苔

黄腻，脉弦细。处方：党参 20 g，麦冬 15 g，五味子 10 g，桂枝 10 g，白术 15 g，半夏 10 g，陈皮 10 g，干姜 6 g，细辛 3 g，紫苏子 15 g，葶苈子 15 g，蝉蜕 10 g，全蝎 6 g，红景天 15 g，枳壳 15 g，桔梗 10 g，生甘草 6 g。14 剂，水煎，日 1 剂，早晚温服。上方随症加减 1 个月后，电话随访，仅活动后轻微咳嗽、气喘，无明显不适。嘱患者适当锻炼，注意气候变化，根据病情复诊，建议三伏天可贴三伏贴，以减少冬季急性发作次数。

按：慢性阻塞性肺疾病是一种以持续的呼吸道症状和气流受限为特征的，可以预防和治疗的呼吸系统慢性疾病，其气流受限进行性加重，与吸烟、粉尘接触、环境污染、宿主因素密切相关。慢性阻塞性肺疾病患者由于全身炎症反应，较难控制的临床症状以及需要长期用药，可导致多种慢性疾病，如心血管疾病、代谢综合征、骨质疏松症、焦虑抑郁、肺癌等，严重影响人们的健康。慢性阻塞性肺疾病是全球四大死亡原因之一，感染、环境等因素是导致本病急性加重的重要原因，每一次急性加重都会造成肺功能的一次损伤。控制临床症状、减少急性加重次数、提高患者生存质量是医学界共同的目标，戒烟、支气管扩张剂、激素、祛痰剂、氧疗、肺康复是重要的治疗措施。慢性阻塞性肺疾病属于中医学"肺胀""喘证"的范畴，为多种肺系疾病迁延、反复不愈发展而成，以咳、痰、喘为主要临床表现。王老认为其病机为痰饮壅肺，痰饮化热，瘀阻脉络，最终致正气不足，气阴两虚。患者为老年女性，长期吸烟，损及肺脏，肺失宣发肃降，津液输布失常，内蕴成痰，郁滞于肺，肺气不畅，肺气上逆，故见咳嗽；子病及母，脾胃功能受损，水谷精微不归正化，痰湿内生，郁久化热，痰热壅肺，故久嗽黄痰；痰热壅于胸中，气机不畅，故而胸闷喘息；久病不愈，致肺气虚，无以固护肌表，外邪易侵，故疾病反复发作。此次患者再次外感，外邪束表，卫气被郁，郁而化热入里，致疾病再发，治当先以祛邪宣肺、化痰止咳、宽胸平喘为主，故选麻杏石甘汤加减以解表清里。麻黄配石膏，麻黄辛温，石膏辛寒，麻黄以宣肺为主，石膏以清肺为主，均能透邪外出，既能消除外邪，又调理肺的宣发功能；杏仁味苦，降利肺气而平喘，加芦根、黄芩、浙贝母、射干、半夏以清热化痰，加瓜蒌、桔梗、陈皮以宽胸理气。二诊时患者胸闷喘憋缓解，咳嗽咯痰略减轻，仍觉口干咽痒，喜饮水，考虑余邪未清，里邪犹在，故继续以麻杏石甘汤清解表里，并加蝉蜕、全蝎等虫类药以加强搜风祛邪之功。现代药理研究，全蝎可以改善慢性气道炎症，并且具有一定的体外抗菌活性；蝉蜕可以通过调节白细胞含量、缓解慢性炎症及微观血瘀状态达到祛痰解痉、镇咳平喘的作用，具有一定的抗感染、抗氧化活性的作用。三诊时患者咳嗽明显好转，痰液的色、质表现出明显的痰热证，痰液大量咳出从一方面反映了毒邪外出，痰出则咳减，此时以化痰祛痰、降气清热为主，故以麻杏二三汤化裁，旨在降气化痰、止咳平喘，黄芩加强清热之功。四诊时患者诸症减轻，胸闷气短、汗出等虚象明显，应兼顾脾胃，运脾化痰，平和调理。

（宋雪萍　李凯整理）

（三）肺痿

1. 清燥润肺，养阴益胃治疗肺痿（肺小细胞癌）

闫某，女，农民，48岁，呼和浩特市赛罕区。初诊日期：2018年4月20日。

主　　诉：反复咳嗽咯痰1年余，加重1月余。

初　　诊：患者于1年前体检时发现肺癌，化疗后咳嗽、咯痰，夜间较重，曾自行服用化痰止咳中成药，症状可轻度缓解，其后反复咳嗽、吐白色泡沫痰，时轻时重。1个月前无明显诱因症状加重，遂求治于王老处。诊查：肺部听诊呼吸音粗，右下肺呼吸音弱，右下肺底可闻及湿啰音。胸腹部CT示：肺小细胞癌，肝转移。刻下症：咳嗽、气喘、胸闷、咳吐白沫痰，乏力汗出，动则气喘加重，口干，手脚心热，大便干。舌红、苔薄黄，脉弦细数。

中医诊断：肺痿

肺胃阴虚证

西医诊断：1. 肺小细胞癌 2. 肝转移

治　　法：清燥润肺，养阴益胃

方　　药：麦门冬汤合清燥救肺汤加减

处　　方：麦冬15 g，半夏9 g，沙参15 g，太子参12 g，甘草10 g，大枣12 g，桑叶12 g，火麻仁20 g，杏仁12 g，黄芩5 g，浙贝母15 g，芦根15 g，海浮石15 g，款冬花12 g，紫菀12 g，当归15 g，厚朴10 g，知母10 g，大黄^{后下}6 g。7剂，水煎，日1剂，早晚饭后分服。

二　　诊（2018年4月28日）：药后诸症减轻，仍咳嗽、咳吐白沫痰，气喘、胸闷、乏力汗出，动则气喘加重，口干咽痒，手脚心热缓解，二便调，纳寐可。舌红、苔少，脉弦细数。处方：麦冬15 g，半夏9 g，沙参15 g，太子参12 g，甘草10 g，大枣12 g，桑叶12 g，火麻仁20 g，杏仁12 g，黄芩5 g，浙贝母15 g，芦根15 g，款冬花12 g，紫菀12 g，当归15 g，知母10 g，白僵蚕10 g，蝉蜕10 g。7剂，水煎，日1剂，早晚饭后分服。

三　　诊（2018年5月15日）：患者服药7剂后症状有所缓解，因需外院行化疗，故停药3天，后又咳嗽、喘息，自行服用上方5剂，服用后咳嗽、咳吐白沫痰缓解，仍觉气喘、胸闷、乏力汗出，动则气喘加重，夜尿频，纳寐可。舌淡红、苔白，脉弦细。处方：麦冬15 g，半夏9 g，沙参15 g，甘草10 g，大枣12 g，桑叶12 g，杏仁12 g，黄芩5 g，浙贝母15 g，党参10 g，茯苓15 g，五味子15 g，补骨脂10 g。10剂，水煎，日1剂，早晚饭后分服。

四　　诊（2018年5月27日）：患者服药后咳喘缓解，活动后乏力、汗出，舌淡红、苔白，脉弦细。处方：麦冬15 g，半夏9 g，沙参15 g，甘草10 g，大枣10 g，桑叶12 g，杏仁12 g，黄芪15 g，浙贝母15 g，党参10 g，茯苓15 g，五味子15 g，补骨脂10 g。7剂，水煎，日1剂，早晚饭后分服。患者服用后症状明显缓解，继服10剂，嘱其避风寒、防感染、畅情志，积极控制原发疾病，根据病情复诊。

按：肺痿系咳喘日久不愈，肺气受损，津液耗伤，肺叶痿弱，临床表现主要以气虚、咳吐浊唾涎沫、反复发作为特点。王老认为本病多发生于慢性肺系疾病久治不愈以后,病理因素以肺燥伤津为主。《外台秘要·肺痿》引《千金》:"其人病咳,口中反有浊唾涎沫何也?师曰:此为肺痿之病,肺痿之病,何以得之?师曰:病热在上焦,咽咳而肺痿。"提示肺之燥热,多发于他病之后,如痰热久嗽,热灼肺阴;或肺痨久嗽,痨热熏肺,灼伤肺阴;或热病之后,邪热耗津,津液大亏,肺失濡养;或肺痈日久,余毒未消,正气虚损,灼伤肺阳;或得恶病,长期汗、吐、下、攻致津液大伤。上述原因可直接或间接损伤肺胃之阴,胃津不能上输,津伤肺失濡养,则上焦生热,以致肺燥津枯,燥热日益耗阴,其阴难复,肺失清肃,宣降失司,津液不布,则咳而吐痰沫,虚热肺痿乃成。临床上王老治疗肺痿主要以生胃津、润肺燥、补肺气为法,辅以清肺热,以复肺之清肃。王老认为"诸气膹郁,皆属于肺;诸痿喘呕,皆属于上",临床上选用清燥救肺汤和麦门冬汤加减治疗肺痿,取得良好疗效。患者为肺癌肝转移,行放化疗治疗,长期攻伐机体正气及津液,导致肺胃津伤,肺胃功能失常,久之肺痿咳嗽,吐白泡沫痰,治以清燥热、补益脾胃为要。中焦胃叶津伤,水谷腐熟之功受损,气血生化乏源,有胃气则生,无胃气则败,胃气者,肺之母气也。"大逆上气,咽喉不利,止逆下气者,麦门冬汤主之",麦门冬汤清养肺胃,下逆降气,清燥救肺汤祛邪清燥润肺。方中加芦根、海浮石、款冬花、紫菀以降气止咳、化痰平喘;当归、厚朴、大黄以润肠道、通腹气、调畅气机。二诊时患者服用后,肺胃阴伤症状稍缓解,但风燥症状明显,加白僵蚕、蝉蜕以搜风祛邪;三、四诊时患者邪去,肺胃肾亏虚症状明显,在滋补肺胃基础上加黄芪、党参、茯苓、五味子、补骨脂以补肾纳气,以固根本,增强机体抵抗力,提高免疫机能,以取远期疗效。

(宋雪萍　史圣华整理)

(四)感冒

1. 辛凉透表,清热解毒治疗感冒(上呼吸道感染)

邓某,女,56岁,职员,呼和浩特市赛罕区。初诊日期:2018年3月

25日。

主　　诉：发热、咽痛2天。

初　　诊：患者2天前淋雨后出现发热，自测体温39.0℃，伴咽喉肿痛，自行服用对乙酰氨基酚片及中成药（具体叙述不详），症状未见缓解，遂就诊于王老门诊。诊查：扁桃体Ⅱ度肿大，咽部充血。心肺听诊（-）。舌质红、苔薄黄腻，脉浮数。辅助检查：胸片未见异常。刻下症：发热，微恶风，汗出，咽痛，口干，尿黄，心烦，纳差，大便可。

中医诊断：感冒

　　　　　　风热犯肺证

西医诊断：上呼吸道感染

治　　法：辛凉透表，清热解毒

方　　药：银翘散加减

处　　方：金银花15 g，连翘15 g，荆芥10 g，牛蒡子10 g，薄荷12 g，芦根15 g，桑叶12 g，菊花12 g，甘草5 g，板蓝根15 g，大青叶12 g，柴胡15 g，茯苓10 g，大枣5 g，山豆根10 g。3剂，水煎，日1剂，早晚饭后分服。

二　　诊（2018年3月31日）：上症已无，嘱患者多饮水，避风寒，饮食清淡。

按：《诸病源候论·风热候》中"风热病者，风热之气先从皮毛入于肺也。肺为五脏上盖，候身之皮毛。若肤腠虚，则风热之气先伤皮毛，乃入肺也。其状，使人恶风寒战，目欲脱，涕唾出。候之三日内及五日内，目不精明者是也。七八日，微有青黄脓涕，如弹丸大，从口鼻内出，为善也。若不出，则伤肺，变咳嗽唾脓血也"，就提出了风热病邪可引起感冒，并较准确地描述了其临床证候。感冒之人，外因感触风邪，内因多有郁热，治疗应以辛凉透表、清热解毒为法。王老治疗感冒发热，多从肺热论治，常选银翘散加减。银翘散被清代吴鞠通称为"辛凉平剂"，其疏散风热、透表解毒之力效佳。现代研究表明，银翘散可以增强自然杀伤细胞的免疫功能，对病毒感染引起的小鼠肺炎有抑制作用，方中金银花、连翘以辛凉透表、清热解毒；薄荷、牛蒡子辛凉，疏散风热、清利头目，可解毒利咽；荆芥、柴胡、桑叶、菊花疏风解表、透热外出；大青叶、板蓝根增强金银花、连翘清热解毒之功；芦根、山豆根清热生津、利咽喉；茯苓、甘草、大枣以顾护脾胃、扶正祛邪，防止辛凉伤胃。

（宋雪萍　李晓丽整理）

2. 解肌祛风，调和营卫治疗感冒（上呼吸道感染）

张某，女，63岁，退休人员，呼和浩特市武川县。初诊日期：2020年10月20日。

主　　诉：恶风，头痛，汗出1天。

初　　诊：患者自诉1天前外出不慎感受风寒，出现头痛，恶风，汗出，咽痒，未服用药物，直接就诊于王老门诊。既往病史：带状疱疹病史15天，曾口服抗病毒、镇痛药物，现仍觉左侧肋部疼痛。查体：咽部轻度充血，左侧胸、胁、背部可见呈带状分布的褐色斑片。舌质淡暗、苔薄白，脉浮紧。刻下症：头痛，恶风，汗出，咽干口干，饮水可缓解，左侧胸胁间断疼痛，无发热。

中医诊断：感冒

　　　　　　太阳中风证

西医诊断：1. 上呼吸道感染　2. 带状疱疹性神经痛

治　　法：解肌祛风，调和营卫

方　　药：桂枝汤加减

处　　方：桂枝9 g，白芍9 g，生姜9 g，甘草3 g，大枣9 g，当归6 g，忍冬藤15 g。3剂，水煎，日1剂，早晚温服。

二　　诊（2020年10月24日）：患者自诉服药后微汗出，诸症缓解，仅觉左胁处间断疼痛，改为治疗带状疱疹方药。

按：患者既往带状疱疹病史，现反复疼痛，考虑疾病反复发作，导致卫气亏虚，加之起居不慎，风寒邪气侵犯肺卫太阳，卫气浮盛于表，太阳经脉上额交巅，太阳受邪，经气运行受阻，见头痛；风性疏泄，又伤卫阳，使卫外不固，营不内守，营阴外泄，见汗出；汗出肌腠疏松，卫外不固，不胜风袭，见恶风。患者卫气亏虚，感受风寒邪气，发为太阳中风证，故以解肌祛风、调和营卫为法，选方桂枝汤加减。方中桂枝辛温，解肌祛风、温通卫阳，以散卫分之邪，芍药酸苦微寒，敛阴而和营，桂枝配芍药，一散一收，一开一阖，于发汗之中寓有敛汗之意，于和营之中又有调卫之功；生姜辛散止呕，佐桂枝发散风寒以解肌；大枣甘平补中，助芍药益阴而和营；桂芍相配，姜枣相得，顾及表里阴阳，和调卫气营血；炙甘草甘平，不仅调和诸药，且配桂、姜辛甘化阳，以助卫气，芍、枣酸甘化阴以滋营阴。五药相合，共奏解肌祛风、调和营卫、敛阴和阳之效。患者现带状疱疹疼痛，治疗予忍冬藤、当归清余邪，补血通络。患者服用3剂后外感症状消退，仅觉左侧胁肋间断疼痛，后继续服用治疗带状疱疹性神经痛药物。

（宋雪萍　安大伟整理）

（五）鼻鼽

1. 宣肺散邪，清热化痰治疗鼻鼽（过敏性鼻炎）

赵某，女，4岁，学生，呼和浩特市新城区。初诊日期：2017年10月22日。

主　　诉：鼻塞、流涕1周。

初　　诊：1周前患者于受凉后出现鼻塞流涕，咳嗽咳痰，无发热，自行服用儿童感冒药物（具体用法不详）。服用3天后咳嗽咳痰症状缓解，仍鼻塞、流涕，夜间鼻塞较重，影响睡眠，遂就诊于王老门诊。既往体健。查体：鼻翼外轻度红肿。舌红、苔白、脉数。辅助检查：鼻镜检查提示鼻黏膜红肿充血。过敏原提示粉尘、螨虫、反枝苋、藜、芒果过敏。刻下症：鼻塞，夜间加重，闻异味后打喷嚏，流黄涕，涕黏稠，咳嗽，咳痰，痰量少，色黄，质稠,口干,咽干,纳可,寐差,小便调,大便干。

中医诊断:鼻鼽

风热犯肺、痰热内蕴证

西医诊断:过敏性鼻炎

治　　法:宣肺散邪,清热化痰

方　　药:自拟辛夷薄荷苍耳汤加减

处　　方:桑叶5 g,黄芩5 g,麦冬5 g,杏仁5 g,菊花5 g,辛夷^{包煎}5 g,薄荷5 g,太子参5 g,款冬花5 g,紫菀5 g,百部5 g,焦三仙各10 g,浙贝母5 g,马齿苋5 g,土茯苓5 g,苍耳子5 g,陈皮5 g,甘草5 g。7剂,水煎,日1剂,早晚饭前分服。

二　　诊(2017年10月29日):患者鼻塞流涕、咳嗽咯痰缓解,大便可。舌红、苔薄白,脉滑数。上方加鹅不食草5 g,7剂,水煎,日1剂,早晚饭前分服。

按:小儿过敏性鼻炎为儿科比较常见的疾病,是一种非感染性炎症性疾病,主要是机体对某些过敏原的敏感性增强,使鼻腔黏膜表皮细胞发生变态反应而引起。临床上以鼻痒、鼻塞、流鼻涕等症状为主要表现,严重时可合并头痛,极大地降低了患儿的身心健康及生活质量。中医学认为小儿过敏性鼻炎属于"鼻鼽"范畴,病位在肺、脾、肾,病机主要为外感风寒、肺脾功能失调、肾脾功能失调、肺气虚弱、营卫不固等。患儿因外感风寒,误治后寒邪郁内,久而化热,加之小儿素体阳盛,郁久化热,壅及于肺,鼻开窍于肺,故有鼻塞流涕、咳嗽咯痰等症状。治以桑叶、菊花、黄芩、马齿苋清热泻火,以祛肺中邪热;紫菀、款冬花、百部、杏仁化肺痰降气;麦冬、太子参防伤阴而生燥;辛夷、苍耳子宣肺散邪,通鼻窍;焦三仙、陈皮健脾消食而固脾胃。诸药合用,有攻有守有防,祛邪而不伤正。现代药理研究表明,桑叶、黄芩等中药提取物对多种革兰氏阳性菌、革兰氏阴性菌均有抑制作用,可局域抗氧化以及清除氧自由基,对炎症增生和渗出起到抑制作用,同时还具备抗过敏的效果,能使得鼻腔中的黏膜血管收缩,增多腺体的分泌,起到排脓和祛痰的功效，还可提升机体免疫力。二诊时患儿症状缓解，原方基础上加鹅不食草以通鼻窍、止咳。患者服药后症状明显减轻，嘱患儿避免接触易过敏物质，以免导致病情反复，观察患儿季节交换时是否有鼻塞、流涕等过敏症状，若出现以上症状，应视病情复诊。

（宋雪萍　莫日根整理）

第五章 心系病

一、概述

心位于胸中,两肺之间,膈膜之上。心在体合脉,其华在面,开窍于舌,手少阴心经与手太阳小肠经在心与小肠之间相互络属,心与小肠相表里。

心为君主之官,神之舍,血之主,脉之宗。五行属火,为阳中之阳。《素问·痿论》云:"心主身之血脉。"《素问·灵兰秘典论》云:"心者君主之官,神明出焉。"心的生理功能体现在主血脉、主藏神两方面。心为君主之官,统管五脏,调摄精神,其生理功能有赖于心的气血阴阳协同作用。心脏搏动是血液运行的动力,脉为血液循行的隧道,营血行于脉道之中,全赖心气、心阳的推动和温煦,使之周流全身濡养机体。血运有力,精神旺盛,则人的精神意识思维活动正常。心血、心阴以其蕴含之营气与津液可充盈血脉、滋养心脏、涵敛心阳、藏舍心神,心之气血阴阳协同作用使人气旺神安。

心的病理主要是心主血脉的障碍和心主藏神之功的异常,表现在心之气血阴阳的偏亢或不足及六淫及生命活动中产生的病理产物对其功能造成的影响。病性分虚实两端,虚证为心的气血阴阳的虚损致病;实证则为外邪、七情及气滞、痰湿、水饮、瘀血阻滞于心之脉络,进而影响心之功能为病。正气虚弱同时伴实邪壅滞,虚实互为因果,使其病机虚实夹杂,复杂多变。其次因五行相关,心病常会累及他脏,如心悸、胸痹,日久心肾阳虚,阳虚水泛侵及五脏出现咳喘、痰饮、鼓胀、水肿。反之,五脏功能失常亦会对心造成不利影响，发为心病。肺气不利，宣降失司，通调水道功能失职，则生痰饮；脾不健运，运化失司而成食滞、痰湿；食积肠胃，滋生痰火，扰动心神，而致失眠、心悸、胸痹、癫痫等证；脾运失健，化生乏源，心血不足，脉失其濡养，心气不足，运血无力，发为心悸、失眠、胸痹等虚损之证；肝藏血，主疏泄，肝失疏泄致气机郁滞，久而血瘀，瘀血阻滞心脉，发为胸痹等病；肾为水火之脏，蕴含元阴元阳，肾阴不足会致心阴不足，或虚火上炎，心火独亢则出现心肾不交之失眠，肾阳不足，心阳无以温煦，心阳虚则鼓动无力，便生阳虚诸证。故王老认为心病病位在心，与五脏相关联，与肝脾肾更为密切。

二、王生义教授心系病学术思想

心系病属临床常见病、多发病。根据心的生理功能和病机变化特点，将心悸、胸痹、不寐、癫狂、痴呆、厥证等病归属为心系疾病。王老在50多年的临床工作中，对心系病的诊治有自己独到的思想和经验，现总结如下。

（一）辨病与辨证相结合，重辨证，以虚实为抓手

王老在多年的临床诊疗过程中，辨病的同时注重辨证论治。辨病以明确疾病的发病、发展、转归，然后根据疾病的不同阶段，病机发生变化时反复推敲，圆机活法，辨证论治。王老认为心系病为内伤杂病，辨证常从虚实入手论证，通过患者的症状判断人体阴阳、气血、津液等正气是否亏虚，以及通过是否感受外邪或疾病过程中有阴阳气血失调、体内病理产物蓄积来揣度虚实证。经过多年的临床，王老认为心系疾病病情常因虚致实或因实致虚，多为虚实夹杂之证。在辨证过程中四诊合参，以问诊为中心，通过患者的症状体征提出相应的问题并环环相扣，以不断印证辨证思路，最终得到正确的结论。辨证时灵活运用各种辨证方法，相互补充服务于辨证需要，使结论正确无误。王老常以八纲辨证为总纲，同时运用多种辨证方法，如脏腑辨证、

气血津液辨证等方法相互补充,从不同角度去判断疾病。如胸痹案例中,患诉因情绪不畅引起心烦、心悸,伴双侧胁肋胀痛等,舌质淡暗、苔白腻,舌底脉络迂曲,脉滑。根据病因辨证为肝郁气滞,同时两胁胀痛为肝经循行部位病变,运用经络辨证进一步确定病位在肝;肝气不疏致气机郁滞,日久会出现血瘀,此处运用气血津液辨证;运用脏腑辨证中的五行生克制化理论,则肝郁日久会出现木不疏土,从而导致脾胃虚弱,脾胃虚弱会致运化失司见气虚、痰凝,气虚痰瘀阻滞胸络发为胸痹。舌淡暗、苔白腻,舌底脉络迂曲,脉滑为气虚引发气滞痰凝血瘀所致,纵观舌脉此案属因实致虚,虚实夹杂证。治疗以扶正祛邪为治则,以疏肝健脾、活血化瘀、豁痰散结为治法。上例中运用了病因辨证、经络辨证、气血津液辨证、脏腑辨证、八纲辨证。这些辨证方法虽然各自的特点和侧重不同,但是在临床应用中相互联系、互相补充,巧用辨证,往往事半功倍。

(二)调气血重益气温阳,祛邪重化痰瘀

1. 调气血重益气温阳

心主身之血脉。心之主血功能正常是以心气充沛、血液充盈、脉道通利为前提条件。血液在脉中的正常运行有赖于心脏的正常搏动,中医理论认为,心脏的正常搏动主要依赖于心气的推动,心气充沛才能正常推动血液运行。同时血液的正常运行也有赖于血液的充盈,血衰少、血脉空虚同样也会影响心脏的搏动和血液的正常运行,故王老认为治疗心系病证时调理气血是十分关键的。

气血作为构成人体和维持人体生命活动的基本物质,气与血在生理上相互资生、相互依存、相互为用。气为血帅,血为气母,王老认为在心系病证中气虚与气机郁滞是其主要病理表现。心气虚无力运血,则导致血液运行缓慢,甚则瘀滞;气机不畅导致的气机郁滞也会引起血液运行的停滞而发瘀血、痰饮等,进而影响血液运行,同样会导致心脏功能障碍。气血以流通为贵,

气为血帅，气属阳主动，对血液有推动作用，同时气的化生作用又可促进血的生成。故王老认为补益心气为调气血的重要环节，心气又有赖于心阳的温煦，故益气温阳为治疗之法。临床中用黄芪、党参、桂枝补益心气、温补阳气。心为火脏，心气推动心血在心脉中流动以完成各项生命活动。心气靠心阳的温煦，同时也需心阴的滋养，心阴靠肾阴的滋养，心阳有赖于肾阳的温煦。王老在临床中常于阴中求阳，正如张景岳在《景岳全书》所言，"善补阳者，必于阴中求阳，则阳得阴助而生化无穷；善补阴者，必于阳中求阴，则阴得阳升而泉源不竭"，以达阴阳相济、阳生阴长。临证常加麦冬、酒萸肉、五味子、地黄等滋阴以助阳；常用肉桂、肉苁蓉、狗脊等助桂枝温阳，使阴阳互根互用。阴盛阳旺，则气血旺盛。王老认为现代人生活节奏快、社会压力大，肝郁气滞是心系疾病常见的发病原因，而气机的条畅会影响血液的运行，临床主要症状为心悸、胁肋胀痛或窜痛、胸部闷痛等，在临床治疗时王老常用疏肝理气法使气机畅达，常用郁金、柴胡、香附、香橼等药物或相关柴胡剂。经过治疗使气机顺畅、血行通利，从而气血调和，心脏功能正常。

2. 祛邪重化痰瘀

中医认为，气、血、津液作为维持人体生命活动的基本物质，三者之间相互渗透、相互依存、相互转化。血与津液同来源于水谷精气，化生于后天脾胃，精血之间相互转化，津入脉内则为血，血渗脉外则为津。津液和血都有滋润和濡养的作用，故在功能上二者是相关的。津血的生成和转化，是以气为枢纽实现的，脾胃将摄入的饮食物转化为水谷精气、水谷精气转化为营气和津液、营气和津液转化成赤色的血，均离不开气的运动变化。气为血之帅，血在脉中流行，有赖于气的推动，气能行津，津液的输布排泄，依赖气的升降出入运动。血在脉中循行不溢出脉外，主要依赖于气对血的统摄作用，而津液的代谢平衡也得益于气的固摄功能正常。因此，在生理情况下，气、血、津液三者维持着相互依赖、相互转化的动态平衡关系，保证生命活动的正常进行。气血津液与人体五脏均有密切关系，气血津液的正常运行有赖于脏腑功能的正常。心气（心阳）的推动、心血的濡润、肝的疏泄与藏血对血液的调节、脾运化强健及生化源源不断，使气旺血充，津血运行正常。肺的宣发、肃降及肾的气化功能正常则水液代谢正常运转。五脏之间又通过生克制化相互关联，一脏异常则殃及其他，由此可见，其病理变化也是相互影响的。气血津液代谢障碍则变生瘀血、痰浊、湿邪、水饮等，它们随气无处不至，阻滞于心之脉络进而发病。在心系病证的整个病理过程中，其病因与感受外邪六淫、内伤七情以及饮食、外伤等因素均有关，但王老认为主要与痰浊和瘀血关系密切，痰瘀均为人体受某种致病因素作用后所形成的病理产物，同时也是致病因素，痰阻则血难行，血瘀则痰难化，痰浊停滞，阻碍血行日久可致瘀，瘀血内阻，水湿停滞日久可生痰。痰瘀相关为病，涉及广泛，它们既可以单独致病，又可以相兼为患，形成痰瘀互结并停滞体内，久留不去，致使所患疾病的病理变化复杂、严重，如冠心病的发生与痰阻血瘀密切相关。此病多发于中老年人，多有精神紧张、劳累或过食肥甘厚味、熬夜等，久则心、肝、脾、肾脏腑功能受损，出现气血不足、肝郁气滞、痰凝血瘀之病理改变，阻滞心之脉络，症见胸闷、胸痛、乏力、心悸；或肺和肾功能失调，则血运缓慢，津血留滞为痰，痰湿内阻，血行不畅，则导致瘀血内生，痰瘀互阻，血脉阻滞不通阻遏胸阳，闭塞心络，痹而致痛发病。故王老常从痰瘀论治冠心病，多以血府逐瘀汤和瓜蒌薤白半夏汤随证加减论治，活血化瘀时常用丹参、川芎、红花，并对瘀久之证喜用虫类药如土鳖虫、水蛭等，以增强破血化痰、通络止痛之力，常收效显著。心系病证中的失眠为心主藏神之功能异常所致，其中痰浊、瘀血扰心神为其主要实证，对痰热瘀阻证则常运用温胆汤或小陷胸汤加减，瘀血阻滞为主证则予血府逐瘀汤加减论治。

（三）衷中参西，中西并重

中医学与现代医学为医学体系中两大主要部分，在为人民群众解除病痛中发挥着不可磨灭的作用。王老为中医科班出身，中医功底深厚，博览中医群书，精通经典，在多年的临床实践中，治病师古而不泥古，圆机活法，用药精当，中医疗效显著。在临床中，王老曾先后在急诊科、肾病科、消化内科、综合内科从事工作，西医的基础也很坚实，在工作之余还不断地更新现代医学的知识。在临床工作中，主张运用先进的西医检测手段诊断疾病。王老认为尤其是心系病证中有很多的急危重症，如急性心肌梗死、猝死、急性心衰等，其治疗时机及抢救时间都非常有限，作为现代中医人，应当积极运用现代医学的先进手段，及时准确地明确诊断，不可一味排斥西医，妄自尊大，贻误病机，甚则危及生命。通过西医诊断疾病，知其疾病发展及转归，适时介入中医治疗。另一方面王老在临证用药时借鉴现代医学的中药药理研究结果来对症对因用药，如郁金为中医活血类药物，其味辛、苦，性寒，归心、肝、肺经，具有活血止痛、行气解郁、清心凉血、利胆退黄之功效。现代药理研究表明，郁金作用广泛，具有保肝利胆、调节免疫、降血脂、抗氧化、抗真菌、抗肿瘤、中枢抑制等多种作用。王老认为，辛则散能行，可行气行血，苦则泻火坚阴。叶天士《本草经解》云"郁金气寒，禀天门冬令之水气……味辛苦无毒，得地金火之二味……气味降多于升，阴也""味苦破血，气寒降气，所以主血积下气也"。王老运用其行气活血之功效，且可以清心肝郁热的作用，以凉肝降气、活血通络，在气滞血瘀之胸痹、心悸中广泛运用，效果常常不同。

（四）古方合方治病，用药平和，对药见奇功

王老博览中医古籍，遣方用药旁征博采，常根据辨证理论运用古方合方施治，收到良好的疗效，如治疗肝郁痰凝证之胸痹，症见心悸、胸闷，伴胁肋疼痛，遇情绪不良加重，舌淡、苔白略腻，脉弦滑。根据辨证，患肝气不疏，郁滞致木不疏土，久则肝郁脾虚，脾虚日久化生失司，致气血不足，生痰生湿，阻滞心脉经络，故见心悸、胸闷、胁肋胀痛，舌淡、苔白腻，脉弦滑。治以疏肝健脾、宽胸散结，处方以逍遥散加瓜蒌薤白半夏汤。逍遥散首

载于《太平惠民和剂局方》，"治血虚劳倦，五心烦热……及血热相搏，月水不调，脐腹胀痛，寒热如疟，又疗室女血弱阴虚，荣卫不和"，主治肝郁血虚所致之两胁作痛，头痛目眩，口燥咽干，神疲食少，月经不调，乳房胀痛，脉弦而虚者。由柴胡、当归、白芍、白术、甘草、茯苓、生姜、薄荷等药组成，具有肝脾并治、气血兼顾的效果。凡属肝郁血虚、脾胃不和者均适用。方中柴胡疏肝理气，为君药；白芍酸苦微寒，养血敛阴，柔肝缓急；当归甘辛苦温，养血和血，且气香可理气，为血中之气药；归、芍与柴胡同用，补肝体而助肝用，使血和则肝和，血充则肝柔，共为臣药；白术、茯苓、甘草健脾益气，非但实土以抑木，且使营血生化有源，共为佐药；加薄荷少许，疏散郁遏之气，透达肝经郁热；煨生姜降逆和中，且能辛散达郁，为佐使药；柴胡为肝经引经药，又兼使药之用。诸药合用共奏疏肝解郁、养血健脾之功。王老在临证时坚持辨证论治的原则，在辨病的基础上与辨证相结合，谨守逍遥散之"肝郁脾虚"之病机，并根据不同的合并证，病机中不同变证采用不同的方药加减治疗。故患有痰凝阻络、胸阳郁遏之胸痹，合瓜蒌薤白半夏汤治疗。瓜蒌薤白半夏汤源于《金匮要略》，"胸痹不得卧，心痛彻背者，栝蒌薤白半夏汤主之"，由瓜蒌、薤白、半夏等药物组成。具有行气解郁、通阳散结、祛痰宽胸的功效，用于治疗痰盛瘀阻之胸痹证，症见胸中满痛彻背，背痛彻胸，不能安卧者，短气，或痰多黏而白，舌质紫暗或有暗点，苔白或腻，脉迟。王老采用两古方合方治病，两方病机思路相关，环环相扣，加之古方遣药经典考究，故临证疗效常显著。王老在用药时注意药物的寒热、升降、润燥，用药时酌情考量患者的素体情况，调整药量，使寒温调适，润燥相宜，气机条畅。王老常运用对药治病取得良好的效果，如运用水蛭、僵蚕治疗瘀血与痰热互结之证。僵蚕味咸、辛，性平，入肝、肺经，具有息风止痉、祛风止痛、化痰散结之功，王老常用其治疗痰热蕴结所致胸闷、乏力等症。水蛭味咸、苦，性平，有小毒，归于肝经，属于破血消癥药物，具有破血通经、逐瘀消癥的功效，王老在临床上用其治疗血瘀经闭、癥瘕痞块、跌扑损伤、心腹疼痛等疾病，用于治疗心脑血管病之痰热瘀血互结证时效果满意。王老在治疗不寐时，根据病因常用对药以加强疗效，如牡丹皮、栀子以清泻肝火；莲子、百合清心养阴安神；合欢花与首乌藤以解郁安神；远志、石菖蒲化痰定志安神；黄连、肉桂交通心肾；丹参、川芎化瘀安神，效果显著。

（王丽　史圣华整理）

三、临证医案

（一）不寐

1. 补益心脾，清肝泻火治疗不寐（失眠）

谭某，女，56岁，自由职业，赤峰市红山区。初诊日期：2018年12月19日。

主　　诉：失眠半年，加重1个月。

初　　诊：患者半年来因家中事务繁多，且思虑过重，出现入睡困难，易醒，每天睡4～5个小时。1个月前因劳累导致上症加重，伴心悸、心烦、倦怠、乏力、多梦，于当地医院检查未见异常。既往体健。查体未见明显异常。刻下症：入睡困难、易醒，伴多梦、心悸、心烦，乏力，纳差，二便正常。舌质淡红、苔黄，脉弦细数。

中医诊断：不寐

　　　　　　心脾两虚、心肝火旺证

西医诊断：失眠

治　　法：补益心脾，清肝泻火

方　　药：自拟参芪枣仁汤加减

处　　方：太子参12 g，炒白术15 g，黄芪12 g，当归10 g，茯神15 g，远志12 g，炒枣仁20 g，甘草10 g，木香9 g，砂仁6 g，柏子仁15 g，百合15 g，焦栀子15 g，龙骨15 g，牡蛎15 g，首乌藤15 g，郁金15 g，煅磁石

15 g。7 剂，日 1 剂，水煎服。

二 诊（2018 年 12 月 25 日）：药后睡眠基本正常，自觉腹胀、心悸，上方去焦栀子，加珍珠母 15 g 以增强镇心安神之功，加荔枝核 15 g、乌药 12 g，以行气散寒止痛。7 剂，日 1 剂，水煎服。

2019 年 2 月其女反馈患者药后一直睡眠很好，未见复发。

按：王老根据舌脉辨为心脾两虚、心肝之火上扰心神之失眠。患者半年来事务繁多，劳伤心脾，使气血虚弱，心神失养，加之心肝火旺，上扰心神而致失眠，属虚实夹杂证。以益气健脾、养血安神、清泻心肝之火为治疗大法，予归脾汤加减。归脾汤出自宋代严用和之《济生方》，用于治疗思虑过度、劳伤心脾所致心脾气血两虚证，症见倦怠乏力、纳差食少、健忘、怔忡、失眠、月经不调等。后经元代危亦林在《世医得效方》发挥，用于治疗脾不统血、气血妄行所致吐血下血。明代薛己在《校注妇人良方》中又加入两味药物，即当归和远志，增强其养心安神之功效，并在其著作中对本方的临床应用加以扩展，将归脾汤用于治疗失眠取得良好治疗效果。王老在临床上针对心脾两虚的失眠，每用薛氏的归脾汤加减效果满意。患者心肝火旺则加疏肝清火之郁金、栀子。其中郁金其味辛、苦，性寒，入肝、心、肺经，具有行气解郁、清心凉血、活血止痛、利胆退黄等功效。《本草经疏》中记载："郁金本入血分之气药，其治已上诸血证者，正谓血之上行，皆属于内热火炎，此药能降气，气降即是火降，而性又能入血分，故能降下火气，则血不妄行。"此处王老取其清心火、行气解郁之功，使气畅火清，助诸药之力效果更佳。《雷公炮制药性解》曰："百合味甘，性平无毒，入心、肺、大、小肠经。主鬼魅邪气，热咳吐血，润肺宁心，定惊益志。"此处王老以清心凉润安神而用。《神农本草经》谓柏子仁"味甘，平。主惊悸，安五脏，益气，除湿痹"。《本草经解》谓："益气者，气平益肺气，味甘益脾气，滋润益心气也。"首乌藤苦涩微甘，归心、脾经，与柏子仁相伍可养心血安神。龙骨、牡蛎、煅磁石重镇安神。二诊时患者腹胀、心悸，去焦栀子，加乌药、荔枝核以温中行气；珍珠母咸寒，入心、肝二经，以平肝安神。诸药合用，使心神安宁，失眠自除。

（王丽　刘芳整理）

2. 补益心脾，滋阴安神治疗不寐（失眠）

睢某，女，33岁，个体，呼和浩特市新城区。初诊日期：2020年8月5日。

主　　诉：夜不能寐反复发作3年，加重1周。

初　　诊：患者3年前无明显诱因出现入睡困难，未予重视，其后反复出现上症，睡后易醒，醒后难眠。1周前症状加重，伴心悸、心烦，头痛，倦怠乏力，纳呆，大便溏，小便正常，今求治于王老门诊。既往体健。查体示心肺腹未见明显异常。刻下症：入睡困难、睡后易醒、醒后难眠，心悸、心烦，头痛，倦怠乏力，纳呆，大便溏，小便正常。舌淡红、苔薄，脉细涩无力。

中医诊断：不寐

　　　　　气阴两虚、心神失养证

西医诊断：失眠

治　　法：补益心脾，滋阴安神

方　　药：自拟参芪枣仁汤加减

处　　方：人参10 g，炙黄芪12 g，红枣9 g，柏子仁15 g，郁金15 g，合欢花15 g，首乌藤15 g，丹参10 g，百合15 g，焦栀子10 g，龙骨15 g，牡蛎15 g，珍珠母15 g，甘草5 g，白术15 g，制远志15 g，炒酸枣仁20 g。7剂，水煎服，日1剂。

二　　诊（2020年8月12日）：药后症状均缓解，便溏消失。刻下症：入睡困难，睡后易醒，醒后可入睡，心悸，头痛。舌淡红、苔薄微黄，脉沉细。上方加龙眼肉15 g、煅磁石15 g、黄芩片10 g，以补心脾、益气血、重镇安神兼以清火。7剂，水煎服，日1剂。

三　　诊（2020年8月19日）：药后诸症缓解，心悸、头痛消失。偶入睡困难。舌淡红、苔薄白。守上方7剂，水煎服，日1剂，3个月后随访未见反复。

按： 患者入睡困难、睡后易醒、醒后难眠，伴有心悸、头痛、倦怠乏力、纳呆、便溏，王老分析此为气阴两虚、心神失养所致，参芪枣仁汤为王老治疗此证的经验方。此方是在归脾汤基础上加减所得，在益气养阴、健脾养心的同时，合并解郁除烦、重镇安神。参芪枣仁汤药物组成：人参、黄芪、大枣、柏子仁、郁金、龙眼肉、合欢花、首乌藤、丹参、麦冬、百合、焦栀子、磁石、龙骨、牡蛎、珍珠母、炙甘草、熟地黄、山茱萸。方中人参、黄芪益气健脾；大枣、柏子仁养血滋阴；焦栀子、郁金清肝解郁除烦；合欢花、首乌藤解郁安神；丹参养血安神；龙骨、牡蛎、珍珠母则重镇安神。诸药共奏益气养阴、养血安神之效。此方中运用大枣，正如《神农本草经》中云："大枣，味甘，平，主心腹邪气，安中，养脾，助十二经，平胃气，通九窍，补少气、少津液，身中不足，大惊，四肢重，和百药。心腹为太阴经循行之处，邪之所凑，其气必虚，阴阳形气不足者，宜调以甘药，大枣味甘，可以调不足，故主心腹邪气，外为阳，内为阴，阴和则中安，甘平益阴，所以安中。脾者阴气之原，胃者阳气之原，甘平益阴，故养脾气，阴和则阳平，故平胃气，中气不足，则九窍不通，甘能满中，中气足九窍通也。十二经者，三阴三阳也，脾胃者，阴阳之原也，大枣养脾气，平胃气，则十二经无不助矣。肺主气而生津液，气平益肺，所以主少气少津液也，肺主一身之气，脾统一身之血，甘平益脾肺，身中气和血自无不足之证矣，血气足则神安，所以定大惊。脾主四肢，味甘益脾，脾气充，四肢自轻，甘平解毒故和百药。"王老取大枣养脾、补中益气、养血安神之用，配柏子仁有主惊悸、安五脏之功效，配首乌藤有安神催眠之功效，共同养心血安神。王老取郁金清心火、行气解郁之功，使气畅，配以栀子疏肝火，百合清心凉润安神，合欢花安五脏、利心志，令人欢乐无忧。全方标本兼治，以达安眠之效。

二诊时患者诸症减轻，便溏消失，入睡困难、睡后易醒、醒后可入睡、心悸。舌淡红、苔薄微黄，脉沉细。王老分析患者药后仍阴血虚，虚火上炎致苔稍黄，《雷公炮制药性解》中龙眼肉味甘，性温，无毒，入心、脾经，主补血气、养肌肉、益虚、美颜色、除健忘、治怔忡、增智慧、明耳目。王老取其补心脾、益气血之功效。煅磁石潜阳安神，王老常用之于阴虚阳亢所致的烦躁不宁、心悸、失眠、头晕头痛等症，效果佳。《神农本草经》中黄芩主诸热，王老视患者舌苔微黄，故用之。三诊时患者诸症减轻，故守原方，诸药合用症自愈也。

（王丽　刘芳整理）

3. 滋阴清热，养血安神治疗不寐（失眠）

张某，女，34岁，个体，呼和浩特市回民区消防小区。初诊日期：2020年8月26日。

主　　诉：寐差1年余，加重1个月。

初　　诊：患者1年前无明显诱因出现入睡困难，未予重视。1个月前症状加重，入睡困难、睡后易醒、醒后难眠，寐差时伴前额及眉棱骨疼痛。便秘反复发作3年，3～4日1行，便时干时黏，排便不痛快，口干、口苦1个月，近1年月经量少，痛经，今求治于王老门诊。既往体健。查体：心肺腹未见明显异常。刻下症：入睡困难、睡后易醒、醒后难眠，口干、口苦，便秘反复发作，3～4日1行，便时干时黏，排便不痛快，小便正常。舌红体胖、舌中根发黑、苔薄黄、脉滑。

中医诊断：1. 不寐　　2. 便秘
　　　　　　　胃热阴伤证

西医诊断：1. 失眠　　2. 便秘

治　　法：滋阴清热，养血安神

方　　药：麦门冬汤合自拟桑黄五仁汤加减

处　　方：桑叶12 g，黄芩10 g，炒苦杏仁12 g，麦冬30 g，焦栀子10 g，玉竹15 g，石斛15 g，酒黄精10 g，白芍10 g，白芷10 g，佩兰10 g，甘草5 g，厚朴10 g，当归12 g，龙骨15 g，牡蛎15 g，珍珠母15 g。7剂，水

煎服，日1剂。

二　诊（2020年9月2日）：药后便秘缓解，口仍觉苦，寐可，入睡困难较前缓解，月经来潮，经期2～3天，月经量少，痛经。舌红暗、苔黄厚腻，脉滑细。增加诊断：月经过少。上方去佩兰，加桃仁15 g、红花15 g、川芎15 g、荔枝核15 g，以行气活血。7剂，水煎服，日1剂。

三　诊（2020年9月9日）：药后好转，夜寐轻，轻微便秘。舌稍红、苔黄，脉细。上方去黄芩、炒苦杏仁，加柏子仁15 g、炒酸枣仁15 g、生地黄15 g，以滋阴清热、养心安神。15剂，水煎服，日1剂。3个月后随访未见反复。

按：《素问·逆调论》中指出"胃不和则卧不安"，概括了胃阳明经脉之气上逆导致不得卧的理论，后代医家认为除了"阳明逆，不从其道"属于"胃不和"之外，痰湿、脾胃失调、饮食停滞均可导致夜间不能正常安寝入睡。患者大便干燥反复发作3年，胃中燥屎停滞，致阳明之气逆扰心神，且日久耗伤阴液，肺胃阴伤致肠燥便秘或素体胃阴不足、津亏液少，患者表现为入寐困难、烦躁，其治疗以滋阴清热为法，代表方为麦门冬汤。麦门冬汤为治燥剂，具有清养肺胃、降逆下气之功效，加桑黄五仁汤清肺热、润肠通便。《本草经解》中指出玉竹"气平，味甘，无毒，甘平之品，则能清能润，故主心腹结气也，其主虚热者，甘能补虚，平可清热也"。王老取其甘平柔润，能养肺胃之阴而除燥热，虽作用缓和，但不滋腻敛邪，配伍麦冬、甘草，治肺胃阴伤导致的燥热咳嗽、舌干少津。《本草经解》记载石斛"气平，味甘，无毒，主伤中，除痹，下气，补五脏虚劳羸瘦，强阴益精，久服厚肠胃。石斛味甘益脾胃，所以强阴。精者阴气之精华，所以益精。肠者手阳明大肠也，胃者足阳明胃也，手阳明属燥金，燥则肠胃薄矣，久服甘平清润，则阳明不燥，而肠胃厚矣"。故王老以石斛滋阴润肠、厚肠胃。《雷公炮制药性解》中苦杏仁"味甘、苦，性温，有小毒，入肺、大肠二经。主胸中气逆而喘嗽，大肠气秘而难便。杏仁入肺者，经所谓'肺苦气上逆，急食苦以泻之'事也。大肠则共肺为传送者也，宜并入之"，王老取其治大肠气秘而便难，配以桑叶、黄芩、焦栀子清肺热并以宣肺气，顺气行滞，升清降浊，开上窍，通下窍，加之当归补血润肠、黄精润肺滋阴，可除口干便秘之症。《雷公炮制药性解》中白芍"味酸苦，性微寒，入肝经。主怒气伤肝，胸腹中积聚，腰脐间瘀血，腹痛下痢，目疾崩漏，调经安胎。白芍酸走肝，故能泻水中之火，因怒受伤之证，得之皆愈。积聚腹痛，虽脾之病，然往往亢而承制，土及似木之象也。经曰治病必求于本，今治之以肝，正其本也。目疾与妇人诸证，皆血之病得之，以伐肝邪，则血自生则病自已"。王老取白芍柔肝止痛调经，配以当归补血和血，两味药辅助次症愈。《雷公炮制药性解》言白芷"味辛，性温无毒，入肺、脾、胃三经，去头面皮肤之风，除肌肉燥痒之痹，止阳明头痛之邪，为肺部引经之剂"。王老取其芳香上达、祛风止痛，用于阳明经头痛；佩兰、厚朴下气宽胸除满；龙骨、牡蛎、珍珠母重镇安神。全方标本兼治，以达安眠之效。二诊时患者便秘稍缓解，口仍觉干苦，寐仍差，入睡困难，月经量少，经期2~3天，痛经。此属血瘀气滞，桃仁破血行滞而润燥，红花活血祛瘀以止痛，川芎、荔枝核行气以达效。三诊时患者诸症均减，加酸枣仁、柏子仁、生地黄以养心安神并巩固疗效。

（王丽　荣宝山整理）

4. 温补肾阳治疗不寐（失眠）

石某，男，48岁，个体，呼和浩特市赛罕区榆林镇。初诊日期：2020年8月19日。

主　　诉：失眠1年，加重2个月。

初　　诊：患者1年前无明显诱因出现入睡困难，未予重视，两个月前劳累后入睡困难加重，伴睡后易醒。后背凉3年，近1年出现后背酸困，腰膝酸软，自汗，为求彻治，慕名求治于王老。既往体健。查体：心肺腹未见明显异常。刻下症：入睡困难，睡后易醒，畏寒，后背冰凉、酸困，腰膝酸软，时自汗，纳一般，二便调。舌淡、苔白，脉沉细无力。

中医诊断： 不寐

　　　　　　肾阳虚衰证

西医诊断： 失眠

治　　法： 温阳补肾

方　　药： 肾气丸加减

处　　方： 淡附片 5 g，肉桂 5 g，熟地黄 15 g，酒萸肉 15 g，黄芪 15 g，桂枝 12 g，炙淫羊藿 12 g，炒蒺藜 15 g，制巴戟天 10 g，烫骨碎补 10 g，烫狗脊 15 g，龙骨 15 g，牡蛎 15 g，炒酸枣仁 20 g，柏子仁 15 g，合欢花 15 g，炙甘草 5 g，鸡血藤 15 g，木瓜 15 g。7 剂，水煎服，日 1 剂。

　　二　诊（2020 年 8 月 26 日）：药后睡眠较前好转，仍畏寒，后背凉，并觉后背酸困偶痛，反酸，舌脉同前。上方淡附片改为 10 g，加羌活 10 g、独活 10 g、防风 10 g、广藿香 15 g、砂仁 10 g。7 剂，水煎服，日 1 剂。

　　三　诊（2020 年 9 月 2 日）：药后畏寒好转，睡眠好转，偶出现入睡时间长，后背发凉，自汗，纳可，二便调，舌脉同前。上方去藿香，加麦冬 15 g、桃仁 15 g、红花 15 g，以活血益阴。7 剂，水煎服，日 1 剂。

　　四　诊（2020 年 9 月 14 日）：药后畏寒明显好转，寐安，后背稍发凉，出汗，晨起口苦，口气重，舌脉同前。上方去羌活、独活、防风，加醋鳖甲 15 g、焦栀子 10 g，以清虚热。7 剂，水煎服，日 1 剂。

　　五　诊（2020 年 9 月 21 日）：患者口苦、口气重症状消失，腰背酸痛，舌脉同前。上方去焦栀子，加防风 12 g、羌活 12 g，以祛风胜湿止痛。7 剂，水煎服，日 1 剂。

　　六　诊（2020 年 9 月 30 日）：患者诸症消失，寐安，舌脉同前。守上方 7 剂，以巩固疗效。

　　3 个月后随访睡眠安，后背凉消失，劳累后腰背稍有酸痛。嘱避免过劳，避风寒，不适随诊。

　　按： 失眠 1 年，伴全身怕冷，背部凉，并腰背酸困疼痛，自汗，病属中医之"不寐"，辨证属肾阳虚衰证。王老认为，肾为先天之本、水火之脏，蕴含人体的元阴及元阳，其中肾阳又为诸阳之根，患肾阳虚衰致心阳虚无以养神，故见不寐。正如《石山医案·阳虚》所言，"阳气者，精则养神，柔则养筋。今阳既虚，则阳之精不能养神，而心藏神，神失所养，则飘荡飞扬而多梦矣"。肾气丸出自《金匮要略》，"问曰：妇人病，饮食如故，烦热不得卧，而反倚息者，何也？师曰：此名转胞不得溺也。以胞系了戾，故致此病，但利小便则愈，宜肾气丸主之"。方中熟地黄味"苦中回甘，甘能润之补之，填骨髓，长肌肉；苦能通血脉，利大小肠，恶血不去，新血何化，陈血瘀内，骨髓肌肉何以生？地黄、酒萸肉皆味厚之品，经云：精之不足，补之以味。然肾气丸除附桂犹如一团黏滞，得附桂以阳化阴，如春日融雪，生生不息之意"。如《本草经集注》云"附子，味辛、甘，温、大热，有大毒。主治风寒咳逆，邪气，温中，金创，破癥坚积聚，血瘕，寒湿，踒躄，拘挛，膝痛，不能行走。治脚痛冷弱，腰脊风寒，心腹冷痛，霍乱转筋，下痢赤白，坚肌骨，强阴"。王老取其补火助阳止痹痛，配以肉桂温壮元阳，加之桂枝助阳化气，熟地黄、酒萸肉滋阴益肾、填精补髓；骨碎补、淫羊藿、巴戟天温壮肾阳；方中狗脊，味苦，性平，主腰背强、关节缓急、周痹寒湿、膝痛，颇利老人，王老取其补肝肾、强腰膝、祛风湿，配以木瓜治疗腰背痛；《神农本草经》中合欢花味甘，性平，"主安五脏，利心志，令人欢乐无忧，久服轻身名目得所欲"，王老取其安神解郁，配以蒺藜平肝疏肝解郁，常用其治心烦，效优；龙骨、牡蛎平肝潜阳、镇静安神，牡蛎与黄芪相配固涩敛汗；鸡血藤行血补血，与酸枣仁、柏子仁共同养心安神。二诊时失眠好转，仍畏寒、后背凉，并觉后背酸困，反酸，加大附片之量，以加强温肾阳之力，加藿香、砂仁与原方中牡蛎配伍，共奏醒脾和胃制酸之功。《本草经集注》中羌活"味苦、甘，性平、微温，无毒。主治风寒所击，金疮止痛，奔豚，女子疝瘕。治诸贼风，百节痛风无久新者，久服身轻耐老"，独活性同，王老取其祛风胜湿止痛之功，配防风祛诸风。三诊时患者诸症稍缓解，予上方加麦冬滋养肺肾，壮水以济火，桃仁、红花活血养阴巩固疗效。四诊时，患者晨起口苦，口气重，考虑虚火上炎，加醋鳖甲、焦栀子清虚热，效优。五诊时患者口苦、口气重症状消失，仍腰背酸痛，去焦栀子，复加防风、羌活，以祛风胜湿止痛。六诊时患者诸症皆除，继服7剂。

（王丽　安大伟整理）

5. 补益肝肾，滋阴清热，平肝潜阳治疗不寐（失眠）

兰某，女，37岁，职员，内蒙古呼和浩特市回民区。初诊日期：2019年1月8日。

主　　诉：失眠5年余，加重1个月。

初　　诊：患者5年前无明显诱因出现失眠，睡后易醒，未予重视。一段时间后自行恢复，5年间反复发作，曾诊为"睡眠障碍"。1个月前夜间卧位时出现脑鸣，无头疼头晕，有睡意，可入睡。易醒，醒后亦可入睡。今求治于王老门诊。既往体健。刻下症：睡后易醒，心烦，次日无困乏，无心慌，无腹胀，无胃灼热反酸，有时口干，纳可，大便2日1行、成型，排便通畅。经期每月提前7天，行经3天，经量少、色暗、有血块，无腹痛及下坠感。舌淡红、少苔、舌边有齿痕，脉沉弦。

中医诊断：不寐

　　　　　　肝肾阴虚、肝阳上亢证

西医诊断：1. 睡眠障碍　2. 月经稀发

治　　法：补益肝肾，滋阴清热，平肝潜阳

方　　药：天麻钩藤饮合天王补心丹加减

处　　方：菊花15 g，天麻15 g，牡丹皮12 g，茯苓10 g，生地黄30 g，山茱萸12 g，钩藤12 g，川芎15 g，煅赭石10 g，煅磁石15 g，石决明12 g，丹参15 g，麦冬15 g，五味子12 g，煅龙骨15 g，煅牡蛎15 g，黄芩10 g，桑叶15 g，天冬15 g，焦栀子10 g，甘草5 g，玄参10 g。7剂，水煎服，日1剂。

二　　诊（2019年2月11日）：药后卧时脑鸣缓解，仍睡后易醒。舌红、苔白略腻，脉细。上方去石决明、桑叶，加炒酸枣仁15 g、柏子仁15 g、

醋三棱10 g。7剂，水煎服，日1剂。

三　诊（2019年2月18日）：药后卧时脑鸣消失，夜寐期间醒的次数减少。舌红、苔白腻，脉沉。上方去茯苓、麦冬、五味子、天冬、焦栀子，加石菖蒲10 g、制远志10 g。7剂，水煎服，日1剂。

四　诊（2019年2月26日）：患者自述睡眠良好，偶醒1~2次，舌脉同前。守上方7剂，以巩固疗效。

按：失眠5年余，伴有夜卧时脑鸣，王老认为此患属肝肾阴虚，肝阳上亢之失眠。肝肾阴虚，阳无以敛藏而上越，扰及清空故出现脑鸣，阴虚血少致心神失养，虚火内扰致心神不安故致失眠。

治疗时王老予天麻钩藤饮合天王补心丹加减。方中重用生地黄滋阴养血；天冬、麦冬滋阴清热、养心安神；五味子养阴、宁心安神；茯苓、远志、石菖蒲宁心安神、交通心肾；玄参滋阴降火；丹参活血祛瘀；甘草为使，调和诸药；天麻味辛，性平，无毒，入肝、膀胱二经，"疗大人风热眩晕，治小儿惊悸风痫，祛诸风麻痹不仁，主瘫痪言语不遂，利腰膝，强筋力，活血脉，通九窍，利周身，疗痈肿"，王老取其疗风热眩晕、祛诸风之用，以平肝阳、息肝风；《本草经集注》记载钩藤"微寒，无毒，主治小儿寒热，十二惊痫"，故方中钩藤清肝热息风止痉；《雷公炮制药性解》中记载石决明"本水族也，宜足以生木而制阳光，故独入肝家"，王老取其平肝潜阳之功；《本草经解》中山栀"气寒，味苦，无毒，主五内邪气，胃中热气，面赤酒渣鼻，白癞赤癞疮疡，山栀气寒，禀天门冬寒之水气，入足太阳寒水膀胱经，味苦无毒，得地南方之火味，入手少阴心经，气味俱降，阴也。五内者，五脏之内也，五脏为阴，其邪气乃阳邪也，山栀苦寒清阳，所以主之。胃为阳明，胃中热气，燥热之气也，气寒，禀冬寒之水气，所以除燥热也，心主血，其华在面，面色赤，心火盛也，味苦清心，所以主之"，王老取山栀清热泻火、清心除烦之力；黄芩味苦，性平，入肺、胆、胃、大肠经，清热燥湿、泻火解毒，与栀子相伍，使肝经之热不致上扰；《本草经解》中桑叶"气寒，禀天门冬寒之水气，入足太阳寒水膀胱经，味苦甘有小毒，得地中南火土之味，而有燥湿之性"，与黄芩相配伍助以清热燥湿；菊花平肝息风，助上药以清热息风；茯苓健脾利湿，泻湿浊而降相火；川芎、丹参行气活血祛瘀；代赭石质重沉降，善镇冲逆；磁石有平肝潜阳、镇静安神之功，用于阴虚阳亢所致的烦躁不宁、心悸、失眠、头晕头痛及癫痫等症；煅龙骨、煅牡蛎平肝潜阳、镇静安神，用于神志不安、心悸失眠、惊痫、癫狂等。全方共奏补益肝肾、滋阴清热、平肝潜阳之功。二诊时患者脑鸣症状缓解，仍睡后易醒，去桑叶，石决明，加酸枣仁、柏子仁养心安神，醋三棱加强活血作用。三诊时患者脑鸣症状消失，夜寐期间醒的次数减少，舌苔仍厚腻，去茯苓、麦冬、五味子、天冬、焦栀子滋阴清热药物，加石菖蒲芳香化湿、宁心安神，加制远志宁心安神、祛痰开窍，用于心神不安、失眠、健忘等证。四诊时患者基本痊愈，继服7剂，巩固疗效。

（王丽 史圣华整理）

6. 滋补肝肾，养心安神治疗不寐（失眠）

蒋某，女，84岁，退休，呼和浩特市新城区。初诊日期：2019年3月17日。

主　　诉：失眠4个月，加重5天。

初　　诊：患者4个月前无明显诱因出现失眠，伴头晕、耳鸣、腰膝酸软，就诊于私人诊所，予艾司唑仑片1 mg，睡前口服，病情稍有改善但反复。5天前症状加重，夜间睡3个小时，伴多梦、眩晕、耳鸣、腰膝酸软，偶心慌，纳差，小便频，大便干。既往高血压30年，血压最高170/120 mmHg，口服硝苯地平缓释片20 mg/次，2次/日，血压控制尚可；糖尿病4年，口服二甲双胍缓释胶囊50 mg/次，3次/日，血糖控制在正常范围。刻下症：失眠，入睡困难，夜间易醒，伴多梦、心悸、眩晕、耳鸣、腰膝酸软，纳差，小便频数，大便无力。舌红、苔少，脉沉细弱。

中医诊断：不寐

　　　　　气阴两虚证

西医诊断：1. 失眠 2. 高血压 3. 糖尿病

治　　法：滋补肝肾，养心安神

方　　药：自拟参芪地黄汤加减

处　　方：熟地黄 20 g，牡丹皮 12 g，茯苓 12 g，山药 12 g，山茱萸 15 g，续断 15 g，杜仲 15 g，狗脊 12 g，独活 12 g，桑寄生 12 g，太子参 15 g，黄芪 12 g，天麻 12 g，钩藤 12 g，甘草 5 g，焦三仙各 15 g，鸡血藤 15 g，炒酸枣仁 30 g。7 剂，水煎服，日 1 剂。

二　诊（2019 年 3 月 23 日）：药后睡眠时间达到 4 个小时，眩晕、耳鸣、乏力均减轻，偶有心前区憋闷不适，腰仍酸困，舌红、苔白，脉沉。守上方去熟地黄、牡丹皮，加瓜蒌皮 15 g、薤白 15 g、降香 12 g。7 剂，水煎服，日 1 剂。

三　诊（2019 年 3 月 30 日）：睡眠时间可达 5 个小时，偶有眩晕，心前区不适。查多导心电图回报：ST - T 段改变（Ⅱ、Ⅲ、AVF、V2 - V5）。上方加桃仁 12 g、红花 12 g、丹参 15 g、僵蚕 12 g。7 剂，水煎服，日 1 剂。

四　诊（2019 年 4 月 6 日）：服上药睡眠较前好转，胸部不适明显减轻，见便稀，肠鸣，舌淡、苔白腻，脉细，考虑湿滞肠胃。上方去桃仁、红花、瓜蒌皮，加苍白术各 15 g、生龙牡各 15 g。7 剂，水煎服，日 1 剂。

五　诊（2019 年 4 月 12 日）：睡眠达到 6～7 个小时，余症消失。守四诊方 14 剂，以巩固疗效。随访 1 年，患者睡眠转好，上述症状未再发生。

按：不寐是以经常不能获得正常睡眠为特征的一类病证，主要表现为睡眠时间、深度的不足，轻者入睡困难，或寐而不酣，时寐时醒，或醒后不能再寐，重则彻夜不寐，常影响人们的正常工作、生活、学习和健康。患者已耄耋之年，肾阴亏虚，正如《景岳全书·不寐》云："真阴精血不足，阴阳不交，而神有不安其室耳。"肾阴精不足，精血同源，血不养心，则心神失养致不眠；腰为肾之府，肾精不足，腰府失养则腰膝酸软；脑髓失养故见头晕耳鸣。方予自拟参芪地黄汤，其由六味地黄丸加太子参、黄芪等药化裁而成。六味地黄丸滋阴补肾，滋补先天之阴以滋养他脏，加太子参、黄芪、焦三仙益气健脾助运化，使气血生化有源，肾中之阴得以不断滋养；加狗脊、独活、桑寄生温肾阳益阴，强筋骨。《雷公炮制药性解》曰："酸枣仁味酸，性平无毒，入心脾肝胆四经。主筋骨酸寒，夜卧不宁，虚汗烦渴，安和五脏，大补心脾。炒熟去皮尖研用，生者治嗜卧不休。"方中加炒酸枣仁以养肝血、益心脾，补血安心神，使肾阴得以滋养，精血来复，荣养心神，神安则寐。二诊时失眠症状好转，患者心前区憋闷不适，考虑患阴虚日久虚阳炼液生痰，痰阻脉络，胸阳被遏，加瓜蒌皮、薤白、降香理气化痰、宽胸散结通阳。三诊时心电图提示有ST-T改变，考虑患气阴两虚日久致血运无力，心血瘀阻，痰瘀互结而至，故胸前区憋闷不适，酌加桃仁、红花、丹参、僵蚕以活血养血、化痰散结、疏通心脉，使心前区不适症状缓解。四诊时睡眠较前好转，胸部不适明显减轻，出现便稀、肠鸣、舌淡、苔白腻，脉细，考虑脾胃虚弱，湿滞肠胃。去桃仁、红花、瓜蒌皮，予二术，其中白术苦甘气和，补中焦，除脾胃湿，苍术辛甘气烈，能上行，除上湿，合用燥湿健运脾胃；加生龙牡以重镇安神助眠。五诊时患者基本痊愈，继服14剂，巩固疗效，还患者神安体健。

（王丽 赵福龙整理）

7. 滋阴降火，交通心肾法治疗不寐（失眠）

李某，男，60岁，退休，呼和浩特市新城区。初诊日期：2018年3月5日。

主　　诉：失眠反复发作4个月，加重1周。

初　　诊：患者于4个月前因遇事心情急躁，出现入睡困难，每晚只睡3~4个小时，晨起乏力，经口服艾司唑仑片、右佐匹克隆片略有缓解。1周前因遇事不遂失眠加重，经人推荐，求治于王老处。既往体健。刻下症：入睡困难，伴心悸、多梦、心烦，口咽干燥，眩晕耳鸣，腰膝酸软，手足心热，纳可，大便干。舌红、少苔，脉沉细。

中医诊断：不寐

　　　　　　肾阴亏虚、心火亢盛证

西医诊断： 失眠

治　　法： 滋阴降火，交通心肾

方　　药： 六味地黄丸合交泰丸加减

处　　方： 熟地黄12 g，酒萸肉12 g，山药20 g，茯苓10 g，泽泻12 g，牡丹皮12 g，炒酸枣仁20 g，黄连6 g，肉桂5 g，焦栀子10 g，磁石12 g，川芎15 g，丹参12 g，生龙骨15 g，生牡蛎15 g，首乌藤15 g。7剂，水煎服，日1剂。

二　　诊（2018年3月12日）：药后失眠稍有缓解，大便偏干，排便不畅，舌红、少苔，脉细。上方去丹参，加大黄10 g、厚朴10 g、当归15 g。7剂，水煎服，日1剂。

三　　诊（2018年3月19日）：药后睡眠正常，每晚睡约6个小时，诸证已无。守方不变，予14剂，以巩固疗效。后随访3个月，患者睡眠良好，诸证未发。

按： 患者为六旬老年男性，失眠4个月。年老肾阴不足，阴衰于下，不能上奉于心，心火独盛，火盛扰神，水火不济，心肾失交而致心神不宁，故见入睡困难，手足心热，心悸多梦；肾阴不足，不能濡养全身，故见咽干少津、大便干；肾开窍于耳，肾阴虚无以充养，故耳鸣；肾主骨生髓，肾阴不足，故见腰膝酸软。综观舌脉，王老辨证分析为肾水亏虚，不能上济于心，心火炽盛，不能下交于肾，为心肾不交之不寐，治以滋阴泻火、交通心肾，方以六味地黄汤合交泰丸加减。方中用熟地黄、酒萸肉、山药以滋阴补肾、填精益髓，黄连清心火，肉桂引火归元。王老认为心肾不交为水亏火旺之故，水足则火自消，故在清心火同时亦应滋肾水，加之肉桂引火归元以助相火，相火旺盛则君火相得，君相合德则寐安也，也是"壮水之主，以制阳光"思想的体现。磁石、生龙牡以重镇安神，酸枣仁补益肝血益肾，首乌藤以养血清心安神。二诊时大便仍干，加大黄、厚朴清热通降，加当归养血润肠通便。

（王丽　李可园整理）

8. 益气镇惊，养血安神治疗不寐（失眠）

赵某，女，68岁，退休教师，呼和浩特市武川县。初诊日期：2019年10月18日。

主　　诉：失眠多梦3个月。

初　　诊：患者于3个月前受到惊吓后出现夜不能寐，并伴有心悸、遇事易惊，乏力，少气懒言。自服养血安神口服液未见改善，遂慕名求治于王老处。既往脑梗死病史8年（无明显后遗症）。查体：四肢活动如常，左上肢、双下肢肌力5级，右上肢肌力4级，余神经系统检查未见明显异常。心率75次/分，律齐，心脏听诊无异常。刻下症：夜不能寐，心悸，遇事易惊，少气懒言，乏力，头晕，身凉，纳呆，二便调。舌淡、苔白，脉细弱。

中医诊断：不寐

　　　　　　心胆气虚证

西医诊断：1. 失眠　2. 脑梗死

治　　法：益气镇惊，养血安神

方　　药：酸枣仁汤合安神定志丸加减

处　　方：炒酸枣仁颗粒30 g，知母颗粒8 g，黄芩颗粒8 g，黄芪颗粒15 g，党参颗粒10 g，茯神颗粒15 g，远志颗粒10 g，石菖蒲颗粒10 g，川芎颗粒10 g，焦山楂颗粒15 g，焦神曲颗粒15 g，炒鸡内金颗粒15 g，藿香颗粒15 g，甘草颗粒5 g，龙齿颗粒15 g。7剂，日1剂，早晚饭后开水冲服。

二　　诊（2019年10月25日）：药后睡眠较前明显缓解，气短、纳呆症状减轻，仍时惊悸。舌淡、苔白，脉弦细。上方加磁石颗粒20 g、珠珍母颗粒20 g、牡蛎颗粒15 g。7剂，日1剂，早晚饭后开水冲服。

三　　诊（2019年11月1日）：药后诸症缓解，睡眠基本正常，夜间可睡6～7个小时。偶有气短乏力，心悸。舌淡、苔白，脉细。继服上方7剂，巩固疗效。

四　　诊（2019年11月8日）：药后气短乏力、心悸症状消失，上方去磁石、珍珠母，继服 15 剂，以巩固疗效。随访 3 个月，患者睡眠质量较好，未见复发。

按：患者为老年女性，年迈气血衰少，使心失所养，又因受惊，心神受扰而不能寐，正如《景岳全书·不寐》中所言"无邪而不寐者，心营气不足也，营主血，血虚则无以养心，心虚则神不守舍"。王老认为阴阳气血之来源，由水谷之精微所化生，上奉于心，则心神得养，受藏于肝脏。肝胆相为表里，肝血不足，则累及胆，心胆虚怯，心神失养，神魂不安，故心悸胆怯，触事易惊。方中酸枣仁味酸入肝，养肝阴、安心神；知母清虚热、除虚烦；茯神宁心安神；川芎理血疏肝；甘草缓急柔肝。全方共奏养阴除烦、调肝安神之功，肝血足则心神得养。并予安神定志丸补益气血、镇静安神，使心之气血旺盛，神志安宁。龙齿重镇安神，以恢复五脏藏神之功能，使神有所养，神归其舍则眠安。二诊时仍有惊悸，加磁石、珍珠母、生龙牡以增强重镇安神之力。三、四诊时寐安，效不更方，以补益气血使气血充盛，寐寤自安，诸症不复发。

（王丽　陈佳整理）

（二）胸痹

1. 益气养血，通阳泄浊法治疗胸痹（冠心病、心绞痛）

侯某，男，65 岁，农民，乌兰察布兴和县。初诊日期：2017 年 12 月 29 日。

主　诉：胸痛伴心悸 2 个月，加重 2 天。

初　诊：患者 2 个月前劳累后出现心前区憋闷，隐痛不适，伴心悸，休息后症状缓解，未予重视。2 天前劳累后上症复发，无肩背放射痛，无恶心、呕吐，求治于王老门诊。既往史：关节炎病史 5 年。查体：心率 69 次/分，律齐，心音正常，各瓣膜听诊区未闻及异常血管杂音。查心电图、心梗三项，未见明显异常。心彩超示：二尖瓣少量反流，三尖瓣少量反流。刻下症：面色苍白，心前区憋闷隐痛，心悸，眠差，多梦，易惊，大便干，小便如常。舌质暗、苔白腻，脉弦细而滑。

中医诊断：胸痹

气血虚弱、痰浊阻络证

西医诊断：1. 冠心病　2. 心绞痛

治　　法：益气养血，通阳泄浊

方　　药：十全大补汤合瓜蒌薤白汤加减

处　　方：川芎10 g，当归10 g，白芍9 g，生地黄15 g，太子参15 g，茯苓15 g，白术10 g，炙甘草6 g，郁金10 g，丹参15 g，炙黄芪10 g，肉桂3 g，鸡血藤15 g，瓜蒌20 g，薤白12 g，珍珠母10 g，生龙骨15 g，生牡蛎15 g，降香12 g。7剂，水煎服，日1剂。

二　　诊（2018年1月7日）：药后诸症明显减轻，胸前区仍有隐痛，大便通畅。舌质淡、苔白，脉弦细。守上方，加檀香9 g以增强通络止痛之功。7剂，水煎服，日1剂。

三　　诊（2018年1月14日）：药后诸症除，舌脉如前。继服上方15剂以巩固疗效。

6个月后随访未见发作。

按：胸痹是指以胸部闷痛，甚则胸痛彻背，喘息不得卧为主要临床表现的一种病证，轻者仅感胸闷如窒，呼吸欠畅，重者则有胸痛，甚则心痛彻背，背痛彻心。胸痛的发生多与寒邪内侵、饮食失调、情志失节、劳倦内伤、年迈体虚等有关。王老将本病分为虚实两方面，实为寒凝、血瘀、气滞、痰浊痹阻胸阳，阻滞心脉；虚为气虚、血虚、阴伤、阳衰，心脉失养致病。

患者为老年男性，素气血亏虚，劳累后耗伤脾气，致健运失司，湿聚成痰，痰凝胸脉，痹阻胸阳发为胸痹，属以虚证为主的虚实夹杂证。方予十全大补汤合瓜蒌薤白汤加减治疗，其中四物汤补血活血养心；四君子汤健脾益气，使气血生化有源且杜绝痰湿生成；黄芪益气健脾；肉桂温补元阳，以助气血生化及温通心阳；加瓜蒌、薤白豁痰宽胸散结、通阳泄浊；郁金、降香理气活血通络止痛；丹参具有活血祛瘀、凉血消痈、养血安神之功。《本草经集注》云："丹参味苦，微寒，无毒；归心、心包、肝经。主治心腹邪气，肠鸣幽幽如走水，寒热，积聚，破癥，除瘕，止烦满，益气，养血，去心腹痼疾结气、腰脊强脚痹，除风邪留热。久服利人。"丹参为参中亦补亦泻之品，活血养血，正所谓"一味丹参，功同四物"；珍珠母、生龙牡以镇静安神；《本草经集注》曰："白芍味苦、酸，平、微寒，有小毒。主治邪气腹痛，除血痹，破坚积、寒热、疝瘕，止痛，利小便，益气。通顺血脉，缓中，散恶血，逐贼血，去水气，利膀胱大小肠，消痈肿、时行寒热、中恶、腹痛、腰痛。"此处王老用其以止痛；鸡血藤可活血通络止痛。全方共奏益气养血、通阳泄浊之功，选方精当、直达病所，效果显著。二诊时患者仍有胸痛，上方加檀香，其性温味辛，取行气温通心阳、散寒止痛之功。诸药合用使气血健旺，血脉通达，诸证自愈。

（王丽 张慧整理）

2. 疏肝理气，豁痰散结治疗胸痹（冠心病）

袁某，女，40岁，售货员，乌兰察布市集宁区。初诊日期：2019年9月20日。

主　　诉：胸闷、气短2月余，加重1周。

初　　诊：患者2个月前遇事不遂后出现胸闷、气短，休息后缓解，未予重视。1周前因心情不好后胸闷、气短症状加重，胸部胀痛，持续时间不固定，无明显后背放射痛，伴心烦易怒。既往有冠心病史3年。查心电图、心梗三项，未见明显异常。心彩超示：三尖瓣少量反流，二尖瓣少量反流，左室舒张功能减低。刻下症：胸闷痛、憋气、胁肋疼痛、肢体沉重，心烦易怒，口干，嗳气，纳呆，便干。舌淡红、苔腻略黄，脉弦滑。

中医诊断：胸痹

　　　　　　肝气郁滞、痰浊阻络证

西医诊断：冠心病

治　　法：疏肝理气，豁痰散结

方　　药：逍遥散合瓜蒌薤白半夏汤加减

处　　方：赤白芍各 15 g，醋柴胡 10 g，当归 10 g，茯苓 15 g，白术 15 g，木香 10 g，郁金 20 g，香橼 15 g，瓜蒌 15 g，薤白 15 g，丹参 15 g，麦冬 15 g，川芎 15 g，桃仁 15 g，红花 15 g，焦栀子 10 g，降香 5 g，甘草 5 g。7 剂，水煎服，日 1 剂。

二　　诊（2019 年 9 月 27 日）：胸痛减轻，心烦好转，仍气短、乏力、嗳气、便稀、腹中冷。守上方去桃仁、红花、焦栀子、赤芍，丹参改为 10 g，加党参 15 g、黄芪 15 g、焦三仙各 15 g、乌药 15 g、旋覆花 10 g。7 剂，水煎服，日 1 剂。

三　　诊（2019 年 10 月 8 日）：药后胸痹偶作，气短、乏力明显缓解，嗳气无，二便调。继服上方 10 剂巩固疗效。

按：患者胸部憋闷、胀痛伴短气，中医诊断为胸痹。患者因肝气不疏致肝气郁结，木不疏土，致脾失健运，日久气滞痰凝阻滞胸脉，痹阻胸阳致胸部憋闷疼痛，正如《杂病源流犀烛·心病源流》所说，"七情之由作心痛"，七情失调导致气血耗逆，心脉失畅，痹阻不通而发胸痹。

纵观舌脉症，辨属实证，治以疏肝理气、豁痰宽胸散结，王老予逍遥散合瓜蒌薤白半夏汤治疗气滞痰阻证。逍遥散出自宋代官方修订的《太平惠民和剂局方》，为肝郁血虚、脾失健运之证而设。肝为藏血之脏，性喜条达而主疏泄，体阴用阳。若七情郁结，肝失条达，或阴血暗耗，或生化之源不足，肝体失养，皆可使肝气横逆，胁痛、寒热、头痛、目眩等症随之而起。现代药理学研究表明，逍遥散具有抗抑郁及抗焦虑作用。《灵枢经·平人绝谷》曰："神者，水谷之精气也。"神疲食少，是脾虚运化无力之故。脾虚气弱则统血无权，肝郁血虚则疏泄不利，此时疏肝解郁固然是当务之急，而养血柔肝亦是不可偏废之法。本方既有柴胡疏肝解郁，使肝气得以调达，为君药；又有当归甘辛苦温，养血和血，白芍酸苦微寒，养血敛阴，柔肝缓急，为臣药,共奏养血柔肝之效;白术、茯苓健脾祛湿,使运化有权,气血有源;炙甘草益气补中、缓肝之急,为佐药;患者心烦易怒、胸闷气短,予木香行气止痛,郁金行气解郁;口干,心烦属肝经郁火,故加焦栀子清泻肝火。王老用瓜蒌薤白半夏汤行气解郁、通阳散结、祛痰宽胸,其中予瓜蒌理气宽胸,涤痰散结,薤白通阳散结,行气止痛,瓜蒌配薤白,既祛痰结,又通阳气,相辅相成,为治疗胸痹的常用对药;予丹参、川芎、桃红、降香以活血化瘀、行气宽胸。二诊时仍气短重,加党参、黄芪,入脾、肺经,以补中益气、健脾益肺;焦三仙以健脾助运,使脾健痰无所由生;乌药、旋覆花顺气降气,共奏健脾益肺、疏肝理气、豁痰散结之功,效果满意。

（王丽　孙博整理）

3. 补气滋阴,活血通脉法治疗胸痹（冠心病、心绞痛）

刘某,女,60岁,农民,呼和浩特市武川县。初诊日期:2019年5月6日。

主　　诉：胸部疼痛不适半年,加重1周。

初　　诊：患者半年前劳累后出现胸前疼痛不适,伴有胸闷、心悸、气短,无后背放射痛,自诉舌下含服速效救心丸5分钟后症状缓解。于内蒙古医科大学附属医院查心电图提示有心肌缺血（Ⅱ、Ⅲ、AVF）。心梗三项正常,心脏彩超示二尖瓣少量反流、三尖瓣少量反流、射血分数69%。诊断为冠心病,予复方丹参滴丸,小剂量阿司匹林片100 mg/天治疗。1周前劳累后上症加重,慕名求治于王老处。查体：心前区无隆起,心尖波动正常,叩诊心界正常,血压110/80 mmHg,心率88次/分。刻下症：胸痛、胸闷,伴心悸、气短、四肢无力、头晕、纳差、寐差、大便干。舌淡红、少苔,舌底脉络迂曲,脉细数。

中医诊断：胸痹
　　　　　　气阴两虚、痰瘀阻络证
西医诊断：1. 冠心病　2. 心绞痛

治　　法：补气滋阴，活血通脉

方　　药：自拟丹芎瓜蒌化瘀汤加减

处　　方：太子参15 g、麦冬15 g、丹参15 g、五味子12 g、桃仁15 g、红花15 g、川芎15 g、赤芍15 g、白芍15 g、当归10 g、郁金15 g、生牡蛎15 g、珍珠母15 g、降香15 g、瓜蒌10 g、薤白10 g、炒酸枣仁20 g、柏子仁20 g、炙甘草9 g、石决明15 g、炒土鳖虫10 g。7剂，水煎服，日1剂。

二　　诊（2019年5月14日）：药后胸痛胀、心慌诸症减轻，自觉双目干涩，仍乏力、汗多。上方去当归、薤白，加黄芪10 g、焦栀子10 g、菊花12 g、枸杞子10 g、天麻12 g。7剂，水煎服，日1剂。

三　　诊（2019年5月22日）：药后诸症减轻。继服上方15剂巩固疗效。

按：患者为老年女性，年过半百，脏腑之气血阴阳亏损，经络血脉瘀滞不畅，痰浊、瘀血等各种病理产物蓄积而致病，胸闷气短、四肢无力、头晕心悸、纳差、便干，皆为气阴两虚之症。心气不足，失于舒畅则胸闷气短；气血亏损不能养心及上荣故见心悸头晕；气虚无力推动则大便干结；四肢无力、纳差更是脾气不足的表现。在本病的形成和发展中，大多因实致虚，亦有因虚致实，在辨证时应一辨气血阴阳，一辨标本虚实，更要辨病情轻重缓急；治疗时应以通为补，通补结合，因本病在临床中多表现为瘀，要注重活血化瘀，最后还要注意芳香温通药的应用、注意益气化痰以及治本以补肾为主。王老在临床中总结经验，对气阴两虚兼痰瘀互结型胸痹运用丹芎瓜蒌化瘀汤治疗，效果显著。方中瓜蒌、薤白行气止痛；太子参补益肺脾之气；丹参、桃仁、红花、川芎、赤芍、白芍、炒土鳖虫活血化瘀；降香、郁金行气活血；当归养血活血、滋养心血而通心脉；五味子敛阴。诸药合用使痰化瘀行，气血旺盛，故胸痹自除。加生牡蛎、珍珠母、石决明镇静安神；炒酸枣仁、柏子仁养心安神；炙甘草养阴复脉。二诊时患者双目干涩、乏力汗多，目干故去薤白，加枸杞子、栀子、菊花养目平肝清热；乏力、汗多以气虚为主，故加黄芪补气。三诊患者好转，故上方15剂巩固疗效。

王老认为胸痹的治疗除了药物，预防调护也十分重要。首先应注意调摄精神，避免情绪波动。"七情之由作心痛"，精神情志的变化可影响到心，会对心脏产生不良的影响从而诱发心脏病变，正如《灵枢经》云："心者，五脏六腑之大主也，悲哀忧愁则心动。"其次应注意生活起居，寒温适宜。《诸病源候论》记载"痛者，风凉邪气乘于心也"，提示胸痹的发生与气候的变化密切相关，与现代学者王耀晟的研究得出的观点相一致，即"寒冷、暑热干预可导致心肌梗死基础病变个体的梗死面积扩大，心脏收缩功能和舒张功能进一步恶化，并加重心肌组织坏死及凋亡"。故王老在治疗心脏疾患时嘱患者要注意防护、注重调摄。

（王丽　史圣华整理）

4. 活血化痰，宣痹通络治疗胸痹（冠心病、心绞痛）

张某，男，38岁，个体，呼和浩特市赛罕区。初诊日期：2020年1月13日。

主　　诉：胸痛反复发作1年余，加重3天。

初　　诊：患者1年前劳累后出现心前区憋闷疼痛，伴左侧肩膀疼痛不适，休息后症状减轻，未予重视。其间因劳累反复发作，因休息后可缓解，未予系统治疗。3天前因劳累后上症又发作，求治于王老门诊。既往史：风湿性关节炎2年。查体：心率81次/分，律齐，心音正常，各瓣膜听诊区未闻及病理性杂音。查心电图、心梗三项，未见明显异常。心脏彩超示：二尖瓣少量反流，三尖瓣少量反流。刻下症：心前区憋闷疼痛，伴左侧肩膀疼痛不适，时有胃痛，常打嗝，无反酸，双膝关节酸痛，多梦易醒，二便正常。舌质暗、苔黄偏腻，脉沉弦。

中医诊断：胸痹

　　　　　　痰瘀互结证

西医诊断：1. 冠心病　2. 心绞痛

治　　法：活血化痰，宣痹通络

方　　药：血府逐瘀汤合瓜蒌薤白半夏汤加减

处　　方：桃仁15 g，红花15 g，炒僵蚕12 g，土鳖虫10 g，醋延胡索12 g，没药12 g，半夏9 g，郁金15 g，姜黄10 g，川芎15 g，瓜蒌20 g，薤白15 g，木瓜15 g，千年健15 g，丹参15 g，柴胡9 g，桔梗9 g，枳壳9 g，甘草5 g，白芍15 g，熟地黄20 g。7剂，水煎服，日1剂。

二　　诊（2020年1月20日）：药后症状明显减轻，心前区偶有隐痛，夜寐易醒。舌质淡、苔薄白，脉沉。上方去僵蚕、没药，加炒酸枣仁20 g、柏子仁20 g、龙骨15 g、牡蛎15 g、珍珠母15 g、鸡血藤15 g，以平肝潜阳、养血安神。7剂，水煎服，日1剂。

三　　诊（2020年1月27日）：药后诸症未见，守上方加黄芪10 g，太子参10 g，继服15剂，以巩固疗效。

3个月后随访未见反复。

按：患者为中年男性，体型肥胖，过食肥甘厚味，嗜烟酒，脾胃受损，聚湿生痰，痰阻气机，气血运行不畅日久致血瘀，痰阻血瘀，心脉痹阻，而成胸痹。王老治疗痰瘀互结型胸痹时，以活血化瘀、通阳散结为大法，方予血府逐瘀汤合瓜蒌薤白半夏汤加减。血府逐瘀汤出自《医林改错》，主治"胸中血府血瘀"之证。胸中为气之所宗、血之所聚、肝经循行之分野。血瘀胸中，气机阻滞，清阳郁遏不升，则胸痛、胃痛日久不愈，痛如针刺，且有定处；胸中血瘀，影响及胃，胃气上逆，故呃逆；瘀久化热，热扰心神，则心悸、失眠、多梦。舌、脉所见，皆为痰瘀互结征象。治宜活血化痰、宣痹通络。方中桃仁破血行滞而润燥，红花活血祛瘀以止痛，共为君药；白芍、川芎助君药活血祛瘀，为臣药；熟地黄、当归养血益阴，原方中为生地黄，因既往风湿疾患2年，考虑为诸痹日久肝肾阴虚，生地黄性较寒易伤阴，此处改为熟地黄。柴胡疏肝解郁、升达清阳，与桔梗、枳壳同用，尤善理气行滞，使气行则血行，以上均为佐药；桔梗并能载药上行，兼有使药之用；甘草调和诸药，亦为使药。合而用之，使血活瘀化气行，则诸症可愈，为治胸中血瘀证之良方。王老以瓜蒌薤白半夏汤宣痹化痰散结，常用于胸痹。《本草经解》载："延胡索气温，味辛，无毒，主破血，妇人月经不调，腹中结块，崩中淋露，产后诸血症，血晕，暴血冲上。"王老取其破血作用，配以没药、丹参活血止痛；郁金、姜黄疏肝行气以解郁、活血祛瘀以止痛；木瓜舒筋活络、化湿和胃；千年健祛风湿强筋骨止痛；僵蚕、土鳖虫破血逐瘀、化痰散结之力强大。全方共奏活血化瘀、通脉止痛之功，效果显著。二诊时患者心前区偶有隐痛，夜寐易醒，上方加酸枣仁、柏子仁养心肝之血以安神，加龙骨、牡蛎、珍珠母平肝潜阳，加鸡血藤养血安神，使气充血旺，血脉通畅，神有所养。三诊时加黄芪、太子参益气健脾，以益生化之源，使气血充足，则杜绝再发。诸药合用，使诸证自愈。

（王丽　徐铭整理）

（三）心悸

1. 温阳补虚，化瘀通络法治疗心悸（心律失常——病态窦房结综合征）

赵某，男，58岁，职员，呼和浩特市新城区。初诊日期：2014年11月2日。

主　　诉：心慌反复发作3年，加重3个月。

初　　诊：患者3年前受惊吓后出现心慌伴乏力、自汗，内蒙古医科大学附属医院诊断为"病态窦房结综合征"，当时心率57次/分，服用多种中西药物后症状未明显改善，亦未系统诊治。3个月前劳累后上症加重，慕名王老前来求治。查体：精神倦怠，面色㿠白，少气懒言。刻下症：心慌，偶有心前区憋闷、疼痛，乏力，自汗，下肢畏寒，纳可，寐差，大便偏稀，小便正常。舌质暗、苔薄白、舌下脉络迂曲，脉沉迟，重取无力。

中医诊断：心悸
　　　　　　　心肾阳虚、痰瘀阻滞证

西医诊断：心律失常——病态窦房结综合征

治　　　法：温阳补虚，化瘀通络

处　　　方：右归丸合血府逐瘀汤加减

方　　　药：熟地黄20 g，续断15 g，远志12 g，石菖蒲15 g，炙甘草5 g，鸡血藤15 g，桃仁15 g，红花15 g，川芎15 g，当归15 g，丹参20 g，鹿角胶6 g，菟丝子10 g，山茱萸10 g，牛膝10 g，瓜蒌20 g，薤白15 g，土鳖虫12 g，人参10 g，黄芪15 g，肉桂4 g，炮附子6 g。14剂，日1剂，早晚分服。

二　　　诊（2014年11月16日）：患者诸症缓解，仍下肢畏寒、大便稀。守上方，黄芪加至30 g，炮附子加至12 g，以益气温阳通络，再加苍术、白术各15 g以燥湿运脾止泻。继服20剂，日1剂，早晚分服。

三　　　诊（2014年12月6日）：药后心慌、心前区憋闷、疼痛等症状明显好转，守上方去炮附子。继服15剂以巩固疗效，日1剂，早晚分服。

按：心悸是患者自觉心中悸动，惊惕不安，甚则不能自主的一种病证，临床一般多呈发作性，每因情志波动或劳累过度而发作。心悸的病机不外乎气、血、阴、阳亏虚致心失所养，或邪扰心神致心神不宁而发病。病位在心，与肝、脾、肾、肺密切相关。病理性质主要有虚实两方面，虚者为气、血、阴、阳亏损，使心失所养而致心悸；实者多由痰火扰心、水饮上凌、心血瘀阻、气血运行不畅所致。王老临证治疗本病时特别重视辨病与辨证相结合，认为功能性心律失常多由自主神经功能失常所致，临床以快速型多见，辨证多为气阴两虚，心神不宁；而缓慢型心律失常病机主要为心气虚弱，推动气血运行无力，肾阳不足，不能助心阳搏动，故治疗时以补心气、温肾阳为法。患者年近六旬，肾气本衰，加之惊吓而诱发此病。恐则气下伤肾，肾阴受损，久则损及肾阳，不能助心阳搏动，则见心慌、心神不宁；日久暗耗心血，血运无力久而成瘀，心失于濡养，则见心前区憋闷、疼痛；肾阳虚，脾失温煦，故见乏力自汗，下肢畏寒；水谷不化，则见大便稀溏。综合患者舌暗、苔薄白，脉沉迟、重取无力，辨证为心肾阳虚。心脾肾阳虚日久，因虚致实，出现痰凝血瘀阻滞胸脉，使病情更加复杂、虚实夹杂。

王老予右归丸合血府逐瘀汤温阳散寒，活血化瘀使阳气旺盛，运化有力，血运通畅诸证自愈。右归丸为温补肾阳的常用方，用于肾阳不足、命门火衰诸证的治疗。明代张介宾在《景岳全书》中记载右归丸主治"元阳不足，先天禀衰，以致命门火衰，不能生土，而为脾胃虚寒，或寒在下焦，而水邪浮肿，或阳衰无子等证"。上方中肉桂、附子辛甘大热，温补肾阳命门，肉桂还可散寒止痛、引火归元，鹿角胶温肾阳、益精血，三药配合温补肾阳，填精益髓，共为君药；菟丝子、山茱萸补肾阳、益阴精，兼能固精止遗；重用熟地黄补血滋阴、益精填髓，阴阳双补；当归补血活血、散寒止痛。诸药合用，共奏温补肾阳、填精止泻之功。血府逐瘀汤出自《医林改错》，具有活血祛瘀、行气止痛之功，主治诸症皆为瘀血内阻胸中、气机郁滞所致，即王清任所称"胸中血府血瘀"之证，由桃红四物汤合四逆散加减组成。以桃仁、红花、川芎、牛膝活血祛瘀而通血脉；生地黄易为熟地黄，与当归补血调肝，活血而不耗血伤阴。患者无肝郁化火之征，故原方去柴胡、枳壳。患者气虚，加人参、黄芪益脾气，使生化有源；远志、石菖蒲等交通心肾；土鳖虫加强活血化瘀之力；瓜蒌、薤白豁痰温阳散结。诸药合用，共奏温通心肾、活血化痰之功。二诊时加大黄芪、炮附子的量以增强益气温阳之力，予苍术、白术以燥湿运脾。辨证准确，遣方用药精当，效果显著。三诊时去炮附子，继服 15 剂巩固疗效。

（王丽　莫日根整理）

2. 疏肝解郁，益气养血治疗心悸（心律失常——室性早搏）

项某，女，48 岁，银行职员，呼和浩特市赛罕区。初诊日期：2019 年 6 月 14 日。

主　　诉：心慌、气短反复发作 5 年，加重 1 周。

初　　诊：患者 5 年前与人吵架后出现心慌、气短，伴头晕，就诊于呼和浩特市第一医院，行心电图、血化验等检查，诊断为室性早搏、缺铁性贫血。屡经中西药物治疗，效果不佳。1 周前情绪激动后上症加重，慕名前来就诊。既往否认高血压、糖尿病等病史。刻下症：神疲乏力，少气懒言，心慌频作，气短，嗳气则舒，食少难寐，神疲乏力，头晕，大便偏稀。舌淡、苔白，脉弦细。

中医诊断：心悸

　　　　　　肝郁气滞、心脾两虚证

西医诊断：1. 心律失常——室性早搏　2. 缺铁性贫血

治　　法：疏肝解郁，益气养血

方　　药：逍遥散合归脾汤加减

处　　方：当归 10 g，赤白芍各 15 g，醋柴胡 9 g，茯苓 15 g，白术 15 g，郁金 15 g，丹参 15 g，瓜蒌 15 g，薤白 12 g，天麻 12 g，桃仁 15 g，红花 15 g，川芎 15 g，炙甘草 5 g，黄芪 15 g，红参 8 g，茯神 30 g，远志 10 g，炒酸枣仁 15 g，木香 9 g，龙眼肉 10 g。7 剂，水煎，日 1 剂，早晚温服。嘱患者多食瘦肉及绿色蔬菜。

二　　诊（2019 年 6 月 21 日）：患者服药后心慌得减，气短稍畅，仍胸憋不适，守上方加香橼 12 g，以增强疏肝解郁之功。继服 7 剂，水煎，日 1 剂，早晚温服。

三　　诊（2019 年 7 月 2 日）：药后病情改善，纳增，寐安，守上方调治以巩固疗效。继服 15 剂，水煎，日 1 剂，早晚温服。

随访，诸症已除，心电图示窦性心律，大致正常心电图，随访 1 年未发。

按：室性早搏即心室期前收缩，是一种常见的心律失常，是指希氏束分叉以下部位过早发生的、提前使心肌除极的心搏。室性早搏常见症状是胸闷、心悸，有心脏停跳感，部分患者还伴有乏力、头晕的症状。很多患者发生室性早搏时可以没有任何症状，而且是否有症状或者症状的轻重程度跟室性早搏的多少并没有明显关系。室性早搏的发生可见于正常人，也可见于各种心脏病的患者，如冠心病、高血压心脏病、心肌炎、心肌病、风湿性心脏病以及二尖瓣脱垂等。治疗时首先根据患者室性早搏的类型、症状及其原有心脏病做全面了解，然后根据不同临床症状决定是否给予治疗及采取相应治疗。症状严重者，抗心律失常药物疗效不佳，或不能耐受药物治疗，且无明显器质性心脏病，可考虑导管射频消融治疗。室性早搏属中医的"心悸"范畴。中医对于此类无器质性心脏病的心律失常的治疗有显著优势。王老以为，心者，君主之官，神明出焉，与精神活动密切相关。若情志不遂，肝郁抑脾，健运失司，则营阴受损，心失所养，神失所藏，致心悸不宁。患者因情志不遂，肝郁气滞，抑脾以致脾失运化，心营受损，失于濡养，则见心悸、气短、嗳气则舒、寐差等；脾失运化，清阳不升，清窍失养，可见头晕、神疲乏力、纳少等症；脾失于运化，清阳不升，浊阴不降，可见大便偏稀等症。治以疏肝健脾、益气养血之逍遥散合归脾汤加减，使肝气调达，气机舒畅，令脾土健运，精微得以输布，营血得以充盈。方中醋柴胡、郁金、香橼等疏肝解郁；投以当归、赤白芍、丹参、郁金、川芎等疏肝和血、行气通络，以增强解郁疏肝之功；黄芪、红参益气养阴；瓜蒌、薤白通阳泄浊。诸药合用，共奏解郁疏肝、益气养血之功。

王老在临证治疗本类疾病时，重视顺应肝的生理特性，疏肝解郁的同时，配伍柔肝养肝、化瘀散结之品，如当归、白芍、川芎、桃仁、红花等。此外在疏肝解郁的同时，投以健脾助运化之品，以防肝病必传脾之变。并且，王老治疗此类病时注重情绪疏导，在诊病处方后，嘱患者戒忧郁、畅情怀，使心境怡然，肝木调达，气机通畅，而心悸自宁，久恙能安。

（王丽　史圣华整理）

3. 健脾益气，养血安神法治疗心悸（心律失常——快速房性阵发性期前收缩）

李某，男，32岁，职员，呼和浩特市新城区。初诊日期：2018年3月20日。

主　　诉：心悸，气短反复发作3年，加重伴失眠2周。

初　　诊：患者3年前大汗后出现心悸，气短，劳累后加重，伴神疲乏力、头晕，于内蒙古医科大学附属医院检查，诊断为快速房性阵发性期前收缩，口服倍他乐克12.5 mg/次，2次/天，可缓解，此后每遇劳累上症加重。

2周前因搬家劳累上症加重，伴乏力、失眠。12导联心电图示窦性心律，肢导低电压。24小时动态心电图示快速短阵性房早。心脏彩超正常。颈、腰椎CT示C5—6椎间盘突出、L4—5椎间盘突出伴狭窄。刻下症：心悸，气短，劳累后加重，头晕，失眠，夜间不易入睡，倦怠乏力，食少纳呆，二便正常。舌淡红、苔薄，脉细弱。

中医诊断：心悸

　　　　　　心脾两虚证

西医诊断：心律失常

　　　　　　快速房性阵发性期前收缩

治　　法：健脾益气，养血安神

方　　药：归脾汤加减

处　　方：太子参10 g，白术15 g，黄芪10 g，当归10 g，炙甘草10 g，茯神15 g，远志12 g，炒酸枣仁15 g，龙眼肉10 g，生地黄15 g，牡丹皮10 g，茯苓10 g，山茱萸15 g，龙骨15 g，牡蛎15 g。7剂，水煎，日1剂，分2次温服。

二　　诊（2018年3月27日）：药后上症缓解，自觉偶有头痛。舌淡、苔白略腻，脉细滑。继续予原方，加磁石15 g、天麻10 g、苍术10 g。7剂，水煎，日1剂，分2次温服。

三　　诊（2018年4月3日）：上症减轻，自觉下肢乏力，偶有心慌头晕。舌淡、苔白，脉细。守上方加杜仲15 g、牛膝10 g。7剂，水煎，日1剂，分2次温服。

四　　诊（2018年4月11日）：心悸、气短好转，现尿频，自觉身冷。舌淡、苔白，脉细。加狗脊15 g、覆盆子10 g、肉桂3 g。7剂，水煎，日1剂，分2次温服。

五　　诊（2018年4月19日）：病情好转，仍觉身微冷。继服上方14剂巩固疗效。

按：心律失常是指心脏激动的起源、频率、节律及激动的传导途径和速度等某一方面的异常，常见于各种器质性的心血管疾病，可单独发病，也可与其他的心血管疾病伴发。一般来说，临床上用的分类方法主要以患者是否出现传导异常现象为依据，按其发生原理分为冲动形成异常和冲动传导异常两大类，包括窦性心律失常、异位心律、生理性干扰及房室分离、传导阻滞等病理性冲动传导异常、房室间传导途径异常（预激综合征）。按照心律失常发生时心率的快慢，又可将其分为快速性心律失常与缓慢性心律失常两大类。根据心律失常的具体情况，选择不同的治疗方案。而祖国医学中心律失常统属"心悸"范畴，认为是因外感或内伤，致气血阴阳亏虚，心失所养；或痰饮瘀血阻滞，心脉不畅而发病。

本案中，伤寒邪气在表当以汗解，如汗不得法或汗之太过，都能导致心悸。汗为心之液，过汗损伤心液，以致血气衰微。血液既不能充盈脉管，更不能养心以主血脉。心脏本身无力推动血脉依次前进，又加邪气所阻隔，营血亏虚，心失所养，真气内馁，则宫城震惊，脏神不宁，所以心动悸。患者因发汗后心血亏耗，心失所养则出现此证，后又未及时治疗，日久耗伤气血致气血两虚，出现心脾两虚、血不养心之证，故临床见心悸、失眠、乏力、纳呆等症。以健脾益气、养血安神为法，治疗予归脾汤加减。方中以太子参、黄芪、白术、炙甘草甘温之品健脾气、益心气，使气旺而血生；当归甘温补血养心；茯神、酸枣仁、远志宁心安神，诸药配伍，使血足则神有所舍，血旺则气有所依；配伍生地黄、山茱萸滋补肝肾、益血之源；龙骨、牡蛎重镇安神。二诊时患者上症缓解，但自觉头痛，故加磁石重镇安神、天麻祛风通络止痛、苍术祛风胜湿止痛。三诊时患者下肢乏力，予原方加杜仲以补肝肾、强筋骨，加牛膝引药下行、通络止痛。四诊时心悸、气短好转，尿频，自觉身冷，上方加狗脊、肉桂、覆盆子温补阳气，滋补肝肾，使肝肾足，气血盛，则心神得以濡养，气血运营通畅，诸证自愈。五诊时仍怕冷，继服14剂，巩固疗效，后随访上症均消。

（王丽　莫日根整理）

4. 清肝泄热，化湿和营治疗心悸（心脏神经症）

张某，男，45 岁，个体经营者，呼和浩特市赛罕区。初诊日期：2018 年 4 月 23 日。

主　　诉：心慌，伴自汗、盗汗，反复发作 5 年，加重 5 天。

初　　诊：患者 5 年前饮食辛辣后出现心慌，伴自汗、盗汗，活动后上症稍减轻，自行口服清火类药物，症状有所改善，未予重视。其间上症反复发作，于内蒙古医科大学附属医院诊断为心脏神经症，因未影响正常生活，无系统诊治。5 天前患者饮酒后上症加重，遂慕名而来求治。刻下症：神气不足，面色赤，精神倦怠，心悸，伴自汗、盗汗，情绪烦躁，口苦，咽痛，咳嗽黄痰，大便偏干，小便色黄。舌红、苔黄腻，脉弦数。

中医诊断：心悸

　　　　　　　肝胆湿热证

西医诊断：心脏神经症

治　　法：清肝泄热，化湿和营

方　　药：龙胆泻肝汤加减

处　　方：龙胆草颗粒 10 g，焦栀子颗粒 10 g，黄芩颗粒 10 g，生地黄颗粒 15 g，柴胡颗粒 5 g，车前子颗粒 12 g，当归颗粒 15 g，桑叶颗粒 12 g，麦冬颗粒 15 g，陈皮颗粒 12 g，半夏颗粒 10 g，甘草颗粒 5 g，芡实颗粒 15 g，金樱子颗粒 15 g，薏苡仁颗粒 15 g，芦根颗粒 15 g，山豆根颗粒 10 g。7 剂，日 1 剂，早晚开水冲后温服。

二　　诊（2018 年 5 月 3 日）：药后心悸、自汗减轻，大便偏稀，舌脉同前。守上方去龙胆草、黄芩，加石榴皮 12 g、生白芍 15 g、苍术 15 g，以滋阴敛汗、燥湿止泻。上方继服 7 剂，日 1 剂，早晚开水冲后温服。

三　　诊（2018 年 5 月 10 日）：药后心悸、自汗、盗汗改善，大便正常，现症见自汗，右胁下痛，舌脉同前。守二诊方加桃仁 15 g、红花 15 g、川芎 15 g、醋鳖甲^{先煎} 20 g，以化瘀软坚、通络止痛。继服 7 剂，日 1 剂，早晚开水冲后温服。

四　诊（2018年5月17日）：诸症缓解。效不更方，守上方继服7剂以巩固疗效，日1剂，早晚开水冲后温服。

随访1年，患者诸症基本消失，饮食规律，作息健康。

按：心脏神经症是指以心血管疾病有关症状为主要表现的临床综合征。大多数发生于中、青年，女性多于男性，尤其见于更年期女性，临床上无器质性心脏病的证据。事实上近年来认识到心血管疾病可以和精神心理问题共存，两种疾病互为因果并且相互影响。这类患者临床症状多变，临床表现不典型，且缺乏内在联系，如心悸、心前区疼痛、呼吸困难、失眠、焦虑、头晕、多汗等症状。西医治疗以心理治疗为主、药物治疗为辅，而中医对此类疾病的治疗有较大的优势，且疗效突出。

患者平素性情急躁、易焦虑，且嗜食辛辣肥甘之品，损伤脾胃，脾失健运，酿生痰浊，日久蕴热化火，痰火扰心而致心悸；湿热内生，邪热郁蒸逼津液外泄，可见自汗、盗汗；痰热蕴肺，肺失宣降，见咳嗽痰黄；湿热下注，可见小便色黄；肠道津液耗伤，可见大便干；素体情绪急躁、焦虑，肝失疏泄，日久化火，可见面赤、口苦、咽痛等症。综合舌、脉，辨证为肝胆经湿热之邪扰心神，故治疗时以清肝泄热、化湿和营为法。方中龙胆草、黄芩、焦栀子、柴胡等清肝泄热，车前子、陈皮、半夏、薏苡仁等除湿热，当归、生地黄等滋阴养血和营，并予芡实、金樱子等敛阴止汗，桑叶、芦根等以清上焦郁热。诸药合用，共奏清肝泄热、化湿和营之效，使得阴平阳秘，诸症自除。

王生义教授根据多年临床经验认为，心脏神经症以热居多，包括实热、虚热等，故治疗时或泻实热，或清虚热，并根据不同脏腑热盛之证，分别予清心、清肺、清肝、清胃等，同时在辨证的基础上酌情配伍解郁、除湿、益气、养血等药物。对于虚实夹杂者，宜攻补兼施。在用药物治疗的同时辅以心理疏导，嘱患者保持精神愉快，避免思虑过度，并应加强体育锻炼，劳逸结合，少食辛辣厚味，是预防心脏神经症的重要措施。

（王丽　史圣华整理）

第六章 肝胆病

一、概述

肝位于腹部，横膈之下，右胁之内。肝为魂之处，血之藏，筋之宗。肝开窍于目，主筋，其华在爪，在志为怒，在液为泪。肝在五行属木，主动，主升。肝的主要生理功能是主疏泄和主藏血。肝主疏泄，性喜条达而恶抑郁；肝藏血，具有贮藏和调节血液的功能，肝血充足，机体血脉充盈，行走全身，濡养筋脉爪甲，使人能活动自如。胆与肝相连，附于肝之短叶之间；肝和胆又有经脉相互络属，而为表里。胆者，中精之腑，内藏清净之液，即胆汁。胆的主要生理功能是贮存和排泄胆汁。胆汁味苦，色黄绿，由肝之精气所化生，汇集于胆，泄于小肠，以助饮食物消化。其气以通降为顺，具腐熟水谷之功。胆居六腑之首，又隶属于奇恒之腑。胆汁的化生和排泄由肝的疏泄功能控制和调节，若肝的疏泄功能正常，则胆汁排泄畅达，脾胃运化功能健旺。

肝胆生理上互相联系，病理上相互影响。肝经属肝络胆，肝胆相为表里，胆病可以及肝，肝病可以及胆，最终致肝胆同病。肝胆的病理表现主要是气机的调畅、血液的贮藏调节和胆汁疏泄功能的异常。肝为刚脏，喜条达而恶抑郁，疏泄失调，气机郁结，则为肝气；郁而化火，则为肝火；气虚阳亢，则为肝阳；阳亢化风或热极生风，则为肝风。肝气、肝火、肝阳、肝风四者同源而异流，在病变过程中，每多兼夹或相互转化。肝体属阴，阴血不足，肝失濡润，可致气郁络滞；阴血亏虚，阴阳失调，可引起阳亢风动。肝气失疏，络脉失和，则为胁痛；风阳上扰，或阴血不承，则致头痛、眩晕；风阳暴升，夹痰夹瘀，气血逆乱，上冲于脑，则为中风；肝郁气滞，痰瘀互结，颈前喉结两旁结块肿大，则为瘿病。疟邪伏于少阳，出入营卫，邪正相争，发为疟疾。

　　肝胆与其他脏腑在生理、病理上亦相互联系、相互影响。心主血，肝藏血。人体的血液，生化于脾，贮藏于肝，通过心以运行全身。心之行血功能正常，则血运正常，肝有所藏；若肝不藏血，则心无所主，血液的运行必致失常。肺与肝的关系，表现在气机的调节方面。肺主降而肝主升，二者相互协调，对于全身气机的调畅是一个重要的环节。若肝升太过，或肺降不及，则多致气火上逆，可出现咳逆上气，甚则咯血等病理表现，称为"肝火犯肺"。若肺失清肃，燥热内盛，亦可影响及肝，肝失调达，疏泄不利，则在咳嗽的同时，出现胸胁引痛胀满、头晕、面红目赤等症。肝藏血而主疏泄，脾统血而主运化，且为气血生化之源。肝脾两脏的关系，首先在于肝的疏泄功能和脾的运化功能之间的相互影响。脾的运化有赖于肝的疏泄，肝的疏泄功能正常，则脾的运化功能健旺。若肝失疏泄，就会影响脾的运化功能，从而引起肝脾不和的病理表现，可见精神抑郁、胸胁胀满、腹胀腹痛、泄泻便溏等症。脾胃湿热郁蒸，胆热液泄，则可形成黄疸。肝失疏泄，导致胆汁排泄不利，影响脾胃的运化功能，可出现胁下胀满疼痛、食欲减退、腹胀、便溏等症；若胆汁上逆，则可见口苦、呕吐黄绿苦水；胆汁外溢，则可出现黄疸。肝肾之间关系极为密切，有"肝肾同源"之说。肝藏血，肾藏精，藏血与藏精之间的关系，实际上是精和血之间存在着相互滋生和相互转化的关系。血的化生有赖于肾中精气的气化，肾中精气的充盛亦有赖于血液的滋养。所以说精能生血，血能化精，称为"精血同源"。在病理上，精与血的病变亦常相互影响。如肾精亏损可导致肝血不足，反之，肝血不足也可引起肾精亏损。肾阴不足可引起肝阴不足，阴不制阳而导致肝阳上亢，称为"水不涵木"；如肝阴不足，可导致肾阴的亏虚，而致相火上亢。反之，肝火太盛也可下劫肾阴，形成肾阴不足。

二、王生义教授肝胆病学术思想

肝胆病包括中医的肝着、胁痛、黄疸、积聚、鼓胀、头痛、眩晕、中风、瘿病、疟疾等,相当于现代医学中的急慢性肝炎、胆囊炎、肝胆结石、肝硬化、肝癌、脂肪肝、高血压等病。王生义教授在临床治疗肝胆病方面经验丰富、疗效显著。其临证经验有:风为百病长,治病先治风,风去病自安;乙癸同源,肝肾同治;胁痛多由气滞生,疏肝解郁贯始终。

(一)风为百病长,治病先治风,风去病自安

《素问·骨空论》曰:"黄帝问曰:余闻风者百病之始也,以针治之奈何?"《素问·风论》曰:"故风者百病之长也,至其变化,乃为他病也,无常方,然致有风气也。"又曰,"以春甲乙伤于风者为肝风,以夏丙丁伤于风者为心风,以季夏戊己伤于邪者为脾风,以秋庚辛中于邪者为肺风,以冬壬癸中于邪者为肾风。"《素问·至真要大论》岐伯曰:"诸风掉眩,皆属于肝。"《素问·阴阳应象大论》曰:"东方生风,风生木,木生酸,酸生肝,肝生筋,筋生心,肝主目。"张仲景《金匮要略·脏腑经络先后病脉证第一》云:"夫人禀五常,因风气而生长,风气虽能生万物,亦能害万物,如水能浮舟,亦能覆舟。若五脏元真通畅,人即安和,客气邪风,中人多死。"《伤寒论》第10条云:"风家表解而不了了者,十二日愈。"隋代巢元方《诸病源候论·卷一 风病诸候上》曰:"中风者,风气中于人也。风是四时之气,分布八方,主长养万物。从其乡来者,人中少死病;不从其乡来者,人中多死病。其为病者,藏于皮肤之间,内不得通,外不得泄。其入经脉,行于五脏者,各随脏腑而生病焉。"清代叶天士在《临证指南医案》中言"内风乃身中阳气之变动",人身之中,五脏六腑皆有阳气生化运行不息,五脏六腑之阳气亢逆变动皆能化生内风。外感六淫,风淫为始,风邪为外感疾病初起的主要邪气。风邪无孔不入,表里内外均可遍及,侵害不同的脏腑组织,可变生多种

病证。

王老认为，仲景标明"风家"，其意在于彰显病家旧疾之体，不但易感外邪，且感邪后传变多端。风邪为六淫病邪的主要致病因素，凡寒、湿、燥、热诸邪多依附于风而侵犯人体，如外感风寒、风热、风湿等，所以风邪常为外邪致病的先导。"风为百病之长"，包括"外感病之长"和"内伤杂病之长"，既包括外风亦包括内风，临证应辨别外风、内风。肝为风木之脏，肝木旺，则风气甚。肝与各脏腑功能之间关系密切，各种原因导致的脏腑气血阴阳失衡，如素体肝旺、脾胃受损、气血亏虚、肝肾不足等因素均可导致肝的生理功能出现障碍，"肝风"升动，使清窍不宁而发眩晕，临证见眩晕、头昏目胀、天旋地转、肢体震颤等。

王老认为，风邪为眩晕的首发致病因素，在治疗中当以祛风为要，在选方用药时要善用治风之药，如平肝息风、柔肝息风、化痰息风、通络息风等，在辨证论治基础上加用对药天麻、磁石以平肝息风，效果明显。天麻味甘，性平，入肝经，有平抑肝阳、息风止痉、祛风通络之功，治肝风内动，无论寒热虚实皆可，且能祛风止痛。磁石味咸，性寒，入心、肝、肾经，有镇惊安神、平肝潜阳、聪耳明目、纳气平喘之功，既能平抑肝阳，又能资肾补阴。治疗胁痛、黄疸、鼓胀等病时，在辨证处方中加用祛风药亦可提高疗效。

（二）邪之所凑，其气必虚——无虚不作眩

仁者见仁，智者见智，眩晕的病因病机有主虚、主风、主火、主痰诸说。《素问·评热病论》曰："邪之所凑，其气必虚。"《灵枢经·口问》曰："凡此十二邪者，皆奇邪之走空窍者也。故邪之所在，皆为不足。故上气不足，脑为之不满，耳为之苦鸣，头为之苦倾，目为之眩。"《素问·刺热法论》云："不相染者，正气存内，邪气可干，避其毒气，天牝从来，复得其往，气出于脑，即不邪干。"《金匮要略·痰饮咳嗽病脉证并治第十二》曰："心下有支饮，其人苦冒眩，泽泻汤主之。"而《丹溪心法·头眩》中强调"无痰不作眩"，《景岳全书》认为"眩运一证，虚者居其八九，而兼火兼痰者，不过十

中一二耳"。

王老临证多年，发现眩晕虚证为多，五脏亏虚均可导致眩晕；肝主藏血、主疏泄，血属阴，肝脏体阴而用阳，肝病以肝阴虚而肝阳偏亢为主。肝阴不足则头目失养而头晕眼花，阴不制阳则肝阳偏亢，风阳上扰清窍出现头晕目眩。肾藏精，主生髓，脑为髓海，肾精充则髓海得养。先天禀赋不足、后天失养或劳伤过度等，均可导致髓海空虚而头晕目眩。脾主运化、主升清，为气血生化之源，脾气充足则清阳之气上输头面。脾气亏虚则清阳不升，精微不得滋养头目而眩晕。心主血脉，若心阳亏虚化生不足，血虚不能上养清窍则头晕眼花。肺朝百脉，主气之生成与运行，肺气虚则清气不能正常上升而出现头晕眼花。王老临床治疗眩晕多采用补法，或补肝肾之阴，或补气血之虚，临证多使用自拟地葛定眩汤或六味地黄汤，往往能取得良效。王老临证时反复强调，即使对于辨证为虚中夹实者，泻实之药亦不可过量，"少少与之即可，且中病即止"。

（三）乙癸同源，肝肾同治

《素问·阴阳应象大论》云"北方生寒，寒生水，水生咸，咸生肾，肾生骨髓，髓生肝，肾主耳"，揭示了肝肾两脏之间相互联系、相互影响的密切关系。唐代孙思邈《千金要方》指出下焦病的治疗应"热则泻于肝，寒则补于肾"。宋代《圣济总录》对肾肝虚眼黑暗有相关论述，"论曰天一生水，在脏为肾，天三生木，在脏为肝，肾藏精，肝藏血，人之精血充和，则肾肝气实。上荣耳目，故耳目聪明，视听不衰，若精血亏耗，二脏虚损，则神水不清，瞻视乏力，故令目黑暗"。北宋钱乙《小儿药证直诀》指出"肝有相火，有泻而无补；肾有真水，有补而无泻"。吴鞠通《温病条辨》指出"盖少阴藏精，厥阴必待少阴精足而后能生，二经均可主以复脉者，乙癸同源也"。明代李中梓《医宗必读》云："肾应北方壬癸，于卦为坎，于象为龙，龙潜海底，龙起而火随之。肝应东方甲乙，于卦为震，于象为雷，雷藏泽中，雷起而火随之。泽也，海也，莫非水也，莫非下也，故曰乙癸同源。东方之木，无虚不可补，补肾即所以补肝；北方之水，无实不可泻，泻肝即所以泻肾。至乎春升，龙不现则雷无声，及其秋降，雨未收则龙不藏。但使龙归海底，必无迅发之雷；但使雷藏泽中，必无飞腾之龙。故曰：肾肝同治。"清代陈士铎《石室秘录》："至于肝为木脏，木生于水，其源从癸，火以木炽，其权挟丁，用热不得远寒，用寒不得废热，古方治肝之药，寒热配用，反佐杂施，职此故也。"

王生义教授临证发现，眩晕可见肝肾阴虚证、肝阳上亢证、气血亏虚证、痰浊中阻证、瘀血阻窍证。在老年患者中，因其年事已高，或久病多病，肾精不足，摄纳无权，致阴虚阳亢，故老年性眩晕以肝肾阴虚证为多。肝属木，肾属水，乙癸同源，肝阳之木，唯水以生。水生木，肾为肝之母，肾藏精，精化血。肝藏血，血生精，血之源头在乎肾，精之源头在乎肝，肾精、肝血互生互用。肝肾同寄相火，肝血充养依赖肾精转化濡养，在肝的疏泄作用下，先天之肾精方能得以颐养。肾阴不足、肝失滋养可引起肝阴不足、肝阳偏亢，即"水不涵木"的症状，临证多见头晕眼花、腰膝酸软、五心烦热、少寐多梦等症。反之，肝阳久亢，销铄阴精，亦可加重肾阴虚损，出现头痛、眩晕、腰膝酸软等症。临证治疗若注重乙癸同源、肝肾同治、补益肝肾等原则，往往可取得良好的效果。

（四）胁痛多由气滞生，疏肝解郁贯始终

胁痛是指因络脉闭阻或络脉失养，引发以一侧或两侧胁肋疼痛为主要表现的病证。胁痛之病因有外感与内伤两大类，以内伤者为多，主要责之肝胆。《古今医鉴·胁痛》曰："胁痛者……治之当以散结顺气，化痰和血为主，平其肝而导其气，则无有不愈矣。"

胁痛基本病机可分为"不通则痛"及"不荣则痛"两类。病理性质有虚实之分。王老临证发现，胁痛初病在气，气为血帅，气行则血行，气滞日久，血行不畅，病变由气滞转为血瘀，或气滞血瘀并见，日久可转为虚证或虚实夹杂证。王老临证发现，胁痛初病尤以肝郁气滞者居多，以胁肋胀痛，走窜

不定，与情志变化有关，胸闷气短，饮食减少，嗳气频作，苔薄，脉弦为主要临床表现。治疗上多以通为主，在理气、化瘀、清热、利湿、滋阴的同时，疏通肝气，提高疗效。临床常以逍遥散、柴胡疏肝散为主方，辨证论治，加减变化，可获良效。

（李玉洁　莫日根整理）

三、临证医案

（一）胁痛

1. 疏肝解郁，理气止痛治疗胁痛（更年期综合征）

赵某，女，47岁，职员，呼和浩特市玉泉区。初诊日期：2018年1月20日。

主　　诉：胁痛反复发作半年余，加重3天。

初　　诊：患者半年前生气后出现两胁肋胀痛、嗳气，情绪平复后缓解，未予重视及治疗。此后症状反复发作，每遇情绪激动即加重，休息后缓解。3天前与人争执后上述症状再发加重，伴有纳呆、脘腹胀满，求治于王老处。既往体健。查体：腹部平软，无压痛及反跳痛。行肝胆胰脾彩超，未见明显异常。刻下症：胁肋胀痛，走窜不定，胸闷，脘腹胀满，纳呆，时有小腹疼痛，大便干结。舌红、苔白，脉弦。

中医诊断：胁痛
　　　　　　肝郁气滞证

西医诊断：更年期综合征

治　　法：疏肝解郁，理气止痛

方　　药：自拟疏肝理气汤加减（胁痛1号方）

处　　方：当归12 g，赤芍12 g，白芍12 g，柴胡12 g，茯苓15 g，白术

15 g，木香 10 g，半夏 10 g，郁金 10 g，川楝子 5 g，延胡索 15 g，乌药 12 g，荔枝核 15 g，香附 12 g，厚朴 10 g，莱菔子 10 g，枳壳 10 g，槟榔 10 g。7 剂，水煎，日 1 剂，早晚温服。

二　　诊（2018 年 1 月 27 日）：胁肋胀痛、胸闷基本缓解，食欲明显好转，偶有餐后脘腹胀，小腹疼痛缓解，大便基本正常。舌红、苔白、脉弦。继服上方 7 剂巩固疗效，症状完全缓解。

按：胁痛是以胁肋疼痛为主要表现的一种肝胆病证。胁，指侧胸部，为腋下至第十二肋骨部位的统称。在导致胁痛的诸多病因中，情志因素占有较大的比重。若情志不舒，或抑郁，或暴怒气逆，均可导致肝脉不畅，肝气郁结，气机阻滞，不通则痛，发为胁痛，如《金匮翼·胁痛统论》说："肝郁胁痛者，悲哀恼怒，郁伤肝气。"治疗以疏肝理气为主，久治不愈者加活血化瘀之品。方中柴胡疏肝解郁；当归理气补血活血；白芍养血柔肝、缓急止痛；茯苓、白术、半夏燥湿健脾和中；木香、郁金、香附、川楝子加大理气之功；枳壳理气宽中；莱菔子下气消食；乌药、荔枝核理气止痛；患者便秘腹痛，用厚朴、槟榔等药以通便；肝气郁结，日久有化火、伤阴、血瘀之变，加用赤芍清肝泻火、散瘀止痛；延胡索理气活血止痛。诸药合用则肝气条达，胁痛缓解，大便自通，诸症痊愈。

（李玉洁　李凯整理）

2. 疏肝解郁，健脾和胃治疗胁痛（肝癌）

刘某，女，67 岁，退休，呼和浩特市新城区。初诊日期：2016 年 6 月 5 日。

主　　诉：右胁下疼痛 3 个月。

初　　诊：患者 3 个月前劳累后出现右胁下疼痛不适，为持续性隐痛，伴有胸闷不舒、嗳气、纳差。上腹部 CT 提示肝 Ca。既往史：8 年前在内蒙古自治区人民医院行卵巢癌手术（术式不详）。查体：右上腹胁下可触及一包块，质硬，活动度差。刻下症：面色不华，右胁下疼痛，胸闷不舒，周身乏力，纳呆食少，大便干，小便正常。舌暗、苔白，脉弦细。

中医诊断：胁痛

　　　　　　　肝郁血虚脾弱证

西医诊断：肝癌

治　　法：疏肝解郁，健脾和胃

方　　药：逍遥散加减

处　　方：柴胡10 g，当归10 g，赤芍15 g，白芍15 g，茯苓15 g，白术12 g，郁金15 g，代赭石15 g，竹茹15 g，木香10 g，砂仁10 g，半夏10 g，焦三仙各15 g，鸡内金15 g，炒莱菔子15 g，大腹皮15 g，火麻仁20 g。7剂，水煎，日1剂，早晚分服。

二　　诊（2016年6月12日）：诸症稍减，大便干。舌暗、苔白，脉弦细。上方加焦栀子10 g。7剂，水煎，日1剂，早晚分服。随访诸症明显减轻。

按：肝为藏血之脏，性喜条达而主疏泄，体阴用阳。肝失条达，则肝气横逆乘脾，木郁土壅，气血生化之源不足。治以疏肝解郁健脾。方中柴胡疏肝解郁，使肝气条达；当归甘辛苦温，养血和血；白芍养血敛阴，柔肝缓急；白术、茯苓健脾祛湿，使运化有权，气血有源；甘草益气补中，缓肝之急；焦三仙、鸡内金健脾和胃；方中加大化瘀之力，加郁金、大腹皮以行水清肝。二诊时患者大便干，加焦栀子通泻三焦之火。当归、白芍与柴胡通过补肝体而助肝用，血和则肝和，血充则肝柔。诸药合用，共奏养血健脾、疏肝清热之功，使肝郁得疏，血虚得养，脾弱得复，气血皆顾，体用并调，肝脾同治。

（李玉洁　常宏涛整理）

3. 疏肝解郁，理气止痛治疗胁痛（胆囊炎）

丁某，女，61岁，退休，呼和浩特市回民区。初诊日期：2020年12月25日。

主　　诉：右胁肋部疼痛10年，加重10天。

初　　诊：患者10年前无明显诱因出现右胁肋部胀痛，进食油腻食物后加重，行肝胆胰脾彩超示：胆囊炎，后自服消炎利胆片2片/次，3次/日，上症可缓解。10年来上述症状间断发作，每次发作服用上述药物可缓解，未予系统治疗。10天前生气后症状加重，伴有后背放射痛、心悸、乏力，偶有胃脘部疼痛不适，服用消炎利胆片未见明显改善，为求中医治疗而求诊王老处。病程中无恶寒发热，无恶心呕吐，无胸痛、胸闷，既往有高脂血症、结肠炎病史。查体：腹壁静脉无曲张，腹肌软，胆囊区压痛阳性，无反跳痛，墨菲征阳性。刻下症：右胁肋部胀痛，伴后背放射痛，胃脘部疼痛不适，心悸，心烦易怒，头晕头闷，乏力，纳差，眠不安，小便可，大便稀，日2～3行。舌淡红、苔薄白，脉弦。

中医诊断：胁痛

　　　　　　　肝郁气滞证

西医诊断：1. 胆囊炎　2. 结肠炎　3. 高脂血症

治　　法：疏肝解郁，理气止痛

方　　药：自拟胆囊炎方加减（胁痛5号方）

处　　方：柴胡12 g，陈皮12 g，香附12 g，枳壳10 g，川芎10 g，白芍12 g，郁金12 g，酸枣仁15 g，柏子仁12 g，甘草6 g。7剂，水煎，日1剂，早晚分服。

按：西医之胆囊炎以胁痛为主要表现者，可归属本病范畴辨证论治。胆囊炎分急性与慢性。急性胆囊炎常因胆管梗阻引起，常见于结石及寄生虫感染、细菌感染，也可因高浓度胆汁酸盐的化学刺激引发。因结石或寄生虫感染引起的急性胆囊炎患者可出现胆绞痛。慢性胆囊炎为胆囊发生慢性炎症，与结石有关。急性胆囊炎反复发作、迁延难愈亦可导致慢性胆囊炎。胁痛的病因主要为情志不舒、饮食失常、外感、体虚及跌仆外伤等方面。其病机属肝络失和。治疗上应着重辨证气血虚实，临床以实证为多见。实证为肝气郁结，瘀血停滞，肝胆湿热，邪阻肝络，不通则痛；虚证为肝阴不足，肝脉失养，不荣则痛。《金匮翼·胁痛统论》曰："肝郁胁痛者，悲哀恼怒，郁伤肝气。"患者为中年女性，因情志不舒，急躁易怒，肝失条达，疏泄不利，气阻络瘀，遂致胁痛。肝失疏泄，故见急躁易怒；肝失调达，气机郁结，瘀阻心脉，发为心悸；肝属木，木克土，肝病日久累及中焦脾胃，脾胃乃水谷精微运化之所，脾胃亏虚，运化无力，可见大便次数增多；胃不和则卧不安，见眠不安；肝之疏泄失常，肝气上逆，可见头晕头闷。方中柴胡、陈皮、香附、枳壳疏肝理气，川芎活血行气，白芍、甘草柔肝养血、缓急止痛，郁金、酸枣仁、柏子仁安神益智。全方共奏疏肝理气、解郁止痛之功。

（李玉洁　史圣华整理）

4. 行气活血，疏肝利胆治疗胁痛（胆囊炎、胆囊结石）

高某，女，56 岁，职员，呼和浩特市玉泉区。初诊日期：2020 年 12 月 2 日。

主　　诉：右胁下及后背部疼痛 1 年余，加重 3 天。

初　　诊：1 年前患者生气后出现右胁下及右侧后背部疼痛，在当地市医院诊断为胆囊炎、胆囊结石，给予对症治疗后好转。平素间断口服消炎利胆片，症状反复发作。3 天前患者进食较多肉类后症状加重，今求治于王老处。既往无特殊病史。查体：腹部平软，墨菲征可疑阳性。刻下症：右胁下及右侧后背部疼痛，伴呃逆、头晕、头痛，偶有脘腹胀满，纳呆，大小便尚可。舌红、苔薄黄，脉弦滑。

中医诊断：胁痛

　　　　　　肝郁气滞证

西医诊断：1. 慢性胆囊炎　2. 胆囊结石

治　　法：行气活血，疏肝利胆

方　　药：自拟胆囊结石方加减（胁痛 6 号方）

处　　方：当归 10 g，赤芍 12 g，炒白芍 12 g，北柴胡 10 g，麸炒白术 12 g，金钱草 20 g，海金沙 20 g，鳖甲胶 3 g，鸡内金 15 g，郁金 15 g，桃仁 15 g，红花 15 g，煅赭石 15 g，醋延胡索 15 g，乌药 12 g，炙甘草 5 g，川芎

15 g，广藿香15 g，荔枝核15 g，高良姜10 g，荜茇10 g，肉桂5 g。7剂，水煎，日1剂，早晚温服。

二　诊（2020年12月9日）：诸症均明显减轻，偶有餐后脘腹胀满冷痛，便秘。舌红、苔薄黄，脉滑。上方加桑叶10 g、黄芩10 g。7剂，水煎，日1剂，早晚温服。

三　诊（2020年12月16日）：右胁下及右侧后背部疼痛基本缓解，头晕、头痛、呃逆、脘腹胀满不适、便秘已除。舌红、苔薄白，脉稍滑。上方去广藿香、荔枝核、高良姜、乌药、肉桂、桑叶、黄芩。10剂，水煎，日1剂，早晚温服。随诊无复发。

按：胆为六腑之一，以通、降、和为顺，胆内藏相火，又称少火，火能生土，胆中相火，能助脾胃运化水谷。胆囊炎为临床常见病，致病因素较多，常见为胆囊结石及感染性疾病等。中医认为，各种致病因素导致胆中相火通降受阻，致胃失少火温煦，出现脾胃虚寒，影响脾胃运化传导功能，出现的病证属中医学"胁痛""胃脘痛""痞满"等范畴，此病所涉及的脏腑主要是肝胆、脾胃。本病常见肝胆症状为右上腹反复疼痛，或放射至肩背，口苦等，为肝郁胆热，疏泄失职所致；常见脾胃症状为胃脘满闷、纳呆食少、嗳气、嘈杂、短气乏力等症状，为脾胃虚弱，升降失调引起。此外，患者忧思恼怒，或进食油腻及生冷食物后，症状往往加重。肝胆之疾多生于郁，多由于肝气郁结，郁而化热，横逆犯胃或因饮食不节，损伤脾胃而致食阻中焦，中焦气机不畅，湿热内蕴，肝胆气逆而不得疏泄下行所致；肝胆失疏，气病及血，久病入络，痰瘀积于胆腑；或肝气横逆犯土，痰火湿热互阻；或寒湿困脾，土壅木郁，脾失运化，胃失和降，故治疗当着眼于气滞、郁火、痰湿、瘀血诸因。王老临证多用逍遥散加减，取其疏肝解郁、健脾和胃之功。方中柴胡疏肝解郁，使肝气得以条达；当归甘辛苦温，养血和血；炒白芍酸苦微寒，养血敛阴、柔肝缓急，赤芍清血分实热、善散瘀血留滞，二药合用，一散一收，一泻一补，共奏清热凉血、活血化瘀、养血和营、柔肝止痛之功；木郁不达致脾虚不运，故以白术、甘草、鸡内金健脾益气，既能实土以御木侮，且使营血生化有源；高良姜温运和中，辛散透邪；金钱草、海金沙利尿通淋，善消结石；鳖甲滋阴潜阳、软坚散结；郁金、延胡索、川芎、乌药活血行气止痛；桃仁、红花活血祛瘀；藿香化湿和中；荔枝核疏肝和胃；荜茇温中散寒；肉桂散寒止痛；甘草调和诸药；煅赭石平肝潜阳、重镇降逆。诸药合用，共奏行气活血、疏肝利胆之效。二诊时患者便秘，结合舌脉，考虑为肺热津亏证，加桑叶、黄芩取桑黄五仁汤之意清肺热保津而润肠，脾胃病篇中有论治。三诊时上症均得纠正，去部分散寒、清热之品，继续疏利肝胆、调和气血，以固疗效。

（李玉洁　李凯整理）

（二）胆胀

疏肝利胆，化瘀通络治疗胆胀（神经官能症）

王某，男，49岁，农民，呼和浩特市和林格尔县。初诊日期：2020年3月11日。

主　　诉：右胁下胀满不适反复发作1年余。

初　　诊：患者1年前生气后出现右胁下胀满不适，腹胀，腹中似有物，走窜不定，自觉身热，体温正常，周身乏力、疼痛，心烦，大便干燥，症状时轻时重，反复发作，每遇生气后再发加重，慕名求治于王老处。查体：胸腹部未见明显阳性体征。辅助检查：当地医院全腹部CT未见明显异常。刻下症：右胁下胀满不适、疼痛，腹胀，腹中似有物，走窜不定，自觉身热，周身乏力，心烦，大便干燥。舌暗红、舌下络脉迂曲、苔薄黄，脉弦细。

中医诊断：胆胀

　　　　　　气滞血瘀证

西医诊断：神经官能症

治　　法：疏肝利胆，化瘀通络

方　　药：逍遥散合桃仁红花煎加减

处　　方：当归 15 g，赤芍 15 g，白芍 15 g，柴胡 5 g，白术 12 g，木香 10 g，砂仁 10 g，半夏 10 g，郁金 15 g，川楝子 10 g，桃仁 15 g，红花 15 g，川芎 15 g，延胡索 15 g，茵陈 20 g，鳖甲 15 g，广藿香 15 g，土鳖虫 10 g，三棱 10 g，莪术 10 g。7 剂，水煎，日 1 剂，早晚饭前分服。

二　　诊（2020 年 3 月 18 日）：诸症稍减，偶有心慌。舌暗红、苔黄，脉弦细。上方加珍珠母 20 g。7 剂，水煎，日 1 剂，早晚温服。

三　　诊（2020 年 3 月 25 日）：诸症缓，大便稍稀，舌红、苔白，脉弦细。上方去土鳖虫、三棱、莪术。继服 7 剂，随诊病情无反复。

按：何谓胆胀？胆是言体，胀是言病，即胆囊胀大之义。其病名的由来始于《黄帝内经》，发挥于后世，《灵枢经·胀论》曰："胆胀者，胁下痛胀，口中苦，善太息。"胆胀是临床常见病、多发病，也是肝胆系统疾病之一。王老认为其病多为本气为患，临床病象有二：一是先病其经多为突然发病，证以寒热往来，口苦咽干，右上腹胀痛，多拒按，伴有恶心呕吐，吐甚则呕胆汁为主；二是后病其腑，证以腹胀、上腹及胁内绵痛不止，或时作时止，多牵及右肩胛下酸楚，也有波及腰酸者，胃中灼热，嗳气、矢气，大便时干时溏为主。肝为藏血之脏，性喜调达。若情志不畅，肝木不能调达，则肝体失于柔和，出现胁胀。患者生气后肝气不舒，气机郁滞，出现右胁下胀满不适，且走窜不定；气滞血瘀，瘀血阻络，不通则痛，出现周身乏力、疼痛等症。方中当归养血活血；白芍酸苦微寒，养血敛阴、柔肝缓急，归、芍与柴胡同用，补肝体而助肝用，使血和则肝和，血充则肝柔；肝郁血虚日久则见血瘀，故方中加桃仁、红花、川芎活血，土鳖虫、三棱、莪术破血逐瘀，木郁不达致脾虚不运，故以白术、木香健脾理气，藿香、砂仁醒脾，实土以御木侮；郁金、川楝子行气解郁；茵陈、鳖甲清热除蒸。诸药合用共奏良效。

（李玉洁　李伟丹整理）

（三）黄疸

清热化湿治疗黄疸（肝硬化）

白某，男，48岁，无业，呼和浩特市新城区。初诊日期：2020年10月20日。

主　　诉：巩膜黄染、尿黄2月余，加重伴双下肢水肿1周。

初　　诊：患者于2个月前饮酒后出现巩膜黄染、尿黄，未予诊疗。1周前上症加重，伴双下肢水肿，腹部膨隆，甚则不能行走，肝功提示总胆红素133.6 μmol/L，直接胆红素103.9 μmol/L，间接胆红素29.7 μmol/L，白蛋白20.8 g/L，现为进一步治疗求治王老处。病程中无恶心、呕吐，无消瘦，无发热等。查体：皮肤、巩膜黄染，腹部外形膨隆，腹壁静脉可见曲张，移动性浊音阳性，肝区无叩击痛，双下肢重度凹陷性浮肿。既往有肝硬化病史2年。刻下症：巩膜黄染，尿黄，双下肢水肿，腹部膨隆胀满不适，口干、口苦，纳寐差，腹泻，日7~8行，小便色黄。舌质红、苔黄腻，脉滑数，寸部明显。

中医诊断：黄疸

　　　　　　湿热内蕴证

西医诊断：肝硬化（肝功能失代偿期）

治　　法：清热化湿

处　　方：茵陈五苓散加减

方　　药：茵陈20 g，茯苓15 g，泽泻15 g，猪苓15 g，桂枝10 g，白术12 g，党参12 g。7剂，水煎，日1剂，早晚温服。

二　　诊（2020年10月28日）：患者皮肤、巩膜黄染较前减轻，腹部仍膨隆，继守上方，调猪苓为30 g、茯苓为30 g。7剂，水煎，日1剂，早晚分服。

按：黄疸以身黄、目黄、小便黄为主要表现，尤以目睛黄染为主，形成黄疸的病因主要为感受时邪疫毒、饮食所伤、七情不和、脏腑功能失调等。肝胆疏泄失常，胆汁不循常道，渗入血液，溢于肌肤导致本病。治疗时黄疸需辨阴黄、阳黄，阳黄须分湿热偏盛，阴黄须辨虚实。患者嗜酒过度损伤脾胃，导致运化功能失常，湿浊内生，郁而化热，熏蒸肝胆，胆汁外溢，浸淫肌肤而发黄。《圣济总录·黄疸门》说："大率多因酒食过度，水谷相并，积于脾胃，复为风湿所博，热气郁蒸，所以发黄为疸。"脾胃失于运化，故见纳差、便溏。方中茵陈清热利湿退黄，配以猪苓、茯苓、泽泻淡渗利湿，白术健脾燥湿，党参益气健脾。全方共奏利水渗湿退黄之效。二诊时患者黄疸明显退去，但腹部仍膨隆，加大泽泻、茯苓剂量以利水渗湿。本病易于迁延反复甚至恶化，故除了药物治疗以外，精神状态、生活起居、休息营养等对本病均有着重要的辅助治疗作用。多虑善怒、饮食不节等均可致病情加重，因此保持良好的心态、清淡饮食对本病至关重要。

（李玉洁　陈佳整理）

（四）鼓胀

滋肾养肝，养阴利水治疗鼓胀（原发性胆汁性肝硬化）

王某，女，49岁，无业人员，呼和浩特市新城区。初诊日期：2020年10月5日。

主　诉：间断性腹胀4年，加重伴皮肤瘙痒1个月。

初　诊：患者4年前同家人于解放军总医院第五医学中心（原解放军第302医院）进行常规体检，结果回报肝功能异常（具体不详），后住院，其间行肝脏穿刺，检查后诊断为重叠综合征（自身免疫性肝炎—原发性胆汁性肝硬化），经治疗好转出院。后一直口服熊去氧胆酸（250 mg/次，2次/日），间断口服利尿药螺内酯片（40 mg/次，1次/日）、呋塞米（20 mg/次，1次/日）。4年来患者腹胀呈间断性反复，并多次住院治疗，治疗后症状时好时坏。1个月前腹胀发作且较前加重并伴有皮肤瘙痒，查肝功示白蛋白26 g/L，今为求进一步中西医结合治疗，前来就诊。患者自发病以来，无呕吐宿食、皮下或牙龈出血、呕血、黑便等症状，近期体重未见明显变化。既往史：2015 年于内蒙古自治区呼和浩特市中国人民解放军第 253 医院行阑尾切除术，2019 年于北京医科大学第一医院行左侧乳腺肿物切除术（具体术式不详）。查体：身、目及巩膜轻度黄染，腹部膨隆，无压痛及反跳痛。刻下症：乏力，腹部胀满不适，皮肤瘙痒、口干、口苦、舌燥、小便量少、色黄，大便干，3 日 1 行。舌质红、舌形适中、舌体自然、舌苔少，脉细数。

中医诊断：鼓胀

  阴虚水停证

西医诊断：1. 原发性胆汁性肝硬化　2. 肝功能失代偿期　3. 腹水　4. 低蛋白血症

治　　法：滋肾养肝，养阴利水

方　　药：六味地黄丸合一贯煎加减

处　　方：熟地黄 15 g，山茱萸 15 g，北沙参 15 g，枸杞子 12 g，麦冬 12 g，当归 12 g，川楝子 10 g，茵陈 20 g，茯苓 15 g，猪苓 12 g，泽泻 12 g，白术 15 g，石斛 15 g，玄参 15 g，白芍 6 g，生地黄 15 g，玉竹 12 g，山药 12 g。7 剂，水煎，日 1 剂，早晚温服。

按：鼓胀，临床以腹大胀满、绷急如鼓，皮色苍黄，脉络显露为特征。病因较复杂，有酒食不节、情志刺激、病后继发等，形成本病的机理主要是脾肾受损，气滞血结，水停腹中。临床辨证应掌握标本虚实，实者当以疏肝运脾为原则，根据气、血、水三者的偏盛，采用理气、化瘀、行水等法；虚者当以补正为主，根据阳虚水盛与阴虚水停的不同，采用温阳利水和养阴利水之法。注意虚实之间的错杂与转化，重视调理脾胃，把祛邪与扶正有机地结合起来，切不可只看到腹胀有水而不顾整体，妄用攻逐伤正。由于本病虚实错综，先后演变发展阶段不同，故临床表现的证型不一。一般说来，气滞湿阻证多为腹水形成早期；水热蕴结证为水湿与邪热互结，湿热壅塞，且往往有合并感染存在，常易发生变证；水湿困脾与阳虚水盛多为由标实转为本虚的两个相关证型；瘀结水留和阴虚水停两证最重，前者经脉瘀阻较著，应防并发大出血，后者为鼓胀之特殊证候，较其他证型更易诱发肝性脑病。治疗时要注意以下几点：灵活运用逐水法；注意祛邪与扶正药物的配合；鼓胀"阳虚易治，阴虚难调"，腹水消退后仍需调治；危重症应该中西医结合及时处理。

方中熟地黄滋阴补肾，填精益髓；生地黄滋阴养血，补益肝肾；山茱萸补养肝肾；山药补益脾阴；茯苓、猪苓淡渗脾湿，利水；当归、枸杞子养血滋阴柔肝；北沙参、麦冬养阴生津，意在佐金平木、扶土制木；川楝子疏肝泄热；茵陈退黄；玄参清热解毒，养血；白芍敛阴柔肝；石斛、玉竹养津润燥，滋阴生津。全方共奏滋肾养肝、养阴利水之功。除治疗外，本病的预防调护亦十分重要，饮食方面要进食清淡、富有营养而且易于消化之物。生冷不洁食物易损伤脾阳、辛辣油腻食物易蕴生湿热、粗硬食物易损络动血，故应禁止食用。食盐有凝涩水湿之弊，一般鼓胀宜低盐饮食；下肢肿甚，小便量少时，则应忌盐。患者抑郁忿怒，情志失调，易于损肝碍脾，加重病情；气火伤络，甚则引起呕血、便血等危重症。因此，本病患者宜调节情志，怡情养性，安心休养，避免过劳，加强护理，注意冷暖，防止正虚邪袭，如感受外邪，应及时治疗。沈金鳌在《杂病源流犀烛·肿胀源流》中提出"先令却盐味，厚衣裳，断妄想，禁愤怒"，强调了生活调摄与疗效及预后的密切关系。

（李玉洁　安大伟整理）

（五）眩晕

1. 滋养肝肾治疗眩晕（高血压）

杜某，男，52岁，教师，呼和浩特市赛罕区。初诊日期：2019年12月3日。

主　　诉：头晕反复发作3年，加重3天。

初　　诊：患者3年前劳累后出现头晕，无视物旋转，无眼前黑矇，当时测血压偏高为 155/100 mmHg，休息后症状缓解，此后多次测量血压均高于正常值，血压最高达 160/100 mmHg，当地诊所诊断为高血压，给予硝苯地平缓释片降压（10 mg/次，2 次/日），平素血压控制在 130～150/70～90 mmHg，头晕症状反复发作。3 天前劳累后症状加重，头晕、自觉昏沉不适，偶有头痛，无恶心、呕吐，为系统治疗求治于王老处。既往无特殊。查体：颈软，无抵抗，四肢肌力及肌张力正常，生理反射存在，病理反射未引出。头颅 CT 未见明显异常。刻下症：头晕、头痛，两目昏花，视物模糊，腰困腿软，关节疼痛，纳寐尚可，二便调。舌红、少苔，脉细数。

中医诊断：眩晕

肝肾亏虚证

西医诊断：高血压 2 级　中危

治　　法：滋肾养肝

方　　药：杞菊地黄丸加减

处　　方：枸杞子 10 g，菊花 10 g，熟地黄 15 g，山药 15 g，牡丹皮 12 g，茯苓 15 g，山茱萸 15 g，川芎 15 g，磁石 15 g，石决明 12 g，天麻 12 g，黄芩 15 g，天冬 12 g，木瓜 15 g，延胡索 15 g。7 剂，水煎，日 1 剂，早晚分服。嘱患者监测血压，注意休息。

二　　诊（2019 年 12 月 10 日）：头晕、头痛明显减轻，纳差。舌红、少苔，脉细数。上方去磁石、石决明，加杜仲 10 g、续断 15 g、焦三仙各 10 g。7 剂，水煎，日 1 剂，早晚分服。

三　　诊（2019 年 12 月 17 日）：头晕、头痛基本缓解，寐稍差。舌红、苔薄白，脉细。上方去焦三仙，加首乌藤 15 g、合欢花 20 g、酸枣仁 10 g。7 剂，水煎，日 1 剂，早晚分服。后随访，患者愈。

按：患者由血压增高引起的头晕，属于中医学的"眩晕"范畴。高血压是临床多发的心脑血管疾病，2018 年的数据显示，我国 18 周岁以上成人高血压患病率为 23.2%，患者数达 2.45 亿，且数据逐年递增。高血压随着年龄的增长，发病率逐年递增，我国人口老龄化的加剧，老年人群高血压的患病率亦在不断增加。安全、有效、持久的降压，改善患者临床症状，减轻靶器官损害，提高患者的生存质量，是医学界及全社会共同努力的方向。大量研究证实，中西药联合用于老年高血压患者的治疗，既可平稳持久降压，有效改善临床症状，又能预防和减轻高血压靶器官的损害，其近期疗效与远期疗效均优于单纯西药治疗。中医学中并无"高血压"的概念和命名，但在对各种病理的记录中，根据其病理机制、发生发展以及临床表现等，预测与当今所说的高血压具有较大的相似之处，如"肝阳""头风""肝风""风眩""中风""头痛""眩晕"等词，也有《素问·生气通天论》中记载的"薄厥"一词，"阳气者，大怒则形气绝；而血菀于上，使人薄厥……"，其与高血压的临床症状很相似，是由于大怒、情绪激动导致气血上逆，影响了正常的气机运转，气血运行发生阻滞，经脉不通而出现的头晕、头痛甚至昏厥的情况，可见古代医学文献中对高血压的病理研究可从经络、脏腑、气血、阴阳的平衡和变化等方面得到验证。《素问·至真要大论》云"诸风掉眩，皆属于肝"，《灵枢经·海论》曰："髓海不足，则脑转耳鸣，胫酸眩冒。"肾为先天之本，主藏精生髓，脑为髓之海，髓海不足，无以充盈于脑，肝乃风木之脏，其性主动主升，肝肾阴虚，水不涵木，阴不维阳，阳亢于上，或气火暴升，上扰头目，发为眩晕。而老年高血压病机的要点为肝肾不足，肾的阴阳虚损、肝的阴阳失调以及脾的升降失司，所以在针对此型高血压的治疗中，以调补肝肾、理脾为主。患者年过五旬，劳累日久损及肾精，阴损及阳，真阳虚于下，浮阳越于上，清阳不升，浊阴不降而出现眩晕。肝开窍于目，肝肾阴虚，目失所养见视物模糊、两目昏花，故予杞菊地黄丸滋肾养肝明目。方中熟地黄滋阴养血、益肾填精，为补肝肾益精血之药；山药脾肾双补；山茱萸补养肝肾，山药、山茱萸、熟地黄三阴并补，壮水之主；牡丹皮清热凉血、退虚热，制山茱萸之温涩；茯苓健脾渗利水湿，助山药健脾益肾而不留湿；泽泻甘淡渗利性寒，善泻相火、渗利湿浊，防熟地黄滋腻生湿；枸杞子质润甘平，入肾、肝、肺经，具有益精补肾、明目养肝的作用；菊花味甘、苦、辛，微寒，可用于清利头目、散肝经之热，同时可明目平肝；天麻、石决明、磁石平肝潜阳息风；川芎活血行气、祛风；黄芩、菊花清肝泻火；天冬滋阴；木瓜和胃；延胡索活血止痛。二诊时患者诉头晕、头痛明显减轻，故去磁石、石决明，加杜仲、续断补益肝肾；纳差，以焦三仙健脾和胃。三诊时寐差，予首乌藤、合欢花、酸枣仁以养血安神助眠，药后患者愈。

（李玉洁 史圣华整理）

2. 滋阴息风治疗眩晕（高血压）

闫某，男，63岁，退休，呼和浩特市武川县。初诊日期：2019年10月16日。

主　　诉：头晕反复发作10余年，再发加重10余天。

初　　诊：患者10余年前劳累后出现头晕，伴视物旋转，自觉天旋地转，站立不稳，恶心呕吐，在当地医院测血压高达180/120 mmHg，给予降压对症治疗后好转。此后规律口服降压药（具体用药不详），症状反复发作，多次因症状加重住院治疗，多次更换降压药，1年前调整为苯磺酸左氨氯地平（5 mg/日，口服），自测收缩压为120~150 mmHg，舒张压为60~90 mmHg。10余天前患者因家中琐事情绪波动致症状再发加重，头晕，头部昏沉不适，伴视物旋转，站立不稳，恶心，无呕吐，周身乏力，心慌，腰膝酸软，自测血压140/70 mmHg，自服银杏叶片、倍他司汀口服液等药物，症状无明显改善，今求治于王老处。患者平素性情急躁易怒，既往冠心病病史6年，平素规律口服阿司匹林、瑞舒伐他汀、倍他乐克等药物（具体服法不详）。查体：神清，精神差，颈软，无抵抗，心肺听诊无异常，双下肢无水肿，四肢肌力及肌张力正常，生理反射存在，病理反射未引出。刻下症：头晕，头目胀痛，伴视物旋转，站立不稳，恶心，耳鸣，周身乏力，心慌，腰膝酸软，纳寐差，大便干，小便可。舌红、苔白，脉弦细数。

中医诊断：眩晕

　　　　　　　阴虚风动证

西医诊断：1. 高血压3级　很高危　2. 冠心病

治　　法：滋阴息风

方　　药：自拟地葛定眩汤加减

处　　方：生地黄15 g，葛根15 g，天麻15 g，磁石15 g，石决明12 g，枸杞子10 g，菊花10 g，山茱萸15 g，川芎15 g，代赭石15 g，广藿香10 g，焦栀子10 g，桑叶10 g，黄芩15 g，甘草10 g，生姜6 g。7剂，水煎，日1剂，早晚分服。嘱患者畅情志，注意休息。

二　　诊（2019年10月23日）：症状明显减轻，无视物旋转、恶心等症，舌红、苔白，脉弦。上方去生姜、广藿香。7剂，水煎，日1剂，早晚分服。

三　　诊（2019年10月30日）：诸症基本缓解，舌红、苔白，脉弦。继服上方7剂，水煎，日1剂，早晚分服。后随访诸症向愈。

按：患者平素性情急躁易怒，肝失调达，肝气郁结，气郁化火，肝阴耗伤。加之患者年过六旬，肾精亏虚，水不涵木，肝阳上亢，肝风内动，发为眩晕。方中生地黄归肝、肾、心经，养阴生津、滋阴降火，养阴津而泄伏热；葛根升脾胃清阳之气，滋阴生津；天麻、磁石、代赭石以平肝息风，效果明显。天麻味甘，性平，入肝经，有平抑肝阳、息风止痉、祛风通络之功，治肝风内动，无论寒热虚实皆可；磁石味咸，性寒，入心、肝、肾经，可镇惊安神、平肝潜阳、聪耳明目、纳气平喘，既能平抑肝阳，又能滋肾补阴；石决明平肝潜阳息风；山茱萸补养肝肾，并能涩精，取肝肾同源之意；枸杞子滋补肝肾，益精明目；菊花平抑肝阳，清肝明目；川芎活血行气祛风，血行风自灭；焦栀子凉血，清肝胆郁热；桑叶归肺、肝经，平抑肝阳，桑叶、黄芩同归肺经，且黄芩又入大肠经，与肺经相表里，用此对药可治疗便秘；广藿香、生姜和中止呕；川芎活血行气止痛；甘草补益脾胃脾，顾护后天之本，且能调和诸药。诸药合用，共奏滋阴息风之功。二诊时无恶心，去生姜、广藿香。三诊时基本痊愈，守上方巩固疗效，随诊无复发。选药以补虚、祛风为主，肝肾同治，终获良效。

（李玉洁　莫日根整理）

3. 健脾益肾治疗眩晕（颈椎病）

赵某，女，65岁，退休职工，呼和浩特市赛罕区。初诊日期，2019年6月13日。

主　　诉：头晕1月余，加重2天。

初　　诊：患者1个月前劳累后出现头晕、眼花，无恶心呕吐，颈部僵硬疼痛，患者因不影响日常生活，未行诊治。此后患者间断出现头晕、眼花症状，于呼和浩特市某医院行颈部CT，提示颈椎生理曲度变直，C5—6、C6—7椎间盘突出，后于社区医院进行康复按摩治疗，症状稍改善。2天前劳累后上述症状再发加重，今来诊治。既往史：偶尔自测血压稍偏高，未服药。查体：心肺查体无异常，肝、脾肋下未触及，双肾区无叩击痛，神经系统体征（−）。神气不足，面色少华。刻下症：头晕、头沉重、眼花，颈部僵硬酸痛，容易犯困，食欲不佳，小便可，大便偏溏，舌质红、苔薄白，脉沉弦。

中医诊断：眩晕

　　　　　　肝肾阴虚证

西医诊断：颈椎病

治　　法：健脾益肾

方　　药：天麻钩藤饮加减

处　　方：天麻12 g，钩藤10 g，泽泻10 g，白术10 g，茯苓10 g，菟丝子10 g，桑椹10 g，煅龙骨10 g，白芍10 g，葛根10 g，桑枝10 g，牛膝10 g，石决明12 g，远志12 g，石菖蒲15 g，焦三仙各15 g。7剂，水煎，日1剂，早晚温服。

二　　诊（2019年6月20日）：患者精神可，自诉头晕、头重症状较上次明显缓解，咽喉部自感有异物，咯吐不适，饮食较前明显增加，二便调。舌质红、苔薄白，脉沉。继守上方加半夏15 g、厚朴15 g、麦冬15 g、木蝴蝶15 g。7剂，水煎，日1剂，早晚温服。

三 诊（2019年6月27日）：患者头晕、头重、眼花症状明显好转，咽干较前稍缓解，余未诉不适。舌红、苔薄白，脉沉。继服上方10剂，水煎，日1剂，早晚温服。后随诊病情向愈。

按：颈椎病是指颈椎椎间盘组织退行性变性，及其继发病理改变累及其周围组织结构（神经根、脊髓、椎动脉、交感神经等）造成损害而出现的一系列临床症状和体征。颈部是脊髓、神经、血管、感受器密集分布区，且上承头颅，下连躯干，活动范围较大。长期呈低头屈曲状态，导致颈部肌肉、韧带、椎间盘、椎间关节等发生病理性改变，可出现上肢放射性疼痛、麻木无力、头昏、耳鸣、走路不稳，甚至出现胸痛、恶心呕吐等心血管及消化系统症状等。本病多见于中老年，常因工作或劳动时长期处于固定姿势，使颈椎软组织慢性劳损，久之导致局部骨质增生。随着人们生活节奏的加快，颈椎病发病率逐年上升，发病年龄趋于年轻化。中老年人颈椎病以肝肾不足证为多，肝肾亏虚，筋骨衰退是颈椎病的主要原因。《杂病源流犀烛》曰："凡颈项强痛，肝肾膀胱病也，三经受风寒湿邪。"

患者年老体虚，因老而发，乃肾水亏乏，不能荣润肝木，水亏木劲，化火生风，上扰清窍而致眩晕。《灵枢经·卫气》认为"上虚则眩"，《景岳全书·眩运》篇中指出"眩运一证，虚者居其八九，而兼火兼痰者，不过十中一二耳"，均强调"无虚不作眩"，当治以补虚为主。患者头沉重、易犯困，纳差，便溏，脉沉弦，又为脾胃虚弱、痰湿中阻之征。脾肾乃先后天之本，治以调补脾肾，使清阳上充于脑髓，髓海充足则诸症可消。方中天麻、煅龙骨平肝潜阳息风，辅以钩藤清肝热、息肝风；白芍养血育阴，增平抑肝阳之效；白术益气健脾；茯苓、泽泻利水渗湿，健脾止泻；菟丝子、桑椹共用以补肾养肝；葛根升阳解肌而止眩；桑枝、牛膝舒筋通络；远志、石菖蒲开窍醒神，安神益智；焦三仙补益后天脾胃，后天脾胃健则先天肾精可得补养。诸药合用，补益肾精，肝木得以濡养，健脾燥湿，平抑肝风，湿邪无以上蒙清窍，眩晕得缓，余证亦可愈。二诊时患者咽喉部自感有异物，咯吐不适，故加用半夏化痰散结、厚朴行气开郁、麦冬养阴生津、木蝴蝶清肺利咽。三诊时患者症状明显缓解，原方继服 10 剂以巩固疗效，病情痊愈。

（李玉洁　常宏涛整理）

（六）头痛

1. 养阴补肾，填精生髓治疗头痛（神经性头痛）

吴某，女，73 岁，农民，呼和浩特市回民区。初诊日期：2018 年 8 月 15 日。

主　诉：头痛、头晕反复发作半年。

初　诊：患者半年前劳累后出现头痛、头晕，伴耳聋、耳鸣，症状时轻时重，反复发作，每遇劳累后加重，一直未系统诊治。既往无特殊病史。查体：颈软，无抵抗，四肢肌力及肌张力正常，生理反射存在，病理反射未引出。刻下症：头痛、头晕，劳累后加重，耳聋，耳鸣，自觉胸闷气短，神疲乏力，胃脘部胀满，纳少，寐一般，二便调。舌淡、苔白，脉沉细。

中医诊断：头痛

肾虚证

西医诊断：神经性头痛

治　法：养阴补肾，填精生髓

方　药：大补元煎合六味地黄丸加减

处　方：枸杞子 10 g，杜仲 10 g，熟地黄 15 g，牡丹皮 12 g，茯苓 15 g，山药 15 g，山茱萸 15 g，当归 15 g，川芎 15 g，僵蚕 10 g，砂仁 10 g，代赭石 15 g，益智仁 10 g，远志 10 g，石菖蒲 10 g，黄芩 10 g，桑叶 10 g。7 剂，水煎，日 1 剂，早晚分服。

二　诊（2018 年 8 月 22 日）：患者服上药后症状好转，自觉偶有心前区疼痛。舌淡、苔白，脉细。予上方加龙骨 15 g、牡蛎 15 g、郁金 15 g。7 剂，水煎，日 1 剂，早晚分服。

三　诊（2018 年 8 月 30 日）：药后上症基本消失，现自觉偶有心慌、胸闷、气短。舌淡、苔白，脉细。予上方加瓜蒌15 g。7剂，水煎，日1剂，早晚分服。

四　诊（2018年9月6日）：患者因天气变凉，上症出现反复。舌淡、苔白，脉稍细。予上方加薤白15 g。7剂，水煎，日1剂，早晚分服。随诊患者渐愈。

按：头为诸阳之会，其位最高；脑为元神之府，其用最灵。五脏精华之血，六腑清阳之气，皆上注于头。内而脏腑，外而经络，统帅全身。若遇外诸邪，上犯巅顶，经络之气失于舒展，则为头痛。又或内伤诸不足，精血无以上荣于脑，或瘀滞、痰浊，阻塞不通，或情志不遂、肝阳上扰，均可引起头痛。此为老年患者，肝肾精亏，精血不能向上荣养，则出现头痛、耳聋、耳鸣，故予大补元煎合六味地黄丸加减。方中熟地黄、当归滋阴补血；枸杞子、山茱萸补养肝肾，山茱萸并能涩精，取"肝肾同源"之意；杜仲温肾阳；山药双补脾肾，既补肾固精，又补脾以助后天生化之源；茯苓淡渗脾湿，并助山药之健运；牡丹皮清泄虚热，并制山茱萸之温涩。阴虚必生内热，故予黄芩、桑叶清热；僵蚕通络止痛；石菖蒲开窍醒神；远志、益智仁祛湿安神；代赭石、砂仁和胃降气。二诊时患者头痛症状减轻，但偶有心前区疼痛，加郁金活血化瘀、清心凉血，龙骨、牡蛎平肝息风、重镇安神通络。三诊时头痛基本消失，仍偶有心慌、胸闷、气短，故上方加瓜蒌豁痰开窍。四诊时因天气变凉头痛反复，加薤白通阳散结、行气导滞，继服7剂巩固疗效。全方合用，以养阴补肾、填精生髓，临床疗效好。

（李玉洁　李凯整理）

2. 平肝潜阳，息风止痛治疗头痛（神经性头痛）

蔺某，女，40岁，公务员，呼和浩特市新城区。初诊日期：2020年12月10日。

主　诉：头痛半年余，加重3天。

现 病 史：患者半年前劳累后出现头痛，右侧为重，口服布洛芬缓释片后缓解，反复发作。3 天前情绪波动后症状加重，今求治于王老处。既往体健。查体无特殊。辅助检查：头部 CT 未见明显异常。刻下症：头胀痛，右侧为重，头昏沉，心烦口苦，月经有血块，行经小腹坠胀，纳寐可，大便稍干，小便正常。舌红、苔薄黄，脉弦细。

中医诊断：头痛

      肝阳上亢证

西医诊断：神经性头痛

治 法：平肝潜阳，息风止痛

方 药：自拟川麻磁石汤加减

处 方：天麻 10 g，煅磁石 15 g，羌活 10 g，白芷 10 g，细辛 3 g，石决明 10 g，荆芥 15 g，全蝎 6 g，蜈蚣 6 g，防风 10 g，薄荷 12 g，甘草 6 g，川芎 15 g，醋延胡索 10 g，黄芩 10 g，桑叶 10 g，郁金 10 g。7 剂，水煎，日 1 剂，早晚分服。

二 诊（2020 年 12 月 17 日）：头痛减轻，脱肛，自汗，纳寐可，二便常。舌红、苔薄白，脉弦细。上方去黄芩、桑叶，加柴胡 10 g、鳖甲胶 3 g。7 剂，水煎，日 1 剂，早晚分服。

三 诊（2020 年 12 月 24 日）：上症缓解，仍有行经小腹坠胀。舌淡、苔白，脉沉细。上方加醋三棱 10 g、醋莪术 10 g。7 剂，水煎，日 1 剂，早晚分服。随诊症状无反复。

按：神经性头痛为内科常见病，主要由于精神紧张、情绪波动等因素造成，表现为头部持续性钝痛、胀痛，严重者可引起焦虑、抑郁、失眠等现象。一般病程较长，反复发作，严重影响患者生活质量。头痛在中医学中称为"头风""脑风""脑通"等，其病因主要有外感和内伤两类。外感头痛多由于六淫邪气侵袭，上犯于头，清阳之气受阻，气血不畅，阻遏络道，不通则痛而发病。如《医碥·头痛》所说："六淫外邪，惟风寒湿三者最能郁遏阳气，火暑燥三者皆属热，受其热则汗泄，非有风寒湿袭之，不为害也。然热甚亦气壅脉满，而为痛矣。"又因风为百病之长、六淫之首，常挟寒、湿、热邪上袭，故六淫之中，又以风邪为主要病因；内伤头痛多与情志不遂、饮食劳倦、体虚久病、禀赋不足等因素有关，病位虽在头，但与肝、脾、肾功能失调密切相关。头为神明之府、"诸阳之会"，且"脑为髓海"，五脏精华之血、六腑清阳之气皆能上注于头，即头与五脏六腑之阴精、阳气密切相关，凡能影响脏腑之精血、阳气的因素皆可成为头痛的病因。患者为肝阳上亢所引起的头痛，是因肝气郁结化火，损伤肝阴、肝血，肝之阴血不足，不能制约肝阳而阳亢于上出现的头痛、头昏沉、心烦口苦等临床表现。方中川芎行气活血、祛风止痛；天麻、煅磁石、石决明平肝潜阳息风；羌活、白芷、细辛、防风祛风、解表、止痛；荆芥祛风解表；薄荷疏肝透热行气；醋延胡索、郁金活血行气止痛；桑叶、黄芩同归肺经，且黄芩又入大肠经，与肺经相表里，用此对药治疗便秘；全蝎祛风、止痉、通络；蜈蚣攻毒散结、通络止痛；甘草调和诸药。全方合用以平肝潜阳、息风止痛。二诊时头痛减轻，二便调，故去黄芩、桑叶，因脱肛、自汗，加柴胡升举阳气、鳖甲滋阴潜阳。三诊时经行小腹坠胀，故原方加醋三棱、醋莪术以破血行气。诸药合用对症，效果颇佳。

（李玉洁　陈佳整理）

第七章 肾系病

一、概述

肾位于腰部脊柱两侧，外形椭圆弯曲，状如豇豆，左右各一，右微下，左微上。《医贯》云"肾有二，精之居也，生于脊齐十四椎下，两旁各一寸五分，形如豇豆，相并而曲附于脊外，有黄脂包裹，里白外黑"。《素问·脉要精微论》提出"腰者，肾之府也"，与膀胱、骨髓、脑、发、耳等构成肾系统。肾在体合骨，生髓，通脑，其华在发，在窍为耳及二阴，在志为恐，在液为唾。足少阴肾经与足太阳膀胱经分别络属于肾与膀胱，互为表里。肾在五行属水，为阴中之阴，与自然界冬气相通应。其主要生理功能是主藏精，主水，主纳气。

肾藏精，为人体生长、发育、生殖之源，生命活动之根，故称肾为"先天之本"。其主蛰，又称为封藏之本。其藏精有二，一为五脏六腑之精，来源于水谷精微，称后天之精；二为肾气与天癸作用产生的精，即男女媾和之精气，称先天之精。先天之精赖后天之精的充养，后天之精靠先天之精的生化，两者相互为用，相互影响。肾精化肾气，肾气分阴阳，肾阴与肾阳能资助、促进、协调全身脏腑之阴阳，故肾又称为"五脏阴阳之本"。精藏于肾，气化生于精，由于肾所藏之精是机体生长、发育和生殖的主要物质基础，因此肾的藏精功能减退，不仅可因精关不固而致遗精、早泄，还可由于精气不足而影响机体的生殖能力，导致阳痿、不育。

肾主水，是指肾脏主持和调节水液代谢的作用，亦称作肾的气化作用。从广义来讲，是指肾为水脏，泛指肾具有藏精和调节水液的作用。从狭义而言，是指肾主持和调节人体水液代谢的功能。肾主水的功能是靠肾阳对水液的气化来实现的。人体的水液代谢包括两个方面：一是将水谷精微中具有濡养滋润脏腑组织作用的津液输布周身；二是将各脏腑组织代谢利用后的浊液排出体外。这两方面，均赖肾的气化作用才能完成。在正常情况下，水饮入胃，由脾的运化和转输而上输于肺，肺的宣发和肃降而通调水道，使清者（有用的津液）以三焦为通道而输送到全身，发挥其生理作用；浊者（代谢后的津液）则化为汗液、尿液和气等分别从皮肤汗孔、尿道、呼吸道排出体外，从而维持体内水液代谢的相对平衡。在这一代谢过程中，肾的蒸腾气化使肺、脾、膀胱等脏腑在水液代谢中发挥各自的生理作用。被脏腑组织利用后的水液（清中之浊者）从三焦下行而归于肾，经肾的气化作用分为清、浊两部分。清者，再通过三焦上升，归于肺而布散于周身；浊者变成尿液，下输膀胱，从尿道排出体外，如此循环往复，以维持人体水液代谢的平衡。肾的开阖作用对人体水液代谢的平衡有一定的影响。"开"就是输出和排出，"阖"就是关闭，以保持体液相对稳定的贮存量。在正常生理状态下，由于人的肾阴、肾阳是相对平衡的，肾的开阖作用也是协调的，因而尿液排泄也就正常。综上所述，人体的水液代谢与肺、脾胃、小肠、大肠、膀胱、三焦等脏腑有密切关系，而肺的宣肃、脾的运化和转输、肾的气化则是调节水液代谢平衡的中心环节。其中，以肺为标，以肾为本，以脾为中流砥柱。肾的气化作用贯穿于水液代谢的始终，居于极其重要的地位，所以有"肾者主水""肾为水脏"之说。在病理上，肾主水功能失调，气化失职，开阖失度，就会引起水液代谢障碍。若肾中精气的蒸腾气化失司，关门不利，阖多开少，导致水液的运化障碍可引起尿少，甚至癃闭、水肿等病理现象；若开多阖少，又可见尿多、尿频等症。

肾主纳气，是指肾有摄纳肺吸入之气而调节呼吸的作用，是肾的封藏作用在呼吸运动中的体现。人体的呼吸运动虽为肺所主，但吸入之气必须下归于肾，由肾为之摄纳，呼吸才能通畅、调匀。"气根于肾，亦归于肾，故曰肾纳气，其息深深"。正常的呼吸运动是肺肾之间相互协调的结果，所以说"肺为气之主，肾为气之根，肺主出气，肾主纳气，阴阳相交，呼吸乃和"。肾主纳气，对人体的呼吸运动具有重要意义。只有肾气充沛，摄纳正常，才能使肺的呼吸均匀，气道通畅。如果肾的纳气功能减退，摄纳无权，吸入之气不能归纳于肾，就会出现呼多吸少、吸气困难、动则喘甚等肾不纳气的病理变化。所以咳喘之病，初病治肺，久病治肾，如《临证指南医案》云"在肺为实，在肾为虚"。

此外，肾与其他脏腑的关系也非常密切，肾阴亏虚，水不涵木，肝阳上亢，可致眩晕；肾水不足，阴不济阳，虚火上越，心肾不交，可致心悸、不寐；肾不纳气，气不归原，可致哮喘；肾阳虚衰，火不暖土，可致五更泄泻；肾精亏损，脑髓失充，可致健忘、痴呆；肾与膀胱相通，若肾与膀胱的气化失司，水道不利，可导致小便频急、淋沥不尽、尿道涩痛的淋证。依据其病证整体相关性，分别隶属于各个脏腑系统。临证时，应注意脏腑之间的关联，随证处理。

肾是我们人体的重要器官之一，发挥着重要的生理功能，在临床治疗疾病的过程中，应充分考虑病位是否在肾，病变是否及肾，是否有肾脏亏虚的表现，是否应该在治疗中加入补肾之法等。王老反复强调要善于总结临床经验，把握辨证要点，进行正确的处方用药才能更好地为患者服务。

(郑雷刚　莫日根整理)

二、王生义教授肾系病学术思想

(一)腰腿痛"肾主骨"论

慢性腰腿痛已成为现代人不可忽视的疾患，每年有不少人因腰腿痛，尤其是慢性腰腿痛而求医，甚至住院。祖国医典中有关于"腰痛""腰腿痛"

"腿股风"等疾病的大量记载。王老在长期的临床工作中发现，诸多腰腿痛疾病的发生发展大多与肾脏相关，临证治疗时重视"肾主骨"论的同时，也把"肾主骨"的功能与其他内脏虚损结合进行辨证。

首先，腰腿痛的脏腑生理基础以肾为主。中医认为肾的功能主要是主骨、藏精、生髓，肾气的盛衰与人的生老病死有着密切的关系。腰腿痛往往是由肾精亏损，经脉失于濡养所致。《素问·六节藏象论》云"肾者，主蛰，封藏之本，精之处也，其华在发，其充在骨"，《素问·灵兰秘典论》云"肾者，作强之官，伎巧出焉"，说明在正常情况下，肾脏闭蛰封藏的功能，能使人体保持精力充沛、强劲有力等作强的机能，从而完成包括腰腿等组织器官复杂的生理功能活动。因此，应用补肾的方法治疗内分泌功能失调和退行性脊椎病所引起的腰腿痛往往获效。此外"腰为肾之府"，人体全身经络中，主要是肾经、膀胱经、督脉、带脉通过腰部，若这些经络失去正常功能，也能引起腰腿痛。

其次，腰痛的病因病机，虽然有跌仆闪挫的损伤，外邪风寒湿邪的侵犯，肾气亏虚导致的骨骼不稳定、肌腱松弛，但最基本的为肾气亏虚，加上其他诱因而发作，故肾气亏虚与"肾主骨"的理论有着内在的联系。正如《诸病源候论》所说的"肾主腰脚""夫腰痛皆由伤肾气所为"。肾气虚是由肾精先天不足，或情志内伤、外伤瘀血，气血失运并外感风寒湿邪，以致瘀血、病邪滞留于腰部，使经络循行受阻，日久内动于肾，而导致肾气虚或过度劳累，后天精气的耗损，超过肾的作强限度，使其陷于疲惫，肾气耗伤到一定程度，虽无外感风寒湿外邪，也可以发生腰腿痛。故腰腿痛的病因虽多，但主要的病机是肾气虚。这与现代医学认为腰腿痛的病理学基础主要是脊椎平衡失调（包括脊柱骨关节及其附属软组织的劳损、退变）、自控自调功能不足或失调（包括内分泌、代谢功能、结缔组织和自身免疫机能降低）等有相吻合之处。

总体而言，"肾主骨"作为中医藏象理论的一部分，强调"肾"与"骨"的生理功能存在紧密的联系，具有显著的性别及年龄差异，且任何诱导肾脏产生病理性改变的因素均可导致人体骨骼系统发生异常改变。而骨的疾病亦可导致肾病，它们或互相影响，或互为因果，或由此及彼，在疾病的演绎过程中起着至关重要的作用。肾病及骨病均可引起腰痛或腰腿痛。

另一方面，肾与心、脾、肺虽各有不同的生理功能，但它们之间有着极为密切的内在联系，既互相依存，又互相制约，以维持生理功能上的相对平衡。在病理状态下，它们又是互相影响的，如心阳不足，可以累及肾阳；心脾血虚，可影响肾阴；肺病日久可导致肾亏；肺脾肾三脏与全身水液代谢都有密切关系，一脏功能失职，均会使水液滞留而发生水肿。这些证候均说明"肾主骨"的功能与内脏虚损有密切关系，都可导致腰腿痛。

（二）遗精从"虚""郁"论治

遗精，是指不因性生活而遗泄精液的一类疾病。其中因梦而遗者称"梦遗"，无梦而遗甚至清醒时精液流出者谓"滑精"。病因复杂多端，多由劳心太过、恣情纵欲、饮食不节、欲念不遂等诸多因素而致。病机为肾失封藏，精关不固。本病多虚实夹杂，新病梦遗有虚有实，虚少实多；久病滑精当虚多实少。王生义教授认为遗精是中枢神经失调造成的，梦遗和滑精是大脑和脊髓两个不同中枢的效应，梦遗是大脑皮层追忆以往的性色彩，指令脊髓射精中枢发生射精。滑精是由于大脑过度疲劳或身体极度疲乏，使大脑处于超常的休眠状态，而脊髓射精中枢可能因为生殖器受到某种挤压刺激而引起射精中枢觉醒，即在失去大脑的控制下，发生低位反射性遗精。值得注意的是，此类来求治患者的病情往往是复杂的，遗精时往往有梦和无梦的状态交替发生，既有有梦的遗精，又有无梦状态下的滑精，遗精日久，往往还伴随神疲力乏的情况，同时，遗精日久，患者往往精神抑郁，情志不畅。遗精主要分为有梦而遗、无梦而遗、湿热扰精而遗，因此病机主要有心神不宁，梦扰精泄；肾阴亏虚，阴虚火旺；肾精亏虚，相火妄动等。

(三)谈淋之"肾虚湿热、气化不利"

古代中医文献中虽无"尿路感染"一名,但根据其尿频、尿急、尿痛和排尿不畅等主要临床症状,当属于中医学"淋证"范畴。"淋"之病名,最早见于《素问·六元正纪大论》,明代徐彦纯的《玉机微义》首次提出了"淋证",并沿用至今。

王老认为湿热蕴结下焦,致膀胱气化不利,故导致尿路发生感染。对于复发性尿路感染,进一步分为急发阶段、转化阶段和恢复阶段,并认为其三个阶段的病机有别。其中,急发阶段的关键病机为膀胱湿热,多有湿热毒邪蕴结下焦,致膀胱气化不利发病;转化阶段的特点是本虚标实、虚实夹杂,正气耗伤、湿热之邪留滞是病情缠绵反复的原因;恢复阶段的患者虚象显现,与此期最相关的脏腑为脾、肾二脏。王老根据尿路感染"肾虚湿热、气化不利"的基本病机,以补肾清利、标本兼顾为基本治法,临床并予以分期、分型论治,将尿路感染分为前中后三期。尿路感染前期即急性发作期,膀胱湿热征象较为明显,病性偏实,治疗以清热利湿通淋为主,重在祛邪治标,同时辅以活血化瘀、滋阴补肾等固本;中后期即临床缓解期和恢复期,湿热留恋不去,阻滞气机,血行不畅成瘀化浊,湿、浊、热(火)、瘀等相互交结,与正气相互搏结,耗阴伤阳,邪未去而正渐伤,虚实夹杂,以虚为主,正虚不耐峻猛攻伐,治疗当以滋阴补肾,或温补肾阳,或阴阳双补为主,重在扶正固本;同时佐以清热利湿、活血通络等以祛邪,兼以治标,扶正祛邪并进,标本兼顾。

(郑雷刚 史圣华整理)

三、临证医案

(一)腰痛

温阳补肾,温通经脉治疗腰痛(腰椎间盘突出症)

崔某,男,43岁,职员,呼和浩特市玉泉区。初诊日期:2020年7月

29 日。

主　　诉：反复腰部疼痛 15 年，加重伴活动受限 2 天。

初　　诊：患者 15 年前因在部队服役，久居潮湿之地，渐出现腰部疼痛，后经检查提示为腰椎间盘突出症，服用消炎止痛类药物及进行拔罐艾灸等理疗后，症状缓解，后每年反复出现。自述 2 天前搬抬重物后出现腰痛，活动受限，无下肢放射痛。休息后未见缓解，遂于今日来我院王老门诊处就诊。既往高血压 5 年，目前血压控制尚可。查体：L3—5 左侧棘旁压痛阳性，伴活动受限。刻下症：腰部疼痛伴活动受限，得温疼减，遇寒加重，喜揉喜按，乏力，平素畏寒肢冷，寐差多梦，纳可，二便调。舌淡、苔白，脉沉缓。

中医诊断：腰痛

　　　　　　肾阳亏虚、寒湿内侵证

西医诊断：腰椎间盘突出症

治　　法：温阳补肾，温通经脉

方　　药：自拟腰椎退行性病变方加减（腰痛 1 号方）

处　　方：黄芪 20 g，熟地黄 15 g，独活 10 g，川牛膝 15 g，续断 15 g，杜仲 10 g，狗脊 10 g，僵蚕 12 g，炒土鳖虫 12 g，延胡索 10 g，没药 5 g，鸡血藤 15 g，千年健 15 g，全蝎 5 g，蜈蚣 3 条，川芎 10 g，炙甘草 5 g。5 剂，水煎，日 1 剂，早晚饭后温服。

二　　诊（2020 年 8 月 4 日）：腰部疼痛较前缓解，心慌，纳可，寐差多梦易惊，二便调。舌淡、苔白，脉沉缓。予上方加珍珠母 15 g 以安神定惊。7 剂，日 1 剂，早晚饭后温服。

三　　诊（2020 年 8 月 13 日）：腰部疼痛较前减轻，乏力，偶有心慌心烦，纳可，寐差，二便调。舌淡、苔白，脉沉缓。予上方加煅磁石 15 g、炒酸枣仁 15 g，以镇静安神。7 剂，日 1 剂，早晚饭后温服。

四　　诊（2020 年 8 月 25 日）：腰痛缓解，心慌心烦、乏力较前好转，近日纳不佳、腹胀，寐一般，二便调。舌红、苔薄，脉沉。上方加甘松 15 g

以开郁醒脾。7剂,水煎,日1剂,早晚饭后温服。

后电话回访,病情好转,未见反复。

按: 腰部一侧或两侧疼痛为本病的基本临床特征。因病理性质的不同,而有不同表现。腰为肾之府,乃肾之精气所溉之域。肾与膀胱相表里,肾为足太阳膀胱经所行之处。此外,任、督、冲、带诸脉,亦布其间,故内伤则不外乎肾虚。而外感风寒湿热诸邪,以湿性黏滞,最易痹着腰部,所以外感致病总离不开湿邪为患。内外二因,相互影响,如《杂病源流犀烛·腰脐病源流》指出:"腰痛,精气虚而邪客病也……肾虚其本也,风寒湿热痰饮,气滞血瘀闪挫其标也,或从标,或从本,贵无失其宜而已。"说明肾虚是发病关键所在,风寒湿热的痹阻不行,常因肾虚而客,否则虽感外邪,亦不致出现腰痛。至于劳力扭伤,则和瘀血有关,临床上亦不少见。

患者既往有居住潮湿之处经历,寒湿之邪侵入经络,阻遏气血运行,使经络壅遏不畅,不通则痛,而成病矣。腰为肾府,《景岳全书·腰痛》提出"腰痛症凡悠悠戚戚,屡发不已者,肾之虚也",日久肾精亏损,无以濡养筋脉而发生腰痛。本次搬提重物、劳役负重以致肾之精气耗损更加严重,腰府失养而病情再发。肾阳虚衰不能温养腰府则见腰部疼痛,得温疼减,遇寒加重,喜揉喜按;不能温煦肌表则畏寒怕冷。方中黄芪、熟地黄益气补血养阴、填精益髓,《证治准绳》提出"(腰)久痛宜补真元,养血气";杜仲、续断、狗脊等补肝肾、强筋骨、壮腰脊,其中狗脊补而能走,温而不燥,走而不泻,入督脉,功善补肝肾、强腰脊,肝肾亏虚又兼风寒邪气所侵之腰脊强痛非此药不能除;独活、千年健祛风湿、舒经络、止痹痛;佐以鸡血藤、牛膝、川芎补血活血、通络止痛;延胡索、没药行气活血、祛瘀止痛;僵蚕、土鳖虫、全蝎、蜈蚣搜风剔络。上药合用,共奏补肾温阳、强筋健骨、祛风除湿、活血通络之功。

(郑雷刚 赵冈健整理)

（二）水肿

滋阴清热，利水健脾治疗水肿（慢性肾小球肾炎）

陈某，女，38 岁，教师，呼和浩特市赛罕区。初诊日期：2020 年 5 月 12 日。

主　　诉：全身浮肿间断发作 4 年。

初　　诊：患者 4 年前因急性肠胃炎后出现全身间断性浮肿，尿常规检查示尿蛋白（++），内蒙古医院诊断为肾小球肾炎，予泼尼松、环磷酰胺（具体用法不详）对症治疗，但浮肿反复发作。既往体健。查体：全身浮肿，眼睑、双下肢为甚。刻下症：全身浮肿，眼睑、双下肢为甚，纳差，伴反酸，口干不欲饮，大便干，小便少黄。舌红、少苔，脉滑。

中医诊断：水肿

　　　　　　　阴虚脾弱证

西医诊断：慢性肾小球肾炎

治　　法：滋阴清热，利水健脾

方　　药：六味地黄丸合五皮散加减

处　　方：熟地黄 15 g，茯苓皮 20 g，山药 15 g，牡丹皮 12 g，酒萸肉 15 g，桑白皮 12 g，陈皮 12 g，大腹皮 15 g，泽泻 12 g，石韦 15 g，广藿香 15 g，海螵蛸 15 g，焦山楂 15 g，炒麦芽 15 g。14 剂，水煎，日 1 剂，早晚饭后温服。

后电话回访，水肿渐消，反酸减少，纳可，寐一般，二便调。

按：水肿是体内水液潴留，泛滥肌肤，以头面、眼睑、四肢、腹背，甚至全身浮肿为特征的一类病证。西医学中水肿是多种疾病的一个症状，包括西医学中肾性水肿、心性水肿、肝性水肿、营养不良性水肿、功能性水肿、内分泌失调引起的水肿等。本病在《黄帝内经》中称为"水"，并根据不同症状分为"风水""石水""涌水"。《灵枢经·水胀》对其症状做了详细的描述，如"水始起也，目窠上微肿，如新卧起之状，其颈脉动，时咳，阴股间寒，足胫肿，腹乃大，其水已成矣。以手按其腹，随手而起，如裹水之状，此其候也"。水不自行，赖气以动，水肿一证，是全身气化功能障碍的一种表现，具体而言，水肿发病的基本病理变化为肺失通调、脾失传输、肾失开阖、三焦气化不利。其病位在肺、脾、肾，关键在肾。病理因素为风邪、水湿、疮毒、瘀血。肾主水，水液的输化有赖于肾阳的蒸化、开阖作用。久病劳欲，损及肾脏，则肾失蒸化，开阖不利，水液泛滥肌肤，发为水肿。患者病久，邪气久居不去则元气亦日受戕伐。水肿日久者，一者水湿不行，二者久病邪伏肾络，水瘀互结，均可耗伤肾气。而肾性水肿者，多有久服激素、免疫抑制剂等辛热苦燥之品，故极易耗伤肾精阴血，加重阴虚症状，且久用重用利尿之品，亦可耗伤肾中精气。同时病水者，水湿内著，久伤脾胃，中气屡弱，致运化不能。

方中熟地黄滋阴补肾、填精益髓；山茱萸补养肝肾；山药补益脾阴，亦能固肾；泽泻利湿而泄肾浊，能防熟地黄之滋腻；茯苓淡渗脾湿，并助山药之健运，与泽泻共泄肾浊，助真阴得复其位；牡丹皮清泄虚热，并制山茱萸之温涩；茯苓皮利水消肿；大腹皮以行气消胀、利水消肿；陈皮以理气和胃、醒脾化湿；桑白皮清降肺气、通调水道，以利水消肿；石韦以清肺热；藿香以芳香化湿；海螵蛸制酸收敛固摄；焦山楂、炒麦芽以健脾开胃。全方共奏利水消肿、滋阴健脾之效。

（郑雷刚　郑智丽整理）

（三）遗精

补肝益肾，收敛固精治疗遗精（神经衰弱症）

郭某，男，19岁，学生，呼和浩特市新城区。初诊日期：2017年10月15日。

主　　诉：乏力、梦遗反复发作1年。

初　　诊：患者于 1 年前无明显诱因出现乏力、梦遗，伴注意力不集中、记忆力减退，经西医院检查未见明显异常，考虑为青春期焦虑、神经衰弱，建议心理调节，特求治于王老门诊处。既往体健。刻下症：乏力、梦遗，伴注意力不集中、记忆力减退，头晕心烦，偶鼻塞，身痒，纳可，寐不安，小便短赤，大便偏干。舌淡红、苔薄黄，脉弦数。

中医诊断：遗精

　　　　　　肝肾不足、精关不固证

西医诊断：神经衰弱症

治　　法：补肝益肾，收敛固精

方　　药：自拟补肾止遗汤加减

处　　方：熟地黄 15 g，山茱萸 15 g，山药 12 g，何首乌 10 g，菟丝子 12 g，桑椹 12 g，金樱子 12 g，女贞子 15 g，桑叶 12 g，马齿苋 15 g，苦参 12 g，土茯苓 12 g，白鲜皮 12 g，甘草 5 g，天麻 5 g，半夏 10 g，芦根 15 g，磁石^{先煎}15 g。7 剂，水煎，日 1 剂，早晚饭前分服。

二　　诊（2017 年 10 月 23 日）：患者服药后，上症减轻，现偶鼻塞，上方加黄芩 10 g、苍耳子 10 g、辛夷 10 g。7 剂，水煎，日 1 剂，早晚饭前分服。

后随访，患者痊愈。

按：遗精是指男子青春期后非性活动而出现精液频繁泻出的病证。遗精在临床上有生理性和病理性之分，生理性遗精是指健康男性自青春期开始出现精液溢出，遗精频次为每月 1~3 次，时多时少，不伴有全身不适感；病理性遗精一般指未婚男子或婚后长期分居者，每周遗精 2 次及以上，甚或每天遗精数次，且伴有神经及精神方面的症状，如头晕、耳鸣、神疲乏力等症。现代医学认为遗精并非独立的疾病，缺乏统一的治疗方案，临床疗效欠佳。中医药治疗本病历史久远，经验颇丰，丰富了对本病的认识。遗精的病因病机复杂多样，病位主要涉及肝心脾肾，实证主因湿热、痰火、瘀血，虚证主因肾虚。历代医家治疗思想不尽相同，对遗精病因病机有着各自的看法，大体包括阴虚火旺、痰热蕴结、心肾不交、心脾两虚、气不摄精、君相火动等，但其根本病机总属肾失封藏、精关不固，治疗时常用扶助肾气、清利湿热、疏肝解郁、清心泻火等法。

《诸病源候论·虚劳失精候》认为"肾气虚损，不能藏精，故精漏失"，遗精从肝肾阴虚治疗，选方六味地黄丸加减。原方去降泄清火的牡丹皮、茯苓、泽泻，加养阴生精之菟丝子、桑椹、金樱子、女贞子；患者身痒，加清热利湿止痒之马齿苋、苦参、土茯苓、白鲜皮；桑叶有疏散风热、清肺润燥、清肝明目的功效；何首乌可安神、养血、活络；半夏燥湿化痰、降逆止呕；天麻平肝息风，为眩晕之要药；芦根清热生津、除烦；磁石镇惊安神、平肝潜阳、聪耳明目；甘草调和诸药。二诊时患者诸症均明显缓解，仅余鼻塞，上方加黄芩、苍耳子、辛夷，以清肺热、通鼻窍。

《黄帝内经》中"肾者主蛰，封藏之本，精之处也"，指出肾乃司精关开合之枢纽，肾精寓于其中，若因外感六淫，或暴受惊恐，或久居寒凉之地，导致肾气亏虚，失于固摄，则会出现遗精、神疲乏力、头晕等症状。王老在临证治疗本类病证时，常用熟地黄、山药、酒萸肉、怀牛膝等；偏于肾阴虚者，常配伍生地黄、枸杞子、知母等以滋肾养阴；偏于肾阳虚者，常配伍淫羊藿、巴戟天、锁阳等温肾壮阳；若兼脾虚者常配伍炒麦芽、黄芪等益气健脾；若湿邪重者，常配伍茯苓、泽泻、薏苡仁之品清利湿邪；若热邪重者，常配伍金银花、龙胆草、黄柏等清热解毒。此外，王老从本虚标实的病机出发，以治病求本的理念论治本病，治疗上以扶助肾气为纲，以清利湿热、疏肝解郁、清心泻火为要，辅以心理疏导和生活宣教，以期提高本病的中医疗效。

（郑雷刚　李伟丹整理）

（四）淋证

1. 清热利湿通淋治疗淋证（泌尿系感染）

王某，女，35岁，职员，呼和浩特市赛罕区。初诊日期：2018年6月5日。

主　　诉：小便频数刺痛3天。

初　　诊：患者3天前因过食辛辣出现小便频数刺痛，小便黄赤，小腹疼痛，自用药效果不佳，故今日求治于王老处。既往无特殊病史。查体：下腹部压痛（+）。辅助检查：尿常规检查示白细胞高，泌尿系彩超未见异常。刻下症：小便频数刺痛，小便黄赤，小腹疼痛，纳可，寐一般。舌红、苔黄腻，脉滑数。

中医诊断：淋证

　　　　　　湿热蕴结膀胱证

西医诊断：泌尿系感染

治　　法：清热利湿通淋

方　　药：自拟清热通淋汤加减

处　　方：萹蓄10 g，瞿麦10 g，栀子10 g，滑石10 g，荔枝核10 g，山茱萸10 g，金樱子10 g，通草5 g，生甘草5 g，乌药12 g，猪苓12 g，萆薢12 g，芦根10 g，茯苓10 g，牡丹皮10 g，车前子^{包煎}10 g。7剂，水煎，日1剂，早晚温服。

二　　诊（2018年6月13日）：少腹不适、口干，余症基本除。舌红、苔黄，脉滑数。上方去猪苓、芦根，加生地黄10 g。继服6剂，愈。

按：淋证是一种以小便频繁而数量少，尿道灼热疼痛，排便不利，小腹拘急引痛为主要表现的病证。此病多因嗜食辛辣或肥甘厚腻之品所致。实则清利，虚则补益，是治疗淋证的基本原则。全方以清热泻火、利水通淋为治法，以滑石、通草为主药，取其清热利尿通淋之功，清热渗湿利水通淋，使湿热之邪从小便而去。萹蓄、瞿麦、车前子、猪苓、萆薢、芦根、车前子清热利水通淋；栀子清泄三焦，清热之力较强；荔枝核行气；金樱子固精缩尿；山茱萸滋补肝肾；茯苓健脾利湿；生甘草调和诸药。本方寒凉之药颇多，泻火与渗湿合法，利水与通腑并行，使湿热之邪从二便而去，共成清热利湿、利水通力之功。方中加用牡丹皮之类药，清利湿热，兼清脏腑郁热。二诊时少腹不适、口干，加生地黄入心、肝、肾、脾四经以清诸热。

（郑雷刚　李晓丽整理）

2. 补益脾肾治疗淋证（慢性肾炎）

张某，男，30岁，个体，呼和浩特市旗下营。初诊日期：2017年11月24日。

主　　诉：尿痛伴腰困1年。

初　　诊：患者1年前出现间断性尿痛，休息后缓解，未予重视。1年来症状逐日加重伴腰部酸困，劳累后明显。2017年5月15日于呼市市医院体检，尿常规检查示尿蛋白（+）、隐血（+-）、24小时尿蛋白0.9 g/24 h，诊为肾炎，建议进一步肾穿刺，患者拒绝，为中医治疗，故求治于王老处。既往体健。查体：颜面部轻度浮肿。辅助检查：尿蛋白（+），隐血（+-）。刻下症：尿痛，伴腰部酸困、乏力，纳可，寐一般，少尿，大便可。舌淡胖、苔白腻，脉沉无力。

中医诊断：淋证

　　　　　　劳淋

西医诊断：慢性肾炎

治　　法：补益脾肾

方　　药：无比山药丸加减

处　　方：黄芪15 g，太子参15 g，熟地黄15 g，山药15 g，牡丹皮12 g，赤小豆15 g，酒萸肉15 g，杜仲15 g，金樱子15 g，仙鹤草20 g，大蓟20 g，小蓟20 g，甘草5 g，乌药12 g，女贞子15 g，黄柏10 g，郁金15 g。14剂，水煎，日1剂，早晚饭后温服。

二　　诊（2017年12月8日）：尿痛减轻，仍腰部酸困，舌脉同前。上方加桑椹15 g以滋阴养血、续断15 g以补益肝肾。10剂，水煎，日1剂，早晚饭后温服。

三　　诊（2017年12月20日）：尿痛、腰酸困均较前缓解。舌淡胖、苔黄腻，脉沉。上方去桑椹，加茵陈 15 g、栀子 10 g 以清热利湿。

四　诊（2017 年 12 月 28 日）：尿痛、腰酸困较前明显缓解。舌淡胖、苔白腻，脉沉细。上方去女贞子、茵陈、栀子，加苍术 15 g、生薏苡仁 15 g，以燥湿健脾。

五　诊（2018 年 1 月 11 日）：电话回访，尿痛消失，腰部酸困消失。

按：淋证是指以小便频数短涩、淋沥刺痛，小腹拘急引痛为主症的病证。淋之名称，始见于《黄帝内经》，《素问·六元正纪大论》称本病为"淋"。淋者，淋漓不尽，如雨淋而下，指出了淋证为小便淋漓不畅，甚或闭阻不通之病证。《中藏经》根据淋证临床表现不同，提出了淋有冷、热、气、劳、膏、砂、虚、实八种，乃为淋证临床分类的雏形。隋唐时期，许多医家对淋证的分类及病机又有了进一步的认识。巢元方在《诸病源候论·诸淋病候》中对淋证的病机进行了高度概括，他指出"诸淋者，由肾虚而膀胱热故也"。这种以肾虚为本、膀胱热为标的淋证病机分析，成为多数医家临床诊治淋证的主要依据。王老根据多年来的临床经验对这一病机进行验证。

淋证的成因虽有内、外之分，但其基本病理变化为湿热蕴结下焦，肾与膀胱气化不利。其病位在膀胱与肾。肾者主水，维持机体水液代谢。膀胱者州都之官，有贮尿与排尿功能。两者表里相关，经脉相互络属，共主水道，司决渎。当湿热等邪蕴结膀胱，可致气化不利而起病。若久淋不愈，湿热留恋膀胱，由腑及脏，继则由肾及脾，脾肾受损，正虚邪弱，遇劳即发，遂成劳淋。方中黄芪、太子参、山药以补气健脾，酒萸肉、金樱子以益肾固摄，乌药、郁金以理气导淋，赤小豆以利水消肿，杜仲、女贞子以补益肝肾，仙鹤草以养血通淋，大蓟、小蓟以凉血止血，黄柏以滋阴降火，甘草以调和诸药。全方共奏补益脾肾之功效。

（郑雷刚　莫日根整理）

第八章 妇科病

一、概述

中医妇科中,妇人主要外生殖器为阴户、玉门,是生育胎儿,排出月经、带下、恶露的关口,也是合阴阳的出入口,又是防止外邪侵入的关口。主要内生殖器为阴道、子门、胞宫、胞脉、胞络。阴道是娩出胎儿,排出月经、带下、恶露的通道,是合阴阳、禁闭子精、防御外邪的处所。子门是主持排出月经和娩出胎儿的关口。胞宫又名女子胞、子处、子宫、子脏、血室、胞室等,《黄帝内经》称女子胞为"奇恒之府",其功能不同于一般的脏腑,是亦泻亦藏,藏泻有时,行经、蓄经、育胎、分娩等藏泻分明,各依其时,是人体生命活动的一部分。

人体以脏腑、经络为本,以气血为用。脏腑、经络、气血的活动,男女基本相同。但是不同于男性的解剖结构特点决定了女性特殊的生理机能:月经、胎孕、产育和哺乳等。女子之特殊生理功能,盖脏腑、经络、气血乃至天癸之化生功能作用于胞宫而成,而且各生理特点之间也存在一定的内在联系。月经是子宫周期性的出血现象,与"肾气—天癸—任脉—冲脉—胞宫轴"有密切关系,即肾气旺盛,天癸臻熟,作用于冲任二脉,任通冲盛,血海按时满溢,月经正常来潮。《素问·上古天真论》曰:"女子七岁,肾气盛,齿更发长;二七而天癸至,任脉通,太冲脉盛,月事以时下,故有子;三七,肾气平均,故真牙生而长极;四七,筋骨坚,发长极,身体盛壮;五七,阳明脉衰，面始焦，发始堕；六七，三阳脉衰于上，面皆焦，发始白；七七，任脉虚，太冲脉衰少，天癸竭，地道不通，故形坏而无子也。"同时，心脾肝等脏腑、督带脉等经络及气血之间的相互协调亦对月经生理现象有重要影响。生理性带下是肾精下润之液，《景岳全书》曰："盖白带出于胞中，精之余也。"肾气旺盛，所藏五脏六腑之精在天癸作用下，通过任脉到达胞中而生成，此过程又得督脉的温化和带脉的约束。女子发育成熟后，月经按期来潮，就有了孕育的功能。受孕的前提为肾气充盛，天癸成熟，冲任二脉功能正常，男女两精相合方成胎孕。产育包括分娩、产褥与哺乳，这是女子生育后代紧密联系的三个阶段，每个阶段都可发生急剧的生理变化。分娩时的汗出和产创出血会损伤阴液，此时机体的生理特点是"阴血骤虚，阳气易浮"。产褥期所排恶露乃余血浊液所化，出于胞中而源于血海。哺乳期气血上化为乳汁，以供哺育婴儿需要，《胎产心法》谓："产妇冲任血旺，脾胃气壮则乳足。"

  妇女各期的生理特点，使女性一生多姿多彩，亦因此有其易受病之可能，在病理上会发生经、带、胎、产、杂等特有之疾，与其他诸科同中有异。《医宗金鉴·妇科心法要诀》曰："男妇两科同一治，所异调经崩带症，嗣育胎前并产后，前阴乳疾不相同。"女子更"以血为本"，经、孕、产、乳期屡耗血，使机体常处血不足、气偏余之态，在外不超乎"六淫"，常以寒、热、湿为主，内不超乎"七情、生活失度、体质"等因素作用下，致气血失调、脏腑功能失常，直接或间接损伤冲任二脉，从而产生经病、带疾、妊娠病、产后病、杂病等妇科诸疾。由此可见，妇科病机与内科、外科等其他各科病机的不同点，就在于妇科病机必须是损伤冲任（督带）的。在生理上胞宫是通过冲任（督带）和整个经脉联系在一起的，在病理上脏腑功能失常、气血失调等只有损伤了冲任（督带）的功能时，才能导致胞宫发生经、带、胎、产、杂诸病。《校注妇人良方》称："妇人病有三十六种，皆由冲任劳损而致，盖冲任之脉为十二经之会海。"

  妇科疾病的诊断，医者在临床上应四诊合参，对全身症状了解的同时，着重对经、带、胎、产方面的诊察。治疗时，根据中医整体观念理论，着重以整体机能调治为基本指导思想,按照临证时四诊资料进行辨证论治。同时,女性生殖道与外界相通,易直接感受外邪,因此尤其对于局部病变,除内治法外,还可兼用外治法,使药直中病所,迅速起效。

二、王生义教授妇科病学术思想

中医妇科病包含范围较广,月经病、带下病、妊娠病、临产病、产后病、前阴病、妇科杂病等皆属其范畴,其中有临床常见病、多发病,如月经病;也有疑难病证,如癥瘕,病变多种多样,病证虚实寒热错杂,须充分掌握妇人病机特点,灵活运用治法。王生义教授精究岐黄,勤奋临证,师古不泥,善用经方,理法切合实用,对妇科病的治疗有独到之处,凡带下、崩漏、调经、不孕诸症而求治者均应手奏效。临证时常用调理气血、益肾疏肝诸法来调补冲任,辨证与辨病相结合,同时重视心理疏导,善移情易性、以意导引法。

(一)首重调经,分期辨治,因时制宜

王老认为女子以血为本,其生理特点以月经为主,月经调与不调反映身体健康情况,很多妇科疾病如子宫肌瘤、卵巢囊肿等,甚至不孕,都会反映于月经情况,《经脉诸脏病因》云"女子以血为主,血旺则经调而子嗣……",故妇人之病以经血为先,当首重调经。一辨不同周期阶段之不同。月经每月应潮有消长转化之变,调经之法亦应分经前、经期、经后、经间之别。在女子经前、经行及经净的周期演变中,经水盈亏满溢处于一个血聚、血泄和生血的动态平衡,故常分阶段治疗。经前期血海充盈,冲脉之气较盛,着重调补,以疏导气血、调和阴阳为主,治宜疏肝柔肝、温补肾阳、理气养血暖宫;经期血室正开,阴血下泄,着重因势利导,以通经、调经、改善经期症状为主,治宜顺其势,调气和血,或通经逐瘀,或引血归经;经后期阴血去,血海空虚,着重补益,以滋阴补气养血为主,治宜补肝肾、养精血,或合健脾益气,

以顾其本；经间期血海渐盈，肾气渐充，着重调补，以疏导气血、调和阴阳为主，治宜疏肝柔肝、温补肾阳、理气养血暖宫。再辨不同年龄阶段之不同。不同年龄的女子有不同的生理病理特点，脏腑虚实各异，治疗的侧重点也不尽相同。青春期少女正当生长发育，重在顾护肾气；育龄期中年，生殖功能旺盛，经孕产乳皆以血为用，往往不足于血、有余于气，重在养肝疏肝；绝经后或老年期，肾气、天癸已竭，重在健脾胃以颐养后天。

（二）脏腑合参，肝肾为要，顾护脾胃

王老在妇科治疗中，重视脏腑变化，以脏腑辨证为纲，认为女子以血为重，肾肝共为先天。肾藏精而寓元阳，为先天之本，主生殖，与女子经、带、胎、产之关系至为密切。肝藏血，主疏泄，有"肝为女子先天"之称，行经耗血，妊娠血聚养胎，分娩出血，以致女子有余于气而不足于血，且肝经络阴器，与生殖密切相关。脾主运化，为后天之本，气血生化之源，经、孕、产、乳均与脏腑化生气血有关。女子的生理主要是肾气充盛，天癸成熟，肝气调达，经候如常；脾胃健运，生化有权，血海充盈，经候有源，因此肾、肝、脾三脏的生理病理变化与妇科诸疾密切相关。此外，王老还注重整体观念，强调脏腑功能的协调，肝与肾、肾与脾、肝与脾之间相互关联、相互资生、相互制约，维持着动态的平衡。每临证多以补肾扶脾调肝为主，既重视补益先天，也注意顾护后天，同时标本思辨，固其本不忘寓通于补治其标。

（三）气血为纲，八纲为目，重视奇经

王老认为女子以血为重。行经耗血、妊娠血聚养胎、分娩出血，以致女子有余于气而不足于血，故妇人病之辨，应以气血为纲。

除此之外，还须以八纲辨证为目。八纲之中，尤以明辨虚实寒热为旨。如此思辨，方可辨证精准，审证周全。

另外，妇科疾患辨证用药上当究奇经。经络与女子生理病理的关系中，冲、任、督、带四脉属"奇经"。冲、任、督三脉下起胞宫，上与带脉交会，

又上连十二经脉,而胞宫是体现妇女生理特点的重要器官,其生理功能主要与冲、任、督、带四脉的功能有关,从而使冲、任、督、带四脉在妇女生理中具有重要的地位。其中冲任与经产尤为密切。"冲任二脉皆起于胞中,为经络之海,此皆血之所从生,而胎之所由系",冲任受损是妇科疾病的重要病机。

(四)重情志病,注疗人心,治调相合

《女科百问》曰:"妇人之病,多因气之所生也。"《校注妇人良方》有"郁怒倍于男子",女子"血常不足,气常有余"的特殊体质使其对情志病因更有易感性,故王老认为七情内伤是导致妇人病的重要因素之一。对女子而言,不良情绪以抑郁、忧思、忿怒等居多,现代社会情志刺激引起的妇科疾病尤以阴性的所占比例较大。在临证诊疗中,王老不仅关注妇科病中的情志病因,还重视妇科病中的情志疾病,采用方药施治与安神调治相结合,调气和血,兼顾心、肝、脾三脏,促疾向愈。注重与患者沟通,了解其之所思所虑,观察其内心感受及心理反应,善用中医传统之移情易性、以情胜情等法给予积极疏导,从而达到药力所不及之效,"是以善医者,先医其心而后医其身"。

(五)温补为法,阴阳相济,因人因证

女子体本柔弱,以血为本,以通为用,治疗当顾护精血,一味攻伐必伤精血,虽取效一时,但气血失畅。王老组方以温补为法,寓通于补,贵在平和调养,少用攻伐。且阴阳气血相互依存,故在用药时当阴阳相济,对于虚证,温补阳气者适当配用滋阴之品,不一味用温药免耗竭其阴,滋阴养血者适当兼用阳药以推动其生发之气。王老熟谙药性,在辨证的基础上注意区别药性的寒热温凉润燥,讲究因人因证治宜。如当归、熟地黄同可补血,但前者性属温燥,走而不守,闭经、月经过少者应选,血虚寒滞证可用之,阴虚内热证迫血妄行则不宜;后者性属凉或微温,守而不走,崩漏、月经过多或经期延长者应选,阴虚血燥证可用,血虚兼寒湿或痰湿壅滞证则不宜。同时重视归经对疗效的影响，病在何脏何腑，选药时选归于该脏腑的药物，如月经先期属脾虚不摄、心肾不交者，宜选入脾经的太子参、黄芪、白术等以健脾益气、固摄止血，入肾经的杜仲等以补益肾气。

（六）善用对药，药病相对，丝丝入扣

对药作为简单的配伍单位，虽不具方剂的完整性，但也非单味药各自功能的简单相加，而是既可相互为用，又可相互佐制，在临床应用中更为灵活，卓有效验。王老善用对药，或二味成对，或三四味成组，药病相对，配合得宜，丝丝入扣。妇人生理病理特殊，其对药配伍又有不同特点。妇科诸疾与肝、脾、肾等三脏紧密相关，临诊中王老常用药对熟地黄、枸杞子平补肾气；常用太子参、黄芪、白术药组健脾益气，以复脾之统摄，用治脾胃虚弱、化源不足之经带胎产诸病；常用白芍、当归配伍成对以养血益肝，以疗肝血不足、冲任血虚所致妇人病。

（刘晋　莫日根整理）

三、临证医案

（一）月经先期

1. 补脾益气，摄血调经治疗月经先期（月经不调、左侧卵巢囊肿）

杨某，女，43岁，个体，呼和浩特市回民区。初诊日期：2018年4月10日。

主　诉：月经10余日1行，3年。

初　诊：患者3年前人工流产术后月经10余日1行，经量颇多，3~5天净，2017年1月行妇科彩超检查提示左侧卵巢囊肿，大小约38 mm×24 mm。此后间断服用调经药物（具体不详），效果一般，上症反复发作，今慕王老之名，遂来求治。既往体健，月经初潮年龄为13岁，初潮始无痛经，病前经

期 4~5 天，周期 30 天左右，末次月经 2018 年 3 月 26 日，已净。婚育史：1-0-1-1，2000 年顺产一子，体健。查体未见明显阳性体征。刻下症：月经周期提前，经色淡红，常感疲乏无力，心悸眩晕，小腹空坠，腰背酸痛，失眠，易烦躁，纳少便溏。舌淡、少苔，脉细无力。

中医诊断：月经先期

　　　　　　脾肾两虚证

西医诊断：1. 月经不调　2. 左侧卵巢囊肿

治　　法：补脾益气，摄血调经

方　　药：补中益气汤加减

处　　方：太子参 12 g，白术 15 g，黄芪 12 g，柴胡 10 g，升麻 5 g，远志 12 g，酸枣仁 15 g，龙眼肉 12 g，杜仲 15 g，续断 15 g，山茱萸 15 g，炒白芍 12 g，甘草 5 g。7 剂，水煎，日 1 剂，早晚分服。

二　　诊（2018 年 4 月 18 日）：诸症减，效不更方，继服 7 剂。

三　　诊（2018 年 5 月 1 日）：患者近日月经未提前而至，睡眠好转，可睡 4~5 小时。诉时有口苦咽干，余症均较前减轻，上方加牡丹皮 12 g、郁金 12 g，清肝解郁调经，继服 7 剂。

随访半年，患者月经周期基本规则，量中如常，眠好。

按：月经先期是以周期异常为主的一种月经病，通常指月经提前 7 天以上，甚至 10 余日 1 行，连续 2 个周期以上者，古称"经早""经水不及期"。究其病因，临床每归之于热，但正如王孟英所说"体质所禀不同""先期有火，后期火衰，是固有之，然持其一端耳。如虚不能摄，则虽无火，亦必先期"。患者已过"六七"，三阳脉衰于上，肾气渐衰，天癸欠充之时，加之既往行人工流产术，耗损精血同时因胞宫、胞脉为金刃所伤，冲任受损，加之久病忧思，损伤脾土，中气虚弱，经血无以化源。气血不充，冲任不固，经血失统，遂致月经提前而至。脾主中气而统血，"冲任之本在肾"，若脾虚而不摄，肾虚而不固，以致统血无权，封藏失司，冲任不固，故月经量多；气虚血失温煦，则经色淡；运化失职，则纳少便溏；神疲肢倦，气短懒言，小腹空坠，亦为中气不足之征。腰为肾之外府，外府失荣，筋骨不坚，故腰背酸痛；肾虚精血不足，髓海失养，故头晕；心肾两脏水火相济为安，肾气渐衰，水不济火，扰动心神，则见心悸、失眠、烦躁。结合患者舌淡、少苔，脉细无力，辨为脾肾两虚型，故拟方补中益气汤加减治疗。

本方以参、芪、术为君，益气诸参中，太子参益气健脾兼能养阴，避免补气助火之虞；黄芪味甘性温，大补元气，健脾补肺，补气之中兼能升阳，走而不守；白术功专健脾益气，以助健运统摄。诸药相伍，能走能守，芪外、参内、术中央，一身上下内外之气皆可补益。山萸性酸涩，入于下焦，有收敛固涩之效，可固冲任以止血；白芍味酸收敛，功能养血敛阴，与黄芪、白术、山茱萸同用取固冲汤之意，以益气健脾、固冲摄血；入轻清升散之柴胡、升麻，引芪、参、草甘温之气味上升，"在脾虚之病用之者，乃借其升发之气，振动清阳，提其下陷，以助脾土之转输"。杜仲与续断伍用，出自《赤水玄珠》中的杜仲丸，二药合用，性纯力效，补肝肾强筋骨，用治腰背酸痛，且续断"味苦而涩，能行能止"而又止血。远志、酸枣仁、龙眼肉交通心肾，使心气下通，以加强肾气固摄之力，安神定志；肝为肾之子，肾虚而气必不宣，郁金清肝解郁调经。诸药合用共奏补脾益气、摄血归经之效，使月经自调，正如《景岳全书·妇人规·经脉类》经不调篇中指出："调经之要，贵在补脾胃以资血之源；养肾气以安血之室，知斯二者，则尽善矣。"二诊效不更方，再进前剂以固疗效。三诊时出现口苦咽干，肝为肾之子，肾虚而气必不宣，久郁化热，牡丹皮、郁金疏肝清热，肝气畅达、热清血宁，则症消经调。

（刘晋　史圣华整理）

2. 清肝益肾，调理冲任治疗月经先期（月经不调）

任某，女，28岁，教师，呼和浩特市赛罕区。初诊日期：2018年10月26日。

主　　诉：月经提前7~10天，持续1年，加重2个月。

初　　诊：患者2017年9月底长跑比赛后出现月经提前10天，经量多，7天方净，未予重视，此后反复出现，甚至1个月行经2次，行妇科彩超检查未见明显异常，曾间断服用中药（具体不详），有缓解。近2个月常加班，每次月经提前7~10天，经量适中，5天可净，无痛经，遂来求治。既往体健，月经初潮年龄为12岁，病前月经规律，经期5天，周期28~30天，经量适中，无血块及痛经。末次月经2018年10月5日，已净，未婚未育，查体未见明显阳性体征。刻下症：正值经期第2天，周期提前11天，经量偏多、色深红，无血块及痛经，心烦，每逢经期乏力，近期食辣多故痤疮频发。纳可，寐欠安，小便黄，大便偏干。舌边尖红、苔薄黄腻，脉弦数。

中医诊断：月经先期
　　　　　　肝旺肾虚证

西医诊断：月经不调

治　　法：清肝益肾，调理冲任

方　　药：两地汤加减

处　　方：生地黄15 g，黄芩6 g，知母12 g，地骨皮12 g，玄参9 g，生黄芪15 g，续断12 g，杜仲12 g，桑寄生12 g，苎麻根20 g，女贞子9 g，阿胶^{烊化}9 g，白术9 g，甘草5 g。7剂，水煎，日1剂，早晚分服。

二　　诊（2018年11月1日）：月经已净，时感心烦易怒，面有痤疮，大便干结。舌边尖红、苔薄黄腻，脉弦数。上方去生黄芪、白术、续断，加青蒿9 g、牡丹皮10 g、白芍12 g。7剂，水煎，日1剂，早晚分服。

三　　诊（2018年11月23日）：药后诸症均减，适逢月中，神疲腰酸。去黄芩、牡丹皮、苎麻根，加怀山药12 g、山茱萸6 g、鹿角片9 g，以滋补肾精。

四　　诊（2019年3月19日）：末次月经2月22日，经期将近，乳胀。证属心肝火旺、冲任气滞，加柴胡9 g、香附6 g，以理气调经。

按：月经先期，古人每归之于热，《傅青主女科》谓："先期而来少者，火热而水不足也。"热又分阴虚血热、阳盛血热和肝郁化热。患者曾因劳力过度而出现月经先期量多，失血伤阴，素体阴虚，兼之思虑劳倦，耗损精血，阴血虚少，久必水亏火旺，虚热内生，热扰冲任，又过食温燥、辛辣之品，热伤冲任，冲任不固，不能制约经血，遂致月经提前而至。虚实夹杂、病机多端，故以清养肝肾精血为治疗大法，补中有清。初诊值经期，方中地骨皮、玄参养阴清热；生地黄、苎麻根滋阴清热、凉血调经；杜仲、桑寄生、续断益肾调冲；黄芩、知母清热安心；经量多，生黄芪、白术益气固冲，脾胃气健精血统血有权；阿胶滋阴止血。全方共奏滋阴清热、凉血调经之效。二诊时患者热象仍盛，再拟酌加清热降火之品，使热去阴不伤，血安而经调。三诊时在上方中去凉血之品，加入滋补肾精和血肉有情之品，意在阴中求阳，以期阴阳平调。四诊又值经前，加入疏肝理气之品，调理冲任，如此周期性治疗，使营血渐充，虚火自熄，冲任得滋，自能经候如期。

（刘晋　陈佳整理）

（二）月经后期

1. 益气养血，化瘀调经治疗月经后期（月经不调）

苏某，女，44岁，银行职员，呼和浩特市回民区。初诊日期：2019年7月30日。

主　　诉：月经周期延后7～10天，持续2年，加重伴经行腹痛2个月。

初　　诊：患者2年前劳累后出现月经周期延后7天，当时未予重视，此后月经均不能如期来潮，每月行经均推后7～10天，经量多，少腹坠胀，口服益母草颗粒，效果不佳，上证日渐加重，近2个月每次月经周期均延后半个月，且下腹痛明显，伴乏力头晕，妇科超声未见明显异常，现为进一步治疗，求治于王老处。既往慢性胃炎史4年。月经初潮15岁，初潮始无痛经，病前月经尚规律，经量适中，经期3～4天，周期28天左右，末次月经2019年7月15日。婚育史：1-0-1-1，2012年顺产一子，体健。查体：形体偏瘦，面色萎黄，精神倦怠，余未见明显异常。辅助检查：2018年9月21

日行妇科彩超,未见明显异常。刻下症:月经延后,经量较多,经色暗、偶有血块,伴下腹痛,感乏力、头晕,纳食不香,夜寐尚可,大便偏稀,小便正常。舌暗、苔白、舌边有瘀点,脉弦细。

中医诊断:月经后期

　　　　　　气虚血瘀证

西医诊断:月经不调

治　　法:益气养血,化瘀调经

方　　药:补中益气汤合自拟痛经方加减

处　　方:太子参15 g,白术15 g,黄芪12 g,当归12 g,甘草5 g,炒小茴香10 g,炮姜10 g,延胡索12 g,川芎12 g,桃仁10 g,红花10 g,乌药15 g,荔枝核15 g,郁金10 g,柴胡10 g。7剂,水煎,日1剂,早晚分服。

二　诊(2019年8月6日):患者自觉神疲乏力较前减轻,头晕渐缓,月经尚未至,舌脉同前。继守经期方7剂,续观。

三　诊(2019年8月15日):月经已至,准期,第2天,经量较多,经行腹痛明显减轻。上方去桃仁、红花,加蒲黄15 g,五灵脂15 g以固冲止血。7剂,水煎,日1剂,早晚温服。

四　诊(2019年8月22日):月经5日净,经色暗、有血块,经行腹痛均明显减轻,乏力头晕缓,仍食少,大便偏稀。原方加茯苓15 g、砂仁6 g,以增强健脾和胃之力。7剂,水煎,日1剂,早晚温服。

电话随诊,患者后自行按原方服药,末次月经准期,经量适中,无经期腹痛,余症悉减。

按:月经后期是指月经周期延后7天以上,甚至3~5个月1行,一般要连续2个周期以上,亦称"经行后期""月经延后""经迟"等,相当于西医的月经稀发,是妇科常见病、多发病,常可向闭经转化,功能失调性子宫出血有月经延后征象者也可参照本病。若每次延后三五天,或偶然延后一次,下次仍如期来潮,或青春期月经初潮后一两年内,或围绝经期,周期有时延后,而无其他证候者,均不作病论。

本病的发病机理与肝脾肾密切相关，其临床病因病机有虚实之别。因营血亏虚，冲任不充；或阳气不足，脏腑失于温养，生化不及，冲任不盛；或真阴亏损，虚热内生，水亏血少，冲任不足，以致血海不能及时满溢，月经周期因而退后，此类属虚。《女科撮要》曰："其过期而至者，有因脾经血虚，有因肝经血少，有因气虚血弱。"《景岳全书·妇人规·经脉类》谓"亦惟阳气不足，则寒从中生而生化失期"。若外感寒邪；或内伤生冷，血为寒凝，阻滞冲任；或情志不舒，气机郁滞，血不畅行，滞涩冲任；或痰湿停积，壅滞冲任，使血海不能如期满溢，亦致月经后期，此类属实。《女科证治约旨·经候门》云："如因不慎口腹，恣食生冷，寒凝经脉，致成经迟腹痛之候。"《邯郸遗稿》提出"经水过期而来，有血虚、血寒、血滞、血热……过期而来，并色淡者，此痰多血少也……肥人过期是气虚挟痰也"，总归是精血不足或邪气阻滞，血海不能按时满溢，致使经期延后。根据多年临床经验，王老认为月经后期以虚为主，虚实夹杂者最为常见，此外，也和个人体质、心理因素以及社会生活环境等有关。

患者劳倦过甚，"劳则气耗"，使中气损伤。女子以血为用，《金匮要略》云："五脏六腑之血，全赖脾气统摄。"脾为气血生化之源，脾气虚弱，化源不足，气血亏虚，冲任血虚，血海不能按时满溢，遂致月经衍期；脾为后天之本，主统血，脾气虚弱，统摄无权，冲任不固，故见月经量多；脾气虚，气血化生不足，不能充达肢体、肌肉、脏腑功能衰退，故形体消瘦、神疲乏力；气虚而不能推动营血上荣，则头晕；气血不能上荣于面，故面色萎黄；脾主运化，脾气虚弱，健运失职，输精、散精无力，水湿不运，则见食欲不振、大便偏稀。气为血之帅，气能生血，亦能行血，气虚运血无力，血行迟缓而日久瘀滞，子宫、冲任气血壅阻，则每次行经色暗，有血块，"不通则痛"致使下腹痛，即《景岳全书·妇人规》所说："凡人之气血犹源泉也，盛则流畅，少则壅滞，故气血不虚则不滞。"综观舌脉，舌暗苔白，舌边有瘀点，脉弦细亦为气虚血瘀之征也。方以太子参、黄芪、白术补气健脾，气生则血长，使气血生化有源；当归、川芎乃阴中之阳药，血中之气药，养血和血，血旺则气足。诸药相伍，气充血沛，使血海按时满溢，则经候如期。久病伤阳，阳虚寒凝，小茴香、炮姜味辛而性温热，入肝肾而归脾，温经暖宫，以消阴寒而助气血生化；桃仁、红花、延胡索活血化瘀定痛，气为血之帅，同时伍以乌药、荔枝核、郁金、柴胡以理气行滞，气行则血行。全方共奏益气养血、化瘀调经、温经行气之功，使脾气充盛，瘀血得去，气充血沛，子宫、冲任复其濡养，气行血活，子宫、冲任瘀阻自散，月事届期来潮，自无疼痛之虞。

（刘晋　张慧整理）

2. 清热活血，行气祛瘀治疗月经后期（月经不调）

姜某，女，32岁，销售经理，呼和浩特市玉泉区。初诊日期：2018年11月2日。

主　　诉：月经周期延后7～10天，半年余。

初　　诊：患者自诉半年前因工作与他人产生纠纷生气后当月出现月经周期延后1周，未予重视，此后每月行经均推后7～10天，甚者2～3个月1行，行妇科彩超检查未见明显异常。曾口服桂枝茯苓丸、益母草颗粒等中药，效果时好时差，现求治于王老处。既往体健。月经初潮年龄为13岁，始无痛经，病前月经尚规律，经量适中，经期3～4天，周期28天左右，末次月经2018年9月25日。婚育史：已婚未育。查体未见明显异常。刻下症：月经延后，经量少，经色暗红、偶见血块，无腹痛，平素急躁易怒，纳可，眠差多梦，大便干难下，小便可。舌红、苔薄黄、舌边有瘀点，脉弦涩。

中医诊断：月经后期

　　　　　　气滞血瘀证

西医诊断：月经不调

治　　法：清热活血，行气祛瘀

方　　药：柴胡疏肝散加减

处　　方：柴胡12 g，香附15 g，当归20 g，川芎10 g，生地黄15 g，白

芍 10 g，红花 10 g，益母草 15 g，莪术 10 g，三七 3 g，党参 15 g，延胡索 10 g，酒大黄 6 g，甘草 9 g。7 剂，水煎，日 1 剂，早晚分服。

二诊（2019 年 11 月 16 日）：患者服汤药半月后，月经来潮，量中色可，未见血块。急躁易怒较前改善，眠差多梦减轻，二便调，脉涩。去红花、莪术、三七、延胡索、酒大黄，加熟地黄 20 g、茯苓 12 g、首乌藤 15 g，以滋阴养血安神。

此后随诊，患者服药 1 个月后，月经如常，情绪状态转好，寐安，二便调。

按：月经后期以月经错后、经期基本正常为辨证要点，其发生的主要发病机理是肝脾肾三脏功能失调，气血不和，导致冲任二脉的损伤。其临床见证有虚有实，虚者多因肾虚、血虚或虚寒，一是先天肾气不足或不节房事，房劳多产，损伤肾气；一是素体阳虚，或久病伤阳，阳虚内寒，脏腑失于温养，生化失期，气虚血少；或是数伤于血或产多乳众，病后体虚，饮食减少，化源不足，营血衰少，均导致精血不足，冲任不充。实者多因血寒、气滞或痰湿等，一是经产之时，感受寒邪，或过服寒凉，寒邪搏于冲任，血为寒凝，胞脉不畅；一是素性抑郁，情志不遂，气不宣达，血为气滞，冲任不畅；一是素体肥胖，痰湿内盛，或劳逸过度，饮食不节，损伤脾气，脾失健运，痰湿内生，痰湿下注冲任，壅滞胞脉，均导致气血运行缓慢，从而使血海不能如期满盈而经迟。故临床治以调整周期为主，当根据虚实寒热之性分别可予补肾、温阳、养血、益气、行气、活血等法，临证虚实相互兼夹者为多，须谨守病机，掌握因果转化、病证演变，分别主次，攻补兼施。

患者属气滞血瘀证，但原起情志不遂，故王老以柴胡疏肝散打底，酌加活血化瘀之品。方用香附辛香，主入肝经，行气解郁；柴胡疏肝解郁，升达清阳，使气行而血行，为君药；川芎、红花活血祛瘀，莪术破血行滞；党参、益母草补气养阴、清热活血，以防温燥太过伤阴耗气；白芍、当归和生地黄补肝血、养肝阴；三七、延胡索活血行气止痛；酒大黄活血祛瘀、清热凉血通便；甘草调和诸药。全方活血祛瘀，行气止痛，同时清热补气养阴。气血并调，既行血分瘀滞，又解气分郁结，养活同施，则活血而无耗血之虑，行气又无伤阴之弊。本方标本兼治，阴阳并调，契合病机，疗效较著。二诊考虑患者血瘀及热象明显减轻，但气滞血瘀日久，瘀血不去新血不生，出现血虚不足，添加入肝肾之熟地黄以补血柔肝、填精益肾，《本草纲目》曰："熟地能填骨髓，长肌肉，生精血，补五脏内伤不足，通血脉……女子伤中胞漏，经候不调，胎产百病。"而熟地黄为阴柔滋腻之品，临证使用时伍茯苓制约其腻滞，使其补血而不滞血，滋阴而不助湿生痰。

（刘晋　安大伟整理）

（三）痛经

1. 温经行滞，祛瘀止痛治疗痛经（继发性痛经、子宫肌瘤）

李某，女，50岁，退休工人，呼和浩特市和林格尔县。初诊日期：2017年9月28日。

主　　诉：经期小腹冷痛2年，加重3天。

初　　诊：患者自诉2年前受凉后出现经期小腹冷痛，经期第1～3天小腹疼痛明显，月经量少色暗，多有血块，块下痛稍缓。经期多延后，痛时难忍，需服止痛药，得温痛势可缓。现为进一步治疗，求治于王老处。既往高血压10年，最高曾达170/100 mmHg，平素口服硝苯地平缓释片（20 mg/次，2次/日），血压控制尚可。15岁月经初潮，病前无明显行经腹痛，经期5～6天，周期26～30天，末次月经2017年9月25日。查体：腹平软，未及明显包块，压痛（+），无反跳痛。双乳触之亦感疼痛，左侧乳房内上限触及一鸽蛋大小的近椭圆形的包块，质地不硬，边缘基本清晰。辅助检查：2016年11月19日行妇科彩超提示子宫肌瘤，大小为4 mm×3 mm。腹腔镜检查未见子宫内膜异位病灶。刻下症：小腹冷痛拒按，得热痛减，经血量少，行经色黑有块，经行不畅，伴乳房胀痛，素日手足发凉，纳寐一般，二便调。舌暗苔白，脉沉弦。

中医诊断：痛经

　　　　　　寒凝气滞证

西医诊断：1. 继发性痛经　2. 子宫肌瘤

治　　法：温经行滞，祛瘀止痛

方　　药：自拟痛经方加减

处　　方：小茴香 10 g，炮姜 10 g，延胡索 10 g，炒五灵脂 10 g，没药 12 g，川芎 12 g，当归 10 g，肉桂 5 g，乌药 12 g，荔枝核 15 g，橘核 15 g，桃仁 15 g，红花 15 g，益母草 10 g，甘草 5 g，赤芍 15 g，郁金 15 g，鳖甲 20 g。7 剂，水煎服，日 1 剂，早晚分服。

二　　诊（2017 年 10 月 23 日）：患者药后疼痛明显减轻，但经血量少、经行不畅等症状改善不明显，去五灵脂、没药，倍当归，继服 7 剂，获愈。

按：凡在经期或经行前后，出现周期性小腹疼痛，或痛引腰骶，甚至剧痛晕厥者，称为"痛经"，亦称"经行腹痛"，是常见的妇科疾病之一，西医妇产科学将痛经分原发性和继发性两种，前者生殖器官无器质性病变，为功能性痛经，以青少年女性多见；后者是由盆腔器质性病变，如子宫内膜异位症、子宫腺肌症、盆腔炎等所致，以育龄期妇女多见。中医古籍中，隋代巢元方《诸病源候论》首立"月水来腹痛候"，至明代张景岳《景岳全书·妇人规》首次出现"经行腹痛"病名。究其病因较多，而王老比较推崇《景岳全书·妇人规》所说："证有虚实。实者或因寒滞，或因血滞，或因气滞，或因热滞；虚者有因血虚，有因气虚。"本病的病位在冲任、胞宫，与二者的周期性生理变化密切相关。主要病机在于起居不慎、六淫为害、情志所伤或素体虚损等致病因素，更值经期前后冲任二脉气血的生理变化急骤，导致胞宫的气血运行不畅，"不通则痛"，或胞宫失于濡养，"不荣则痛"，故使痛经发作。

患者经前感受寒邪，寒客冲任，与血搏结，以致气血凝滞不畅，经时气血下注冲任，胞脉气血更加壅滞，"不通则痛"，故使痛经。《傅青主女科》

即有"寒湿乃邪气也。妇人有冲任之脉居于下焦。冲为血海,任主胞胎,为血室……经水由二经而外出,而寒湿满二经而内乱,两相争而作疼痛"。王老认为此寒凝血瘀型痛经也是在临床上最多见到的。寒客冲任,血为寒凝,故经血量少,色暗有块;得热则寒凝暂通,故腹痛减轻;寒邪内盛阻遏阳气,阳气不得敷布而肢冷。而女子又以肝为先天,每月行经数失经血,易使肝气偏旺而容易生气致肝失疏泄,气机郁滞,同时气血互生、互存、互用,血对于气有濡养和运载作用,瘀血阻滞也会使气的运行受影响,则兼见气滞表现,乳房肝经所过而出现行经胀痛。舌暗苔白,脉沉弦,为寒凝气滞血瘀之征。治宜温经散寒、理气行滞、活血化瘀、调经止痛,少腹逐瘀汤正投此意,少腹逐瘀汤取《金匮要略》温经汤之意,合失笑散化裁而成。方用小茴香、干姜、肉桂温经散寒、通达下焦;延胡索、没药利气散瘀定痛;因患正值经期,舍活血祛瘀之蒲黄,只取失笑散之五灵脂用炒,重在止痛而不损胃气,体现王老时时顾护胃气之宗旨;当归、川芎乃阴中之阳药,血中之气药,配合赤芍用于活血行气,散滞调经;橘核沉降入足厥阴肝经,荔枝核善走肝经血分,合郁金,功专疏肝行气止痛,使气行则血行,以增强少腹逐瘀之效;鳖甲味咸软坚,用治乳房有结块效佳;益母草辛开苦降,主入血分,活血调经,祛瘀生新;桃仁、红花,配当归、川芎,有桃红四物之意,以活血养血,行中有补则行而不泄。全方气血兼顾,温通兼行,寒散血行,使气与血互相通活,俾气不令血阻,血亦不被气碍,冲任、胞宫血气调和流畅,自无疼痛之虞。二诊时疼痛减轻,行经不畅、经血量少改善不明显,故去定痛之品五灵脂和没药,倍用当归,活血调经同时专能补血,用之通中有补,攻邪不伤正。

(刘晋　史圣华整理)

2. 养血疏肝,调经止痛治疗痛经(原发性痛经)

贾某,女,24岁,大学生,呼和浩特市新城区。初诊日期:2018年5月5日。

主　　诉:经行腹痛10年。

初　　诊：患者自诉自 10 年前月经初潮始经行腹痛，每次经前疼痛时有时无，经期 1~3 天感下腹疼痛，尤以第 1~2 天为甚，随天数增加疼痛稍减，月经量不多，伴有大块膜样物下，块下则痛稍缓。妇科彩超未见明显异常，腹腔镜检查未见子宫内膜异位病灶。曾口服中药（具体不详），略有缓解，现为进一步治疗，求治于王老处。既往体健。14 岁月经初潮，经期 4~5 天，周期 30 天左右，末次月经 2018 年 4 月 4 日。婚育史：未婚未育。查体：腹平软，未及明显包块，压痛（+），无反跳痛。辅助检查：妇科彩超（2018 年 5 月 5 日）提示子宫双侧卵巢附件未见明显包块。刻下症：行经第 2 天，小腹疼痛较剧，喜按揉，经量少，经色暗红有块，经行不畅，经前 2~3 天即感胸胁胀满、乳房胀痛，平素性急易怒。纳寐可，大小便尚调。舌淡红、苔薄白，脉细而弦。

中医诊断：痛经

　　　　　血虚肝郁、瘀阻胞宫证

西医诊断：原发性痛经

治　　法：养血疏肝，调经止痛

方　　药：逍遥散加减

处　　方：柴胡 6 g，炒白芍 18 g，当归 18 g，制香附 12 g，桑寄生 18 g，怀牛膝 10 g，续断 6 g，杜仲 9 g，川楝子 9 g，熟地黄 12 g，川芎 10 g。7 剂，水煎，日 1 剂，早晚分服。嘱患者服药期间忌食生冷、辛辣之品。

二　　诊（2018 年 5 月 13 日）：患者诉服上方后，腹痛减轻，经量较前增多，经行 5 日净，血块较前减少，经前乳房仍胀痛，现面部、背部散在粉刺。加荔枝核 18 g、路路通 15 g、枇杷叶 18 g，疏理肝气而通经脉，清肺疏风而消痤疮。7 剂，水煎，日 1 剂，早晚分服。嘱患者经前服用，同时保持情绪舒畅。

三　　诊（2018 年 5 月 25 日）：上症悉减，近日感食欲差，加大黄 3 g 以荡涤积滞而化食。

按：女子以血为本，血贵流通，一旦凝滞不行或气血亏虚，经脉失于濡养,则成为妇科疾病的重要致病因素。"不通则痛"或"不荣则痛"是痛经的重要病理机制。无论是六淫内侵,还是脏腑功能失调,只有导致气血运行失调,冲任、胞脉瘀阻方能引起痛经。详查疼痛发生的时间、部位、性质以及疼痛的程度是本病辨虚实寒热的重要内容。一般而言,痛发于经前或经行之初,多属实;月经将净或经后始作痛者,多属虚。辨痛之部位以察病位在肝在肾,在气在血,如痛在少腹一侧或双侧多属气滞,病在肝;小腹是子宫所居之地,其痛在小腹正中常与子宫瘀滞有关,若痛及腰脊多属病在肾。隐痛、坠痛、喜揉喜按,属虚;掣痛、绞痛、灼痛、刺痛、拒按,属实。灼痛得热反剧,属热;绞痛、冷痛得热减轻,属寒。痛甚于胀,持续作痛,属血瘀;胀甚于痛,时痛时止,属气滞等。分期辨证又是本病论治的关键方法。经前血海充盈,经期血海由满而溢,经后血海空虚,故经前痛多是气血壅滞,不通则痛;经期痛既有不荣则痛,也伴有病邪相干,阻滞气血循行之不通则痛;经后多为经脉失养而作痛,此为辨证之大要,临证需结合经期、量、色、质,伴随症状,舌脉及素体情况和病史综合分析。而《灵枢经·五音无味》云:"妇人之生,有余于气,不足于血,以其数脱血也。"故妇科痛经虚实夹杂,证情颇多,不通则痛、不荣则痛也难以单独分离,常不通与不荣共存,治宜主次有序地阶段调治,经期重在调血止痛以治标,平时辨证求因而治本。王老执简御繁,将本病的治疗概括为三:一是补(肝脾肾),二是祛(邪),三是化(瘀),临证治疗主张当处处顾护精血,兼以疏通,结合素体情况,或调肝,或益肾,或扶脾,使之气顺血和,冲任流通,经血畅行则痛可愈。

患者素来急躁易怒,乃属肝旺之体。肝性喜条达,恶抑郁,为藏血之脏,体阴而用阳。肝旺者,肝木不能条达,肝体失于柔和,横乘脾土,脾胃虚弱,运化水谷不利,气血生化乏源,肝血不充而起病。女子以肝为先天,肝失条达,冲任气血瘀滞,经血不利,不通则痛,故经行小腹疼痛,经行不畅,经色暗红有块;肝血不足,冲任失养,血海空虚,故月经量少;血虚不荣喜按揉;血块排出后,胞宫气血运行稍畅,故腹痛减轻。舌淡红、苔薄白,脉细而弦亦为肝郁血虚之征。方以柴胡疏肝解郁,当归、白芍养血活血、柔肝,三药配合以补肝体而助肝用为主。肝气疏泄条达正常，气机通畅则肝藏血功能正常，魂守舍则精神情绪正常；白术、茯苓、甘草益气健脾，助土培本。脾胃调和则脾统血功能正常，脾生化之源充足，可以助肝的疏泄及条达功能的发挥；桑寄生、牛膝、续断、杜仲补肝肾，助冲任，且均走下焦，调补冲任，治疗妇科疾病；川楝子入足厥阴、手足太阳经，泻心火，坚肾水，清肺金，清肝火，主上下部腹痛，疏肝理气，以达肝气顺、气血和、疾病自散之意；川芎辛散温通，既能活血化瘀，又能行气止痛，为"血中之气药"，具通达气血功效，善"下调经水，中开郁结"，合制香附取越鞠丸之意，以增强柴胡疏肝解郁之力；配熟地黄，合为四物，以增强养血活血之力。诸药合用，共达疏肝健脾、养血滋阴、调摄冲任之效，使肝郁得解，血虚得养，脾虚得补，血瘀得化，肝脾和调，冲任流通，气畅血行，疼痛自消，诸症可愈。三诊时肝木为病易传于脾，脾胃运化不利故患者食少。王老临证选药另辟蹊径，用大黄以活血、荡积滞、通水谷，《本草新编》谓大黄"性甚速，走而不守，善荡涤积滞，调中化食，通利水谷，推陈致新，导瘀血，滚痰涎，破症结，散坚聚，止疼痛，败痈疽热毒，消肿胀，俱各如神"。与可行气之柴胡合用，共奏推陈致新之效。王老在本案治疗上独具特色，用药上虽以疏肝为主，但方中疏肝药仅用二三味，且用量亦小，如柴胡仅用 6 g，而当归、白芍用量则较大，用到了三倍左右。盖因妇人以血为本，血虚阴亏不能养肝，则肝失调达，肝郁愈甚，此时重用白芍、当归，寓祛邪于扶正之中，其旨在顺肝体阴用阳之性，以重量养血之品养其体，少量疏肝之药以顺其性，则肝血充、肝气条达而月经调畅，痛自愈。

（刘晋　莫日根整理）

（四）乳癖

1. 疏肝健脾，化痰祛瘀治疗乳癖（乳腺增生）

于某，女，26 岁，公司职员，呼和浩特市新城区。初诊日期：2018 年 3

月 11 日。

主　　诉：间断乳房胀痛 2 个月，加重 3 天。

初　　诊：患者 2 个月前与人生气后出现乳房胀痛，每于经前疼痛明显，来潮后稍减，间断发作，未予重视及诊治。就诊前患者连续加班熬夜，且适逢经前期，近 3 天乳房胀痛加重，不可碰触，自行触摸左乳发现核肿 1 枚，焦躁不安，无心工作，遂来诊。既往体健，13 岁月经初潮，初潮始无痛经，平素月经较规律，经量适中，经期 4～5 天，周期 28～30 天，末次月经 2018 年 2 月 15 日，未婚未育。查体：双乳触及条索状组织，左乳外上象限卵状结节，大如豌豆，活动度较好，边缘清楚，触痛明显，腋下淋巴未触及。局部皮肤未见红肿，乳头无溢液。辅助检查：2018 年 3 月 11 日行乳腺彩超提示双乳、皮下脂肪层未见异常回声。右侧乳腺腺体厚度约 1.4 cm；左侧乳腺腺体厚度约 1.3 cm，外上象限 2～3 点钟处可见一大小约 0.7 cm×0.4 cm 的非均质回声团，形态不规则，边界欠清，间有少量强回声。刻下症：双侧乳房胀痛，左侧甚，拒按，连及腋下，心烦，口干口苦，纳食不香，夜寐不佳，大便干，小便正常。舌质淡红、苔薄白，脉弦。

中医诊断：乳癖

　　　　　　肝郁痰火、气血互结证

西医诊断：双侧乳腺增生

治　　法：疏肝健脾，化痰祛瘀

方　　药：逍遥散加减

处　　方：当归 10 g，赤芍 15 g，白芍 15 g，柴胡 10 g，玄参 12 g，甘草 15 g，茯苓 12 g，白术 12 g，木香 10 g，郁金 15 g，延胡索 15 g，桃仁 15 g，红花 15 g，川芎 12 g，猫爪草 15 g，生牡蛎^{先煎} 15 g，夏枯草 12 g，土鳖虫 10 g，浙贝母 15 g，鳖甲^{先煎} 15 g，山慈菇 12 g。7 剂，水煎，日 1 剂，早晚分服。并嘱患者调节情志，心胸豁达，按时休息，避免熬夜。服药期间清淡饮食，忌食生冷。

二　　诊（2018 年 3 月 18 日）：患者自诉药后胀痛明显减轻，情绪较前改善，食欲增加，余症稍缓，诊其脉象柔和。药中病机，续守原方，加山栀子 12 g，继服 7 剂巩固疗效。

三　诊（2018 年 3 月 26 日）：患者面色喜，诉乳房未再疼痛，口干缓解。去栀子，继服原方 7 剂后，电话随诊，余症悉减。持续随访，患者自行按原方服药 1 个月，诉乳房胀痛未复发，复查乳腺彩超提示左、右侧腺体厚度皆约 0.8 cm，各象限未见肿块。

按：乳癖是乳腺组织的既非炎症也非肿瘤的良性增生性疾病。纵览历代中医文献，《中藏经》中虽有"治小儿乳癖……胸腹高喘急吐乳方"，是目前发现最早的关于乳癖的记载，但按文意是指小儿不知饥饱，食奶过多，以致胸腹高喘急吐乳汁的儿科疾病，非女性乳房疾病。及至明代，医家首次将"乳癖"与乳房肿块建立联系，并被明确界定为乳房类疾病，可见于龚居中《外科活人定本》"乳癖……乃厥阴……阳明之经所属也……何谓之癖……若硬而不痛……如初起用灸法甚妙"。本病相当于西医的乳腺增生病，好发于 25~45 岁的中青年妇女，特点是单侧或双侧乳房疼痛并出现肿块，乳痛和肿块与月经周期及情志变化密切相关，为临床上妇科常见病。

本病与五脏六腑、经络纵横关系紧密，王老认为肝、脾胃、肾及冲任为重中之重。在经络上乳房属足阳明胃经，乳头属足厥阴肝经，足太阴脾经又行于乳外。女子以肝为先天，肝者喜散、主动、主升，女子气常有余，忧郁积忿伤肝，肝经不畅，升降失职，气阻血停，郁而成结。女子亦血常不足，脾胃相为表里，且为气血生化之源，多思虑则伤脾，运化失健，津液布散失调，日久成痰。气滞痰阻，迁延不愈，相结错杂如核、如卵。肾气助肝气畅达，肾气亏虚，母病及子，肝体失养。薛立斋说"夫经水，阴血也"，肾精上濡养乳房，下充养胞宫，冲任起自胞中，上行胸中，调节乳汁，三者通过"肾-天癸-冲任轴"共同调节乳房生理功能，若肾精亏损、冲任失调，上则乳房痰浊凝结而发病，下则经水逆乱而月经失调。

患者为青年女性，急躁恼怒，情志不遂，致肝气郁结；复因经行前连续熬夜，作息不规律，《素问·五藏生成》曰："人卧血归于肝。"血不归肝，肝血亏虚甚，肝失濡养，致肝气横逆，疏泄失司。气机阻滞，进而导致血行不畅，蕴结于乳房胃络，乳络经脉阻塞不通，不通则痛而引起乳房疼痛；肝气郁久化热，热灼津液为痰，气滞痰凝血瘀即可形成乳房肿块。心烦、口干口苦、便干皆为气郁化火之征，郁火内扰则睡眠不佳。患者因此病焦虑不安，思虑伤脾，兼之木旺乘脾，导致脾失健运，痰浊内生，阻于乳络而发乳癖，痛连胁下、纳食不香皆为肝木克土犯胃之征。综合患者症、舌、脉，辨证为肝郁痰火、气血互结，治以疏肝健脾、解郁化痰、祛瘀散结。方中当归、白芍养血滋阴柔肝，柴胡合白芍柔润缓肝，且治肝可安胃，肝化胃和，自能进谷；郁金、木香、延胡索理气解郁止痛，气顺则有形之邪不聚；赤芍、川芎、桃仁、红花活血祛瘀，行血中之滞；牡蛎、鳖甲为海中之品，味咸，化痰散结、软坚消肿；土鳖虫逐瘀破血，可治癥瘕积聚等至坚之结，增强牡蛎、鳖甲软坚散结之力；山慈菇入肝、脾二经，味辛能散，《本草新编》谓之"正是消痰之药"，与猫爪草同用以消痈散结；浙贝母善滑降痰气，能开郁结，痰散而肿消；夏枯草、玄参消痰火散郁结；白术、茯苓、甘草健脾益气，既能实土以御木侮，且使营血生化有源，资助运化，调治冲任气血，又防方中行散之品久服恐伤脾胃，事半功倍。本方配伍合理，切中病机，不泥于古方，随证化裁，疏肝与健脾并重，化痰与祛瘀并行，强攻与缓消并投，使肝气得疏，脾气得健，气郁得解，冲任调达，血脉通畅，则肿块消散。并针对情志发病，嘱其清心涤虑、静养生息，是以病愈。

（刘晋　常宏涛整理）

2. 温补肾阳，化痰散结治疗乳癖（乳腺增生）

张某，43 岁，中学教师，呼和浩特市赛罕区。初诊日期：2017 年 11 月 6 日。

主　　诉：乳房隐痛半年。

初　　诊：患者半年来乳痛时发时止，乏力，畏寒，曾于呼和浩特市第一医院行乳腺彩超，提示双乳腺增生，自服乳癖消等药物后疼痛无缓，遂于我院就诊。既往糖尿病3年，口服拜糖平（1片/次，1次/日），晨起空腹快速血糖可控制在5~6.5 mmol/L。15岁月经初潮，平素月经欠规律，经量少、色暗淡，经期4~5天，周期30~35天不等，无痛经，末次月经2017年10月22日。婚育史：1-0-0-1，17年前顺产一子，体健。查体：面色黧，双乳可触及条索状组织，外上象限卵状结节，活动度较好，边缘清楚，触痛明显，腋下淋巴未触及。局部皮肤未见红肿，乳头无溢液。辅助检查：2017年11月6日于我院行乳腺彩超提示双侧乳腺腺体不规则增厚，右侧厚度约1.4 cm，腺体内见多个低回声结节，边界清楚，形态规则，较大者位于外上象限8点钟处，约0.5 cm×0.6 cm；左侧厚度约1.6 cm，外上象限3点钟处可见1个低回声结节，约0.6 cm×0.3 cm。刻下症：双侧乳房触痛，乏力身倦，平素畏寒肢冷，腰酸，纳食不香，寐差，小便清长，大便偏稀。舌淡、苔白，右脉沉迟，左脉弱。

中医诊断：乳癖

    阳虚痰凝证

西医诊断：1. 双侧乳腺增生　2. 糖尿病

治　　法：温补肾阳，化痰散结

方　　药：自拟二仙散结汤加减

处　　方：仙茅9 g，淫羊藿9 g，巴戟天6 g，鹿角片12 g，熟地黄9 g，肉苁蓉6 g，姜半夏15 g，生牡蛎^{先煎}24 g，海藻18 g，昆布18 g，白僵蚕12 g，陈皮12 g，茯苓9 g，醋鳖甲^{先煎}12 g，枸杞子12 g，炙甘草6 g。7剂，水煎，日1剂，早晚分服。嘱御寒保暖，少食生冷，适当运动。

二　　诊（2017年11月15日）：乳痛减轻，气力渐充，睡眠改善。是以药证相符，原方继服14剂。

三　　诊（2017年12月6日）：此次经前乳房胀痛明显缓解，偶腰酸，经量较往常稍多，色暗红，余症皆缓。故守上方，继服1月。后随访，月经规律而至，复查彩超示双侧乳腺腺体厚度皆约1.0 cm，各象限内肿块皆较前缩小。

按：乳腺增生是妇科多发病之一，其发病率占乳房疾病的75%，属中医"乳癖"范畴。乳房与肾的关系密切，肾司乳房，足少阴肾经上贯肝膈与乳联。余景和《外证医案汇编》言："乳中结核，虽云肝病，其本在肾。"又以肾为肝之母，母既泄精，分润以养其子。足厥阴肝经为多血少气之经，足少阴肾经为多气少血之经。气血以流通为贵，通则气血冲和，万病不生；又气为阳，血为阴，肾为人体阴阳之根、先天之本、生命之源，五脏之阴非此不能滋，五脏之阳非此不能发。若气（肾阳）少血不流，血（肾阴精血）少乳不荣，则发为本病。总之，脏腑不和，经络不畅，气血不行，环环相扣，气滞痰凝血瘀即可积成乳癖。止痛与消块是治疗本病之要点，因病机复杂繁多，临床上少有单一病因所致的证型，在辨病过程中，须四诊合参，谨守病机，标本兼治，常疏肝理气、调摄冲任、温阳补肾等多法结合，遣方用药，各有侧重，同时叮嘱患者注意生活、饮食、情绪等调节，多方并重，方能药到病除，祛病豁然。

患者正值六七之年，三阳脉衰，阳气渐亏，冲任失于濡润，内生虚寒，湿停乳络，痰湿聚结成乳癖。肾阳虚累及肝阳，导致肝脉寒滞不升发，不能温运气血上荣于乳络，不荣则痛；肾主骨，腰为肾之府，肾阳虚衰，温煦失职，不能温暖腰膝，故见腰膝酸冷；肾居下焦，肾阳失于温煦，故畏冷肢凉；阳虚温煦功能减弱，不能振奋精神，则乏力身倦；肾阳不足，火不暖土，脾失健运，则大便稀溏，湿邪内阻则食少；肾阳虚，气化失职，肾气不固，故小便清长。舌淡、苔白，右脉沉迟，左脉弱，为肾阳不足之象。虚实夹杂，实证为主，当以攻补兼施、化痰散结为核心，注意调理阴阳冲任。痰为阴邪，应用温药化之，方中淫羊藿（仙灵脾）、仙茅、巴戟天、鹿角胶温补肾阳，调摄冲任，皆为治疗冲任虚寒病证常用药味，不仅推动肝气升发助疏泄之功，还温煦全身，加速机体新陈代谢，代谢旺盛，则产热增加，精神振奋，阴郁自去；熟地黄益精填髓，善补阴血，滋肾水助阳光，阴中求阳，从而阴平阳秘；醋鳖甲归肝经，滋阴潜阳，醋制促进药效入经，加强消积、软坚功效；肉苁蓉调冲任，温肾阳，暖腰膝，培肾固本；姜半夏、陈皮、茯苓、炙甘草取"二陈汤"之意，旨在调理脾胃，行气利水，增化痰软坚之力；白僵蚕属虫类，行散经络痰结；枸杞子益精血，除腰疼，为"滋补肝肾最良之药"。全方补中有散，阳中有阴，温而不燥，补而不腻，标本兼治，共奏调摄冲任、补益肾阳、化痰软坚散结之功效。复诊病情好转，一身阳和之气温煦推动气血津液畅行不息，痰湿得散，继以此法加减变化治疗。

（刘晋　陈佳整理）

（五）绝经前后诸证

1. 滋阴降火，固涩敛汗治疗绝经前后诸证（更年期综合征）

朱某，女，46岁，公司职员，呼和浩特市赛罕区。初诊日期：2017年3月8日。

主　　诉：烘热汗出反复发作1年，加重2周。

初　　诊：患者自诉1年前闭经后开始出现灼热感，呈阵发性，以头部面颊为明显，伴汗出，以夜间为甚，反复发作，曾于当地医院诊断为"更年期综合征"，多方求治效果不佳。近2周上症加重，伴烦躁，久慕王老之名，遂今日来诊。既往史：慢性非萎缩性胃炎病史5年。13岁月经初潮，初潮始无痛经，平素月经规律，2016年2月绝经。婚育史：1-0-0-1，1995年顺产一女，体健。查体未见明显异常。辅助检查：双膝关节MRI示右侧股骨内侧骨髓水肿、右膝关节腔及髌上囊少量积液、双膝关节骨质增生。刻下症：烘热，以头部面颊为明显，汗出，以夜间为甚，烦躁、手足心热，腰酸困，右下肢疼痛，足跟痛，胃脘胀满，乏力，纳寐可，二便调。舌红、少苔，脉细数。

中医诊断：绝经前后诸证

　　　　　　肝肾阴虚火旺证

西医诊断：1. 更年期综合征　2. 慢性非萎缩性胃炎　3. 双膝关节骨质增生

治　　法：滋阴降火，固涩敛汗

方　　药：麦味地黄汤加减

处　　方：生地黄 15 g，牡丹皮 12 g，酒山萸 15 g，金樱子 15 g，麦冬 20 g，五味子 10 g，焦栀子 10 g，芡实 20 g，五倍子 10 g，生龙骨^{先煎}15 g，生牡蛎^{先煎}15 g，甘草 5 g，木香 10 g，半夏 10 g，广藿香 15 g，大腹皮 12 g，厚朴 10 g。7 剂，水煎，日 1 剂，早晚分服。

二　　诊（2017 年 3 月 15 日）：药后患者自汗好转，手足心仍热，右下肢酸困，口中异味感。守上方去半夏、大腹皮、厚朴、五倍子，加地骨皮 15 g、鳖甲^{先煎}20 g、杜仲 15 g、乌梅 15 g、桃仁 15 g、红花 15 g，以滋阴益肾，兼清虚热。继服 7 剂，水煎，日 1 剂，早晚分服。

三　　诊（2017 年 3 月 22 日）：患者诸症均减，上方继服 7 剂巩固疗效。

按：绝经前后诸证，中医病名，是妇女绝经前后，随着月经紊乱或绝经，出现阵发性烘热汗出、五心烦热、烦躁易怒、情绪不稳、头晕耳鸣、心悸失眠、面浮肢肿、或皮肤蚁走样感等症状，亦称"经断前后诸证"。这些症状往往参差出现，轻重不一，持续时间或长或短，短者仅数月，长者迁延数年，为女性常见病之一。

生、长、壮、老、已是人类正常的生理规律。绝经前后，肾气渐衰，冲任虚少，天癸将竭，阴阳为之失衡，脏腑气血为之失调，若素禀单薄或居处失宜，一时不能适应如此骤变，故此发而为病。患者年届七七，肾气渐衰，天癸刚绝，冲任二脉空虚，精血亏乏，脏腑失于濡养，加之素体差异及生活环境、社会因素等的影响，不能适应此阶段的生理过度，阴阳二气失衡，脏腑气血不相协调，而出现一系列证候。肾阴日衰，阴不维阳，虚阳上越，故头面烘热，汗出；肾虚则腰膝和足跟疼痛；血海枯竭，耗伤营阴，肝血亏虚，肝经郁火，故见烦躁；肝气失疏，横逆犯胃，胃失于和降，气机郁滞，则见胃脘胀满。地道不通，气血、津液相对不足，心肝火气偏于旺盛，煎液外泄，相互影响，互相制衡，最终导致肝肾阴液亏虚。舌红、少苔、脉细数均为阴虚之象。方以生地黄、山茱萸、麦冬滋补肾阴；栀子清热；金樱子、芡实、生龙骨、生牡蛎、五倍子等以固涩敛汗；同时配伍木香、藿香、厚朴理气之品以疏肝和胃，胀满自除。诸药合用，共奏滋阴降火、固涩敛汗之功。王老在治疗该证时多以滋阴清热为基本疗法，在辨证用药的基础上配伍固涩敛汗之品，以提高疗效。此外，王老临证中若用滋阴降火疗效不显著时，酌情加活血化瘀之品后会有较好收效。因肾阴亏虚，阴津匮乏，会致血行涩滞；阴虚内热，血受热灼，亦能致瘀。只补其虚，不化其瘀，则瘀不祛而症不除，且虚难复矣，故二诊中酌加桃仁、红花竟收卓效。

（刘晋　史圣华整理）

2. 养心益脾，滋阴安神治疗绝经前后诸证（更年期综合征）

高某，女，48岁，个体，呼和浩特市和林县。初诊日期：2018年6月8日。

主　　诉：失眠潮热汗出反复发作1年。

初　　诊：患者近1年来夜寐不宁，多梦易惊醒，上半身潮热汗出明显，尤以颈部为甚，时发时止，夜间盗汗湿衣，伴心烦易怒，时感头晕目眩。今为进一步诊治而前来。既往史：高血压、冠心病3年，血压最高达150/95 mmHg，平素服用酒石酸美托洛尔片（125 mg/次，1次/日），控制尚可。15岁月经初潮，平素月经尚规律，无痛经，近1年月经后期，2～3个月1行，末次月经5月22日，经量少、色淡。婚育史：2-0-0-2，顺产一子一女，均体健。查体未见明显异常。辅助检查：心电图提示心肌缺血。刻下症：夜寐不宁，不易入睡，多梦易醒，上半身潮热汗出明显，尤以颈部为甚，时发时止，夜间盗汗湿衣，伴心烦易怒，时感头晕目眩，纳食不佳，大便稀溏，小便尚调。舌质红、苔根黄，脉细数。

中医诊断：绝经前后诸证

　　　　　　　心脾不足、肝肾阴虚证

西医诊断：1. 更年期综合征　2. 高血压　3. 冠心病

治　　法：养心益脾，滋阴安神

方　　药：甘麦大枣汤加减

处　　方：太子参20 g，麦冬10 g，五味子6 g，菟丝子15 g，首乌藤15 g，合欢皮10 g，炒白芍15 g，淮小麦30 g，枸杞子15 g，制黄精15 g，续断15 g，灯心草3 g，淫羊藿15 g，覆盆子12 g，百合10 g，酸枣仁12 g，炙甘草5 g。7剂，水煎，日1剂，早晚分服。

二　　诊（2018年6月16日）：投甘麦大枣汤化裁，潮热盗汗明显减少，夜寐仍欠安。再宗前意，加远志6 g、龙齿15 g以交通心肾、安神定志。7剂，水煎，日1剂，早晚分服。

三　　诊（2018年6月25日）：患者近日感咽干口燥，余症悉减。加石斛10 g、天花粉15 g。7剂，水煎，日1剂，早晚分服。

后随诊，患者服药后精神情绪均趋稳定，诸症得明显改善。

按：围绝经期综合征或更年期综合征，属中医"妇科绝经前后诸证"范畴，特点是发病时间在女性绝经前后，临床表现主观感觉症状为主，除生殖激素为绝经期水平外，其余辅助检查及体征一般无明显异常，但有别于精神神经疾患及产生类似症状的器质性疾病。因其证候参差多样，本病在古代医籍记载中又可属"脏躁""百合病""汗证""不寐""内伤发热"等范畴。本病的发生与绝经前后的生理特点有密切关系。"女子……七七任脉虚，太冲脉衰少，天癸竭，地道不通，故形坏而无子也"。妇女49岁前后，肾气由盛渐衰，天癸由少渐至衰竭，冲任二脉气血也随之衰少，在此生理转折时期，受内外环境的影响，如素体阴阳有所偏胜偏衰，素性抑郁，宿有痼疾，或家庭、社会等环境改变，易导致肾阴阳失调而发病。"肾为先天之本"，又"五脏相移，穷必及肾"，故肾阴阳失调，每易波及其他脏腑，而其他脏腑病变，久则必然累及于肾，故本病之本在肾，常累及心、肝、脾等多脏、多经，致使本病证候复杂。

刘河间谓："天癸既绝，乃属太阴经。"患者年近半百，天癸将竭，肾气渐衰，气血皆虚，肾气原始于肾，资生于脾。肾阴亏虚，不能涵养心肝，心肾水火失于交济，心火偏亢，上扰心神，因而夜寐欠安，或不易入睡，或易惊醒；肾阴日衰，阴不维阳，虚阳上越，故上半身烘热，汗出；血海枯竭，耗伤营阴，肝血亏虚，肝经郁火，故见心烦易怒；肝肾阴亏，冲任失充，故月经量少、延期；水不涵木，肝阳上扰，则头晕目眩；脾主运化，脾虚气弱，运化失职，水谷不化，故食欲不振而食少便溏。本案治以甘麦大枣汤加味，方中甘草、麦冬养血生津、补脾养心；淫羊藿、制黄精补肾填精以壮水；枸杞子、菟丝子、覆盆子益肝肾；太子参、白芍补气生血；淮小麦甘凉入心，益心气、敛心液、轻浮走表止汗；五味子上敛心气、下滋肾气；灯心草清心火；首乌藤、酸枣仁、合欢皮养心安神。二诊时患者睡眠改善不显，远志性善宣泄通达，既能开心气而宁心安神，又能通肾气而强志不忘，龙齿镇惊安神、固精养心，二药相伍为交通心肾、安定神志之佳品。三诊时患者肝肾阴虚失润，虚热内炽，出现口燥咽干，投养阴润燥之品。全方养心益脾、滋阴安神，为临床治疗心脾不足，肝肾阴虚型绝经前后诸证之良方。

（刘晋　赵冈健整理）

（六）月经过少

1. 温经散寒，祛瘀行滞治疗月经过少证（月经不调）

张某，女，29岁，自由职业者，呼和浩特市玉泉区。初诊日期：2020年5月25日。

主　　诉：月经量少半年。

初　　诊：患者近半年经行量较前渐少，色黯红有块，每日用卫生巾2～3片，3天即净，周期尚正常，现为进一步治疗求治于王老。既往体健，流行病学史无特殊。12岁月经初潮，初潮始至半年前月经量均较正常，经期5～6天，周期28～30天，无明显痛经及血块，末次月经2020年4月29日。素日喜食雪糕等生冷，穿衣单薄，去年常滑雪、游泳。婚育史：已婚未育。查体：腹平软，无压痛、反跳痛，未及明显包块。辅助检查：妇科彩超（2020年5

月 25 日）提示子宫及卵巢大小正常，内膜略增厚。刻下症：经量少、色黯红、有块，行经小腹坠胀，畏寒肢冷，得温可缓，纳寐尚可，二便尚调。舌暗红、苔白，脉沉涩。

中医诊断：月经过少

　　　　　　寒凝血滞证

西医诊断：月经不调

治　　法：温经散寒，祛瘀行滞

方　　药：自拟痛经方加减

处　　方：小茴香 10 g，炮姜 10 g，延胡索 12 g，炒五灵脂 10 g，没药 12 g，川芎 12 g，当归 10 g，肉桂 5 g，乌药 15 g，荔枝核 15 g，橘核 15 g，桃仁 15 g，红花 15 g，续断 15 g，甘草 5 g。7 剂，水煎，日 1 剂，早晚分服。同时嘱患者经前经期均宜注意保暖，不宜冒雨涉水，不宜过食生冷寒凉。

二　　诊（2020 年 6 月 3 日）：月经已净，小腹坠胀可缓，但经行血量仍少，血块改善不明显，上方加三棱 10 g、莪术 10 g，以破血散瘀。14 剂，水煎，日 1 剂，早晚温服。

三　　诊（2020 年 6 月 17 日）：月经未至，畏寒肢冷较前减轻，近日感腰困不适，上方加杜仲 15 g、牛膝 15 g，以补肝肾、强筋骨。14 剂，水煎，日 1 剂，早晚温服。

四　　诊（2020 年 7 月 3 日）：月经准期来潮第 4 天，经量较前增多，经色渐转红，血块明显减少，去三棱、莪术，加益母草 10 g，以活血调经。14 剂，水煎，日 1 剂，嘱其经净后早晚温服。

此后随诊，患者经量渐恢复，未见明显血块，自诉畏冷、腰酸亦缓解。

按：月经过少指的是月经周期正常，月经量明显减少，少于平时正常经量的 1/2，或行经持续时间不足 2 天，甚或点滴即净，一般要连续 2 个周期以上，亦称"经水涩少"或"经量过少"。临床中本病易渐发为闭经，尤伴月经后期者，甚或不孕等疾病。月经过少在现代医学中并不是一种独立疾病，故西医对此无明确定义，往往常将其作为多囊卵巢综合征、卵巢功能早衰、子宫发育不良等某些疾病或病证的一种伴随症状。关于月经过少的病因历代中医医家说法不一，宋代《女科百问》曰："阴气胜阳，月假少。"明代《万氏妇人科·调经章》曰："肥人经水来少者，责其痰碍经隧也""瘦人经水来少者，责其血虚少也。"明代《女科证治准绳·调经门》曰："经水涩少，为虚为涩……"总而言之，其发病机制有虚有实。王老认为本病的发生多与人体五脏六腑的气血虚实、经气的运转通畅与否相关，实者多由寒邪内侵、痰湿凝滞、肝失调达、瘀血内停等阻滞冲任血海，血行不畅，胞宫内血液充盈无度引起；虚者多因先天发育不足导致精亏血少、后天饮食生活习惯导致脾虚劳损使得冲任血海亏虚，经血乏源，血海满溢不多所致。

患者素日穿衣单薄，喜饮食生冷、常涉水冒雪，经前受寒，寒邪伏于冲任，胞脉寒凝，血为寒滞，血行不畅，经血受阻，血海满溢不多，致经行量少。经色黯红、有血块，为瘀血内停之象。寒客胞脉，则行经小腹坠胀，得热可减；寒伤阳气，则畏寒肢冷。综观舌脉，舌暗红、苔白，脉沉而涩，为寒凝血滞在里之征。治宜温经散寒、祛瘀行滞。故方用小茴香、肉桂、炮姜，味辛而性温热，入肝肾而归脾，理气活血，温通血脉；气为血之帅，五灵脂、延胡索、没药入足厥阴肝经，功专活血定痛，合善走肝经血分的橘核、荔枝核，活血理气，使气行则血活。桃仁、红花、当归、川芎，取桃红四物之意，以祛瘀为核心，辅以行气，以强劲的破血之品桃仁、红花为主，力主活血化瘀；川芎活血行气、调畅气血，以助活血之功。"经水出诸肾""妇人……天癸既行，皆从厥阴论之"，故用续断补益肝肾、濡养精血，使冲任血海有源，经血充盈。全方诸药相配，使寒凝散、瘀血祛、新血生、胞脉温，共成温逐调经之功。二诊时患者仍有瘀象，酌加三棱、莪术，因势利导，以增强活血逐瘀之效。三诊时出现腰困不适，为病程日长，肾气不足，续加杜仲、牛膝，补肝肾强筋骨。四诊时经量增，血块减，腹已不复坠胀，故去破血逐瘀力强之三棱、莪术免重伤精血，改用非峻猛之益母草继续鼓舞非经期气血畅下，其"行瘀血而不损新血，生养新血而不滞瘀血"。

（刘晋　赵福龙整理）

2. 补肾养血，活血调经治疗月经过少证（月经不调）

朝某，女，29 岁，个体，通辽市库伦旗。初诊日期：2020 年 6 月 1 日。

主　　诉：月经量少 1 年，加重 3 个月。

初　　诊：患者 1 年前因早孕胚胎停止发育行人工流产术，术后月经量较前减少，周期尚规律，但未引起重视。近 3 个月行经 2 天，甚至点滴即净，经色暗淡，偶有血块，伴腰酸、头晕，现为进一步治疗，求治于王老处。既往体健，流行病学史无特殊。经产史：14 岁月经初潮，初潮始及病前月经量均较正常，经期 4~5 天，周期 28~30 天，无明显痛经及血块，末次月经 2020 年 5 月 9 日。27 岁结婚未育。查体：腹平软，无压痛、反跳痛，未及明显包块。辅助检查：妇科彩超（2020 年 5 月 25 日）提示子宫及卵巢大小正常，内膜 6 mm，双附件未见异常。刻下症：经期经血量点滴即净，经色暗淡、偶有血块，小腹痛，块下痛缓，行经 2 天，伴腰酸、头晕，纳寐尚可，夜尿频多，大便尚调。舌质淡暗、苔薄白，脉沉细。

中医诊断：月经过少
　　　　　　　肾虚夹瘀证

西医诊断：月经不调

治　　法：补肾养血，活血调经

方　　药：归肾汤加减

处　　方：熟地黄 20 g，菟丝子 20 g，淫羊藿 15 g，枸杞子 20 g，杜仲 15 g，山茱萸 12 g，鸡血藤 30 g，当归 15 g，川芎 12 g，山药 20 g，白术 15 g，丹参 12 g，甘草 5 g。7 剂，水煎，日 1 剂，早晚分服。

二　　诊（2020 年 6 月 8 日）：诉今月经来潮，经量少、点滴，经色暗淡，偶夹血块，腰酸、下腹部隐坠不适，予川牛膝 15 g、益母草 10 g，以活血通经。14 剂，水煎，日 1 剂，早晚温服。

三　　诊（2020 年 6 月 24 日）：服上药后月经量较前增多，经行 4 天净，经色暗红、无血块，腰酸、下腹部隐坠大减。经治疗显效，继予中药巩固。下一阶段处于非经期，以首诊方补肾养血调经，待经期时予二诊方加强补益肝肾、活血化瘀。

四　诊（2020年7月15日）：经期刚过，此次经期月经量大增，经行5天净，经色暗红、无血块，经期无明显不适。效不更方，继守上方出入。

随访半年，如此加减调理后月经量渐恢复正常，嘱其生活规律调畅情志。

按：育龄期女性，有非药物人工流产史出现明显的月经量减少者，其发病原因考虑为子宫受损，人流手术时器械操作可损伤子宫内膜的基底层，损伤的内膜如果不能及时得到修复，进而出现宫腔粘连，以致在行经期间月经量减少，需进一步行子宫输卵管碘油造影、宫腔镜等辅助检查明确诊断。西医主要是针对性治疗，予以宫腔分粘、激素序贯疗法促进子宫内膜修复。王老认为运用中药人工周期进行治疗，可根据月经期阴阳转化及气血变化规律予不同方法方药，调节"肾—天癸—冲任—胞宫轴"，改善性腺功能，有效刺激宫腔残存内膜增生，促进内膜局部血液循环，从而恢复正常月经。另外，严重宫腔粘连可在中药口服基础上配合中药保留灌肠外治疗法，使中药药液有效成分通过直肠静脉及淋巴组织吸收进入循环，发挥推动气血运行、温通经络、调和阴阳、增强机体免疫的作用，较单纯西医人工周期治疗有效。

患者有手术流产史，致子宫内膜损伤严重，肾气亏损，精血不充，冲任血海亏虚，经血化源不足，而妇女以血为本，以血为用，肾亏精血不足，则脏腑失于濡养，脏腑功能失调，血行缓慢而瘀阻胞宫，虚实夹杂、病机多端，共成此病。经血化源不足且下行不畅，故经量渐少；肾阳虚，血不化赤，则经色暗淡；瘀血内停，冲任阻滞，则有血块、小腹痛，血块排出后瘀滞稍通而疼痛有所减；肾虚外府经脉失养则腰膝酸软；精血亏虚，脑髓不充，故头晕；肾虚膀胱之气不固，故夜尿多。舌质淡暗、苔薄白，脉沉细系肾虚血瘀之象。方中菟丝子、杜仲、淫羊藿补益肾气；熟地黄、山茱萸、枸杞子滋肾养肝；当归养血调经，活血止痛；鸡血藤、川芎、丹参行血散瘀，调经止痛，其中鸡血藤又兼补血作用，丹参能祛瘀生新而不伤正，《妇科明理论》有"一味丹参散，功同四物汤"之说，山药、白术健脾和中，以益生化气血之源。诸药合而用之，有益精行血之效，全方补肾兼顾肝脾，重在补肾活血调经。精充瘀除、冲任濡养通调，经血量渐增。二诊时患者仍有下腹部隐坠不适，腰酸，结合舌质暗，以川牛膝引血下行同时补肝肾，益母草活血祛瘀通经。从初诊到四诊遵循女性生殖系统生理过程中的阴阳消长、气血变化等规律表现，分期论治，予以整体调节，经期以调血为要，多选用活血化瘀药物促进内膜顺利剥脱，经血通畅。月经刚结束是奠定物质基础的重要时期，此阶段着重滋肾益阴、养血调经。

（刘晋　史圣华整理）

（七）闭经

1. 健脾益气，养血通经治疗闭经（多囊卵巢综合征）

胡某，女，21岁，学生，呼和浩特市回民区。初诊日期：2020年9月1日。

主　诉：月经稀发3个月，加重停闭5个月。

初　诊：患者2020年1月份始经行量较前渐少，2~3天即净，每日用卫生巾2~3片，周期多后错，未予重视，2020年4月始出现月经停闭，此后连续数月均月经未行，遂求治王老处。既往体健，流行病学史无特殊。13岁月经初潮，30天1行，经期5~6天，经量中，无痛经史，末次月经2020年3月18日。未婚，否认性生活史。查体：腹平软，无压痛、反跳痛，未及明显包块。妇科彩超（2020年5月）提示有多囊卵巢改变（具体未见报告单）。刻下症：停经5个月，素日易倦怠乏力，喜出汗，脘腹常胀闷，纳食不香，时欲瞌睡，大便溏薄，小便调。追问病史患者曾节食减肥，3个月内体重减轻15 kg。舌淡、舌边有齿痕、苔白，脉细缓。

中医诊断：闭经

脾气虚弱、气血不足证

西医诊断： 1. 继发性闭经　2. 多囊卵巢综合征

治　　法： 健脾益气，养血通经

方　　药： 补中益气汤加减

处　　方： 党参12 g，炒白术15 g，黄芪12 g，山药15 g，茯苓10 g，当归10 g，杜仲10 g，菟丝子10 g，桑寄生10 g，鸡血藤10 g，牛膝10 g，续断15 g，炒白芍12 g，枸杞子15 g，女贞子15 g，葛根15 g。7剂，水煎，日1剂，早晚分服。

二　　诊（2020年9月10日）：月经未来，药后疲乏、自汗、欲睡有减轻，脘腹胀闷不解、食欲不振，大便仍溏薄，舌淡、苔白、舌边有齿痕，脉细缓。上方加砂仁6 g、白扁豆10 g、陈皮6 g。14剂，水煎，日1剂，早晚温服。

三　　诊（2020年9月25日）：月经仍未来，脘腹胀闷减轻、胃口渐开，大便稀。二诊方加益母草10 g、泽兰10 g。14剂，水煎，日1剂，早晚温服。

四　　诊（2020年10月10日）：月经尚未来，服药后精力渐充，胃口渐开，脘腹胀闷减轻、大便较前好转，虽稀但不溏，刻小腹时时坠胀。加香附9 g、郁金6 g。14剂，水煎，日1剂，早晚温服。

五　　诊（2020年10月18日）：四诊方患者服后又自行继服14剂，16日月经来潮，经量少、色偏暗、无血块，无腹痛，昨日即净。舌淡红、苔薄白，脉较前有力。予方：生地黄10 g，熟地黄10 g，当归15 g，川芎10 g，茯苓10 g，白术15 g，山药15 g，五味子5 g，葛根15 g，菟丝子15 g，枸杞子15 g，川牛膝10 g，香附9 g，郁金6 g，炙甘草5 g。14剂，水煎，日1剂，早晚温服。

六　　诊（2020年11月13日）：经水即将来届，虽何情不知，但病因渐除，恢复当不远。现治仍乃滋其源、调其气，继守前方。7剂，水煎，日1剂，早晚温服。

七　　诊（2020年11月20日）：经水昨晚转，行经第2日，量较前次增多，经色暗红，无血块，无腹痛。予方：当归10 g，川芎10 g，白术15 g，鸡血藤10 g，牛膝10 g，枸杞子15 g，香附9 g，郁金6 g，益母草10 g，泽兰10 g。7剂，水煎，日1剂，早晚温服。

八　诊（2020年11月28日）：服药后经来较畅，历5日而净，余诸恙次第就愈，依续健脾益气、养血通经之法。予方：党参12 g，黄芪12 g，炒白术15 g，当归10 g，川芎10 g，熟地黄10 g，白芍10 g，五味子5 g，葛根15 g，怀牛膝10 g，香附9 g，郁金6 g，炙甘草5 g。14剂，水煎，日1剂，早晚温服。

后随诊，患者渐恢复至每月来潮。

按：闭经是妇科疾病中有一定治疗难度之证，是指女子年逾16周岁，月经尚未来潮，或月经周期已建立后又中断6个月以上者或月经稀发者，按其自身原有月经周期计算，停经3个周期以上者。西医通常称前者为原发性闭经，后者为继发性闭经。古称"女子不月""月事不来""经水断绝""月水不通""经闭"等。各种不良刺激因素日益增多，以及不健康的生活饮食习惯，使青春期闭经的患者有增多的趋势，如人流术后并发闭经、减肥中导致闭经等逐年增多。闭经的病因纷繁复杂，有先天因素也有后天获得因素，亦可由月经不调演变而来，也有因他病致闭经者。其发病机理主要是冲任气血失调，有虚、实两方面，虚者多因冲任亏败，源断其流；实者是由于邪气阻隔冲任，经血不通。根据虚实或虚实夹杂的不同情况，临床常见有肾气虚、肾阳虚、肝肾两虚、脾气虚、气血两虚、寒凝血瘀、气滞血瘀和痰湿阻滞等。虚证者治以补益气血，或滋补肝肾，以养经血之源；实证者或祛邪行滞，或温经通脉，以疏冲任经脉。王老在临证时主张分证治之，虚者补以通之，实者泻以通之，但忌妄行攻破之法，宜攻中有养，方切合女子体本柔弱，以血为重之习性，一味攻伐必伤精血，虽取效一时，但易气血失畅。

患者节食减肥，少进水谷，日久伤脾，脾胃为后天之本，气血生化之源，生化之源亏乏，冲任气血不充，血海不能满溢，无血而下，故月经停闭数月。

正如《兰室秘藏》所云："妇人脾胃久虚，形体羸弱，气血俱衰而致经水断绝不行。"脾虚运化失职，故食欲不振；脾主运化升清，脾胃虚弱，清者不升，浊者不降，故大便溏薄；脾不布津，津液无从疏散，聚而成湿，脘腹胀闷；脾主四肢肌肉，脾虚肢体失养，中气不振，见倦怠乏力；气不摄津，故喜汗出；舌淡、苔白、脉细缓，为脾虚之征。其病位在脾，证属脾气虚弱、气血不足，《妇科秘书八种》指出"经闭不行三候：一则脾胃损伤，食少血亏非血停，急宜补脾养血，血充气足经自行"，故治以健脾益气、养血通经，投补中益气汤加减。党参、白术、黄芪，配山药、茯苓健脾益气；当归养血，增强补气之力；当归、白芍取四物之意，以养血调经；杜仲、菟丝子、桑寄生、续断益火生土；《医学正传》又云"月水全赖肾水施化"，脾胃虚弱后天不足，日久必累及肾，以枸杞子、女贞子养阴益肾，使精血互资，血海充盈；牛膝活血调经，引血下行，鸡血藤养血活络，增加经源，寓通于养；伍以葛根以其升散之性，鼓舞胃气，助脾健运，与补益药相伍又使滋而不腻。全方诸药相配，健脾益气、养血调经，补中有通，可收全功。二诊时仍为脾虚之象，依续前方治法，酌加白扁豆、砂仁、陈皮，取参苓白术散之意，白扁豆可助白术、茯苓以健脾渗湿，佐砂仁醒脾和胃，脾胃受纳与健运之职恢复，则诸症自除。三诊时月经仍未来，益母草、泽兰均善活血调经，且泽兰行而不峻，《本草纲目》云"泽兰走血分"，与当归、白芍等同用具有养血活血功效，能补能消，为妇科经产病证要药。四诊时月经虽尚未恢复，但病渐有转机，见小腹坠胀感，盖冲任渐趋疏利。血为气母，血病气必病，故治血同时不忘治气，予香附、郁金治拟理气调经。五诊时经连续调理，虽少但经水终至，再养血以充源，健脾以培本，癸源得养，阴血充盈，经血当会应时而下。六诊时据患者四诊诸恙次第渐愈，继宗前意充养为主，"血盈则经脉自至，源泉滚滚，又孰有能阻之者"？七诊时正值经期，血贵流通，宜调经疏通。八诊时症固痊愈，仍当调补气血，以巩固疗效。

（刘晋 史圣华整理）

2. 温经散寒，活血调经治疗闭经（继发性闭经）

任某，女，19 岁，大学生，鄂尔多斯市。初诊日期：2020 年 1 月 15 日。

主　　诉：月经停闭 3 个月。

初　　诊：患者 3 个月前正值经期时淋雨受凉，此后经闭不行，初起未予重视，后曾自服益母草颗粒仍未来潮，遂求治王老处。既往体健，流行病学史无特殊。14 岁月经初潮，28 天 1 行，经期 5 天，经量中，偶有血块，腹痛。末次月经 2019 年 9 月 29 日，经血量少，2 天半净，有血块，腹痛明显。未婚，否认性生活史。查体：腹平软，无压痛、反跳痛，未及明显包块。妇科彩超（2019 年 11 月）未见明显异常。刻下症：停经 3 个月，末次月经时经血量明显减少，有血块，经期小腹刺痛较剧，拒按但喜温，得热则痛缓。畏寒肢冷，形体偏瘦，面白少华，纳食一般，二便调，睡眠可。舌质暗红、苔白，脉沉细而涩。

中医诊断：闭经

　　　　　　寒凝血瘀证

西医诊断：继发性闭经

治　　法：温经散寒，活血调经

方　　药：自拟痛经方加减

处　　方：小茴香 10 g，炮姜 10 g，延胡索 12 g，炒五灵脂 10 g，没药 12 g，川芎 12 g，当归 10 g，肉桂 5 g，乌药 15 g，桃仁 10 g，红花 10 g，桂枝 10 g，炙甘草 5 g。7 剂，水煎，日 1 剂，早晚分服。

二　　诊（2020 年 2 月 12 日）：上药服尽，月经仍未至，虽然怕冷，但减轻，近期纳差。上方加茯苓 15 g、炒白术 10 g。14 剂，水煎，日 1 剂，早晚温服。

三　　诊（2020 年 2 月 26 日）：月经于 2 月 25 日来潮，经量少、色暗红、无血块，现未干净，余症亦均减轻。予川牛膝 10 g、杜仲 15 g、续断 20 g。7 剂，水煎，日 1 剂，早晚温服。

三诊以后，诸证有所好转，因患者开学不便及时随诊，改投颗粒，继宗前意，温经散寒、活血调经，所用药物未做较大变动，冀以巩固。嘱其坚持服药1个月，同时注意生活调理，少食寒凉之物，腹部保暖，加强营养，饮食均衡。其月经于3月28日再次来潮，无明显不适。随访至今，月经周期稳定在28~30日。

按：闭经的发生与诸多因素有关，其临证病机变化万端，多种证候之间可相兼、可转化。寒凝血瘀证继发性闭经在实证闭经中属常见，《素问·离合真邪论》谓："夫邪之入于脉也，寒则血凝泣。"寒为阴邪，主收引，寒气中于胞宫，胞脉收引，血行涩迟，凝而成瘀，瘀阻不通，经血不能达于胞宫，故出现月经停闭。

患者经行之际，血室正开，冒雨涉水感寒，体虚卫外不固，令寒邪乘虚内侵，寒与血搏，血为寒凝，滞于冲任，气血运行阻隔，血海不能满溢，则胞宫盈泄失常，月经至期未至。《诸病源候论·妇人杂病诸侯》云："……风冷伤其经血，血性得温则宣流，得寒则涩闭，既为冷所结搏，血结在内，故令月水不通。"《素问·举痛论》云："寒气入经而稽迟，泣而不行，客于脉外则血少，客于脉中则气不通，故卒然而痛。"患者寒凝血瘀，气机阻滞，血行不畅，不通则痛，故而经期小腹剧痛拒按，得热后血脉暂通，故腹痛得以缓解；寒伤阳气，阳气不达，故形寒肢冷，面白少华；腹刺痛，则为瘀血内阻之表现。从其表现及舌脉来看，总体上属于寒邪凝滞于胞宫、瘀血阻滞不通之证。《素问·至真要大论》提出"寒者热之"，故治疗原则主要是温通经脉，治用少腹逐瘀汤加减，以温经散寒、养血调经、活血止痛。

方用小茴香、炮姜、肉桂温经散寒，并能引诸药直达少腹，又有乌药、桂枝辛温散寒之品，温通经脉；当归、川芎乃阴中之阳药，血中之气药，用于活血行气散滞、祛瘀养血调经；辅以五灵脂、延胡索、没药，其中五灵脂通利血脉、祛瘀止痛，进而可推陈致新，且五灵脂用炒，重在止痛而不损胃气，没药散气定痛、通血滞，延胡索为气中血药，善行气活血，气行则血行，为止痛良药；红花性温味辛，善于活血祛瘀、通调经脉，配伍五灵脂乃相须为用，桃仁、红花相须为用，合当归、川芎，取桃红四物汤之意养血活血，合炮姜、川芎，又取生化汤之意化瘀生新、温经止痛；甘草益气和中，阳生阴长，可促进气旺血充，同时调和诸药。全方气血兼顾，温通兼行。二诊与初诊间隔时间较长，但患者在初诊七剂后，自行在药店购买间断继服了原方至节前，畏寒肢冷有所缓解，纳食不佳，为瘀血内阻，脾胃通降功能失常，从而影响食欲，予白术、茯苓健脾开胃，助生化之源。三诊时经血虽已至，但来潮之势欠畅，予生杜仲、续断补益肝肾调经，精血互资，血海充盈；善活血通经、引血下行的川牛膝，因势利导，鼓舞潮汛。王老教导临证时要不忘主证，动态跟随辨证，注意细节，灵活运用，发挥临床最大功效。患者起病病程较短，病因较单一且无原发病，病损脏腑较少，故疗效较快，三诊后月经可行。同时环境、情志等诸多因素又可导致反复，所以嘱其注意调摄，降低本病发病率。

（刘晋　张慧整理）

（八）经间期出血

健脾益肾，固冲止血治疗经间期出血（排卵期出血，子宫内膜息肉）

任某，女，29 岁，机关办公室职员，呼和浩特市赛罕区。初诊日期：2020 年 9 月 8 日。

主　诉：经间期不规则出血 3 月余。

初　诊：患者自诉近 3 个月，经后 14～15 天时出现阴道少量出血，或赤带淋漓，量时多时少，通常持续 4～5 天，西医院诊断为排卵期出血，建议激素治疗，患者及家属不愿接受，又转投中医诊所予中药（据诉主以止血，具体不详）治疗 1 月余未见效，今辗转求治于王老处。既往体健，流行病学史无特殊。月经史：15 岁初潮，平素月经规律，经期 5～6 天，周期约 28 天，末次月经为 2020 年 8 月 25 日，5 天净，经量中、色暗红、偶有小血块，无明显痛经。婚育史：已婚，未孕未产。查体：腹平软，无压痛、反跳痛，未及明显包块。辅助检查：2020年7月15日行妇科彩超提示子宫内膜息肉。刻下症：经后第15天，晨起出现阴道出血，经色淡红、量少，时有右下腹隐痛。素日腰膝发凉，经前胸胀，食少，眠差多梦，晨起泄泻，小便尚调。舌淡红、苔薄白，脉沉细。

中医诊断：经间期出血

　　　　　　脾肾不足、冲任失调证

西医诊断：1. 排卵期出血　2. 子宫内膜息肉

治　　法：健脾益肾，固冲止血

方　　药：自拟脾肾固冲汤加减

处　　方：淫羊藿15 g，菟丝子30 g，巴戟天10 g，肉苁蓉10 g，熟地黄20 g，山茱萸20 g，女贞子15 g，枸杞子10 g，党参15 g，黄芪15 g，白术15 g，仙鹤草20 g，海螵蛸20 g，三七粉3 g，艾炭6 g。7剂，水煎，日1剂，早晚分服。

二　　诊（2020年9月18日）：服上方阴道出血3天净，出血时间较前缩短，量亦较前减少，诉小腹痛减，腰膝发凉较前缓解，仍食少，眠差，伴轻度乏力，晨起泄泻，舌脉同前。去上方仙鹤草、海螵蛸、三七及艾炭，加茯苓9 g、山药20 g、仙茅10 g、补骨脂10 g、泽兰10 g、鸡血藤15 g、益母草15 g。7剂，水煎，日1剂，早晚分服。

三　　诊（2020年9月28日）：9月26日转经，现行经期第3天，经色量如常，偶有小血块，无明显痛经，经前乳房轻度胀痛。腰膝发凉、倦怠乏力、晨起泄泻均大减，纳食增加，近来夜寐多梦。调方如下：巴戟天10 g，菟丝子30 g，熟地黄20 g，山茱萸20 g，女贞子15 g，枸杞子10 g，党参15 g，白术15 g，茯苓9 g，山药20 g，泽兰10 g，鸡血藤15 g，益母草15 g，牛膝10 g，当归10 g，川芎10 g，柴胡10 g，香附10 g，月季花10 g，合欢花12 g，首乌藤15 g。7剂，水煎，日1剂，早晚分服。

四　　诊（2020年10月8日）：月经于9月30日净，服上方后无特殊不适，纳可，寐安，大便成形。处方：熟地黄 20 g，女贞子 15 g，山茱萸 20 g，枸杞子 10 g，白芍 12 g，炙龟甲^{先煎}10 g，鹿角片^{先煎}10 g，菟丝子 30 g，白术 15 g，茯苓 15 g，当归 10 g，柴胡 10 g，甘草 5 g。7 剂，水煎，日 1 剂，早晚分服。

五　诊（2020 年 10 月 16 日）：经后第 21 天，现未见出血，带下色白清稀，余症皆减轻。舌红、苔薄白，脉弦。再宗前意，冀以巩固。

六　诊（2020 年 10 月 25 日）：继遵月经周期之阴阳规律进行调治，未见出血。

按：经间期出血是指月经周期基本正常，在两次月经中间（中医妇科称之为氤氲之时），发生周期性的少量阴道流血。氤氲，又作"细纭""细缊"，首见于《易经·系辞下传》中"天地纲缊，万物化醇；男女构精，万物化生"，与现代医学中排卵期概念本意相通。经间期出血临床多见于青春期及育龄期女性，特点是发生在两次月经中间，在周期的第 12～16 天出现规律性的少量阴道出血，出血持续 2～3 日或数日。中医医籍对本病无专篇记载，可散见于"月经先期""经漏""赤白带下"，相当于西医学排卵期/围排卵期出血。若出血期长，血量增多，不及时治疗，进一步发展可致崩漏，甚至可能不孕。

经间期又称氤氲期，是冲任阴精充实，阴气渐长，由阴盛向阳盛转化的生理阶段，是继经后期由阴转阳、由虚至盛之时期，若体内阴阳调节功能正常者，自可适应此种变化，无特殊主证。当阳气内动之时，若肾阴不足，或脾气虚弱，或湿热扰动或瘀血阻遏，使阴阳转化不协调，阴络易伤，损及冲任，血海固藏失职，血溢于外，遂酿成经间期出血。经间期出血的辨证，主要针对出血的量、色、质及全身症状进行辨别。盖因本病发作时期为经间期，据月经周期之阴阳变化规律，其治疗多重在经后期，故临床多数医家以滋肾养血为主，辅以固冲止血，兼夹症再对证施治。滋补肾阴虽是经间期出血的基本治法，但王老认为临证中治疗经间期出血要不拘于滋阴补肾法，还需重视助阳法在调治中的作用。

患者为育龄期女性，因经间期出血就诊，辅助检查后考虑为器质性病变所致的排卵期出血，患者阴道异常出血时间均为两次月经中间，伴有右下腹隐痛、腰膝发凉、食少、晨起泄泻等症状，结合舌质淡红、苔薄白、脉沉细，中医辨病属经间期出血范畴，辨证为脾肾不足、冲任失调。究其原因，可能为患者育龄期，工作、生活、家庭压力，劳倦忧思损伤脾气，日久后天无以充养先天，脾肾不足，终损及冲任，致血海失不固藏，而在阴阳转化之时出现不规则出血。阳虚内寒，无以温煦形体，经脉凝滞，故少腹腰膝冷痛。脾肾阳虚，水谷不得腐熟运化，不利清谷，晨起泄泻。脾运不健，纳食不香，气机郁滞，乳房为肝经之所过，经前发胀。治以健脾益肾、固冲止血，兼瘀者化之、滞者行之。

初诊时正值经间期出血，"重阴转阳"，治疗重点不在止血以治标，而在健脾益肾以治本，同时不忘顺应此期生理特点，滋补肾阴促排。方中淫羊藿、菟丝子、巴戟天、肉苁蓉温补肾阳；山茱萸甘酸而温，既能补益精血，又能收敛固涩，熟地黄、女贞子、枸杞子滋补肾阴，使肾阳生化有源；党参、黄芪、白术健脾益气升举，补本虚之处，培其本损，利子宫冲任固藏，以防再发，与补血调经之熟地黄相伍治疗脾肾不足之不摄血尤宜；仙鹤草、海螵蛸收敛固涩止血，仙鹤草收涩之余亦有补虚之效，不仅对症止血治疗，还可兼顾患者本虚；艾炭温经止血，考虑久漏多瘀，加三七粉消瘀止血。全方共行阴阳双补之事。二诊时症状以脾虚为甚，在初诊基础上多用茯苓、山药等健脾益气之品；又时值经前期，当顺应阳长阴消之势，助月经顺利来潮，故减上方中收敛止血药物，因时制宜加强温肾助阳之力，使用仙茅、补骨脂，配伍补脾气、助运化之党参、黄芪、茯苓、白术、山药等药物，共同起到温肾助阳、益气填精之功。保留少量女贞子、枸杞子，阴中求阳，助肾阳以化生；加用泽兰、鸡血藤、益母草活血化瘀。三诊时正值经期，"重阳转阴"，新的月经周期开始，在治疗上以活血化瘀、养血调经为主，故加牛膝、当归、川芎引血下行，促进新生，使血海满溢，经水顺势而泻。同时顺应阴阳变化，兼之患者阳虚症状减轻，去淫羊藿、仙茅、肉苁蓉、补骨脂，减少补阳药用量，此期以补益阴精为主，并保留党参、白术、茯苓等健脾药物，以资生化之源。经前乳胀，加柴胡、香附、月季花理气，促血行；合欢花、首乌藤对症安神。全方补中兼疏，疏不乏源，补益脏腑，消瘀化滞，调和气血，以竟全功。四诊时经后期，阴血不足，血海空虚，"阴长阳消"，治以滋阴养血为要，药用女贞子味甘性平，善补肝肾之阴，补而不腻，与熟地黄、山茱萸、枸杞子滋补肝肾之阴；白芍养血柔肝，合以甘草，酸甘化阴，合以当归，动静相宜，进一步加强滋阴养血之效；以炙龟甲、鹿角片血肉有情之品填精益髓，补养奇经。另外，温补肾阳可加强补阴之功，盖因"善补阴者，必于阳中求阴，则阴得阳生而泉源不竭"；佐健脾之品培益中焦，阴血化生有源；取柴胡升发之力，从而促进肾阴向肾阳的转化，以达促排卵目的。合而用之，使重阴转阳得以顺利进行。五诊、六诊加减继进，方药相应，相得益彰，共奏佳效。纵观病史，病证虚实错杂，临证诊疗固利结合，因期而药，使元真通畅、邪气消散，各有所宜。

（刘晋　史圣华整理）

（九）经行头痛

疏肝健脾，活血止痛治疗经行头痛（经前期综合征，原发性血管性头痛）

张某，女，33岁，高中教师，呼和浩特市新城区。初诊日期：2020年10月3日。

主　　诉：反复经前头痛2年，加重3天。

初　　诊：患者近2年反复头痛，每于经前1周左右出现头痛，通常呈胀痛，以头两侧处明显，至月经来潮后2～3天缓解，疼痛严重时需服止痛药，自诉院外查头颅CT、MRI均无异常，妇科彩超也未见异常，先后经神经内科、妇产科检查，考虑为原发性血管性头痛、经前期综合征等，予镇痛镇静对症治疗，效不佳。近3日月经将至，头痛较甚，遂来求治。既往体健，否认高血压病史，流行病学史无特殊。月经史：14岁初潮，平素月经规律，周期28～30日，经期5～6日，末次月经2020年9月5日，5日净，经量中等、色暗红、无血块，无痛经。婚育史：已婚，孕1产1。神经系统查体未见明显异常。刻下症：头两侧胀痛明显，感烦躁易怒，无口干、口苦，乳房略胀，食欲欠佳，眠可，小便尚调，大便黏。舌淡、苔白略厚，脉弦。

中医诊断：经行头痛

    肝郁脾虚、痰湿瘀阻证

西医诊断：1.经前期综合征　2.原发性血管性头痛

治　　法：疏肝健脾，活血止痛

方　　药：逍遥散加减

处　　方：柴胡15 g，熟地黄15 g，白芍15 g，当归15 g，川芎10 g，白术15 g，茯苓20 g，炒薏苡仁15 g，陈皮15 g，炙甘草15 g，砂仁15 g，玫瑰花10 g，泽兰9 g，醋延胡索20 g。7剂，水煎，日1剂，早晚分服。

二　　诊（2020年10月13日）：10月6日转经，经量同前，经色已不暗、无血块，无痛经，5日净。乳房胀痛大减，经行头痛可忍，未服止痛药，眠浅易醒，食欲渐增，大便质黏，小便调。舌淡胖、苔白略腻，脉沉。处方：熟地黄20 g，女贞子15 g，山茱萸20 g，续断15 g，菟丝子15 g，党参15 g，炒白术15 g，茯苓15 g，山药20 g，炒白扁豆15 g，当归15 g，赤芍10 g，川芎10 g，香附10 g，酸枣仁20 g，合欢皮10 g，甘草5 g。14剂，水煎，日1剂，早晚分服。

三　　诊（2020年10月30日）：药后，头痛、烦躁易怒缓解，睡眠较前改善，大便质稍黏。舌淡、苔白，脉弦。证治同首诊，守原方，继服7剂，水煎，日1剂，早晚分服。

四　　诊（2020年11月8日）：今日月经来潮，头部微感不适，经前乳房无胀痛，余无伴随不适。舌淡红、苔白，脉弦滑。处方：熟地黄15 g，当归15 g，川芎10 g，白芍15 g，益母草15 g，丹参15 g，鸡血藤10 g，党参

15 g，白术 15 g，甘草 15 g，川牛膝 10 g，香附 10 g，泽兰 9 g，桃仁 10 g，红花 10 g，醋延胡索 10 g。7 剂，水煎，日 1 剂，早晚分服。

服上药后，头部不适至月经来潮未加重。以此法连续调治 2 个月，并讲究药食同源，嘱其可取玫瑰花 5~6 朵、合欢花少许、甘草 2~3 片，素日代茶饮，少量频服；食陈皮茯苓饼、薏苡仁山药粥等，症状基本消失，后随访月余，经行头痛未发作。

按：妇人每值经期或行经前后，出现以头痛为主的病证，称为"经行头痛"。其伴随月经周期而发作，经后自止，在《张氏医通》中有"经行辄头痛"的记载。本病属西医学经前期综合征的范畴，青春期和育龄期妇女多见，现代医学对其发病机制尚未完全明确，通常认为与女性精神因素、社会环境、激素水平异常等相关。

头为诸阳之会，五脏六腑之气血皆上荣于头。经行时，气血下注冲任而为月经，阴血相对不足，无论外感六淫之邪，或脏腑内伤之变，均可在此时引起脏腑气血阴阳失调，从而导致头痛。王老根据其多年临床经验，认为气血不调是经行头痛的主要病机，与肝、脾、肾密切相关。经行前后，气血变化较大，若本身先天不足，后天脾胃运化之力亦弱，致肝肾不足，气血亏虚，经行时经血下注冲任，阴血更加不足，血不上荣于脑致脑失所养而发此病；若素体情志内伤，肝失调达，气机不畅，气滞则血瘀，或正值经期，贪凉饮冷，或因跌仆外伤，瘀血内阻，瘀血随肝气上逆阻滞脑络，脉络不通致痛；或肝气郁结，气郁化火，因冲脉附于肝，经行时阴血下注冲任，冲气偏旺，挟肝气上逆，气火上扰而致头痛；或素体脾虚或饮食不节伤脾，脾失健运，聚湿生痰，经行冲气挟痰湿上逆，阻滞脑窍，导致头痛。经行头痛病因虽复杂，但王老将其机理归纳总结为不荣则痛与不通则痛的虚实两类，虚者本身气血、阴精亏虚，经后消耗更甚，血不上荣于脑，脑髓清窍失养，不荣而痛；实者每逢经期，痰、瘀实邪上逆，上扰脑髓清窍，不通则痛。王老主张在治疗上以调和气血为要，又当区分经前经后，经前宜疏通，经后宜补益。

叶天士在《临证指南医案》中说:"女子以肝为先天。"肝喜条达,失于条达疏泄则要变生病证。患者为高中班主任,素日工作压力较大,易烦躁易怒,情志不遂,肝气郁结,经气不利,经前冲脉渐盛,冲气携肝气循经上逆,上扰清窍而出现经行头痛;又乳房为足厥阴肝经所过,故乳房胀痛;木郁则土衰,肝病易传于脾,脾运化失职,胃纳失和,故见食欲不佳;升降失调,水液不化,聚而生湿,则大便黏腻不爽;苔厚为湿郁所致,弦脉主肝病。四诊合参,辨证为肝郁脾虚、痰湿瘀阻,治以疏肝健脾、活血止痛。方中柴胡味苦辛,入肝、胆经,疏肝解郁,条达肝气,"木郁达之",熟地黄味甘,性微温,入肝、肾经,补血养阴,"虚者补之",两药一辛散疏肝,一甘温养血,疏肝以助肝行气养血,养血以助肝疏泄为用;当归甘辛苦温,补血养肝,和血调经,行脉道之滞,为血中之气药,使血足则肝和;白芍苦酸微寒,入肝经,养血柔肝,合甘草成"芍药甘草汤"之意,可有缓急止痛之功,伍柴胡为疏肝解郁常用对药,芍得柴敛阴养血,柔肝而止痛,柴得芍疏肝解郁而不伤阴血,既养肝之体,又利肝之用,合当归共用滋养肝体,并助熟地黄补血之力;川芎辛散温通,入肝、胆经,活血行气止痛。"血虚头痛之圣药",张元素谓其"为少阳引经,一也;诸经头痛,二也;助清阳之气,三也;祛湿气在头,四也"。《本草汇言》谓其"上行头目,下调经水,中开郁结,血中气药",理血中之气,与当归相伍,补中有行,活血调经之效彰,切中当下经水将届之机;茯苓、白术健脾助运,脾健则不为木乘,营血生化有源,以养肝体,脾运则水湿无所生,不使其上犯清窍;陈皮行气止痛,健脾和中;砂仁辛温,入脾、胃经,化湿醒脾,行气温中,共助脾健运,助肝发散;炙甘草健脾益气,兼使药以调和诸药。术、苓、陈、草四者合用,实土以御木乘;延胡索为止痛要药,曾被誉为中药中的"吗啡",加玫瑰花并重用延胡索以理气活血止痛;泽兰味辛,入肝经,活血利水,使脑络可通。诸药合用,共奏疏肝理气、健脾化湿、活血止痛之用,肝气得疏,肝血得养,脾旺自可不受邪,气血同调,病痛无根可生,头痛得止。全方补而不滞,行而不破,补中有散,散中有收。二诊时为经后期,头痛、乳胀已减。此期经血下泄,胞宫胞脉空虚，以阴长为主，故治以滋肾填精养血，在滋阴药中加续断等少量温阳药，以翼阳生阴长。党参、当归、川芎、赤芍、续断养血活血，香附理气调中，补中有利。据大便、舌脉，其仍有脾虚之象，故重用白术、山药及白扁豆以健脾固本，补虚损之处，亦使气血生化有源，精血得充。三诊时未至经期，仍主以疏通，再依前方加减调理。四诊时正值行经期，经期因经事既行，头痛逐渐缓解，故以活血化瘀止痛为主，用药以桃红四物加既行血又补血之鸡血藤、泽兰等和血调经，以利经血畅行，佐以健脾益气之品，通中有补。另外，此病可解与身心同治密不可分，诊疗中与患者沟通时常常做必要的心理疏导，帮助其调畅情志，使焦虑情绪得以缓解，有利于病情恢复。患者先期求治于西医，治疗常基于心理治疗，辅以对症予抗焦虑药、抗抑郁药、维生素B_6、止痛药以改善临床症状，但治标不治本，而中医论治不拘泥于辨病论治，而是因证而药，注疗人心，身心同治，药食同源，治调相合，这是中医药的明显优势。

（刘晋　史圣华整理）

（十）不孕

补肾益血，温经行瘀治疗继发性不孕（输卵管不全梗阻）

贾某，女，31岁，教师，呼和浩特市赛罕区。初诊日期：2020年6月15日。

主　　诉：未避孕未受孕2年余。

初　　诊：患者自2018年3月至今未能受孕，未采取避孕措施，日常性生活正常，配偶生殖功能检查正常，2019年6月HSG提示双侧输卵管细长，左侧通而不畅，右侧通畅，曾中药调理（具体不详），未能成功受孕，现为进一步治疗，求治于王老处。既往体健，流行病学史无特殊。月经史：14岁初潮，大约30天1行，自流产后月经周期常推后6~10天不等，每次持续3~4天，经量偏少、色暗红、少量血块。末次月经2020年5月20日。婚育史：已婚，孕1产0，2017年10月曾因宫外孕终止妊娠。查体：腹平软，无压痛、反跳痛，未触及明显包块。刻下症：行经腹痛推后，经量少、色暗、时有血块。腰膝酸困，乏力，下肢发凉，纳可，失眠多梦，小便尚调，大便偏干。舌质暗红、苔白，脉沉细。

中医诊断：不孕症

　　　　　　肾虚血瘀证

西医诊断：1. 继发性不孕　2. 输卵管不全梗阻

治　　法：补肾益血，温经行瘀

方　　药：自拟不孕方加减

处　　方：熟地黄15 g，山药15 g，茯苓15 g，牡丹皮10 g，山茱萸15 g，炒小茴香10 g，炮姜10 g，延胡索12 g，炒五灵脂10 g，川芎15 g，当归12 g，肉桂5 g，赤芍15 g，乌药15 g，桃仁15 g，红花15 g，郁金15 g，荔枝核15 g，狗脊15 g，炙甘草5 g。14剂，水煎，日1剂，早晚分服。

二　　诊（2020年6月30日，卵泡期）：末次月经2020年6月25日，行经4天，月经量较以往有所增多，经色仍暗、无血块，小腹冷痛不适，下肢发凉略缓，大便偏干。舌脉同前。予首诊方去郁金、荔枝核，加杜仲15 g、菟丝子30 g、桂枝10 g、肉苁蓉10 g。杜仲味甘，性温，入肝、肾经；菟丝子味甘，性平，入肝、脾、肾经，温肾助阳益精；桂枝助阳化气、温通经脉；肉苁蓉补肾助阳的同时还润肠通便，阳气壮而寒自去。14剂，水煎，日1剂，早晚分服。

三　　诊（2020年7月22日）：上药服后，腰膝酸困、少腹疼痛、下肢发凉症状均大减，小腹隐坠，胁肋部满闷不舒，略烦躁，舌红、苔白，脉弦细。二诊方加玫瑰花10 g。14剂，日1剂，水煎，早晚分服。

四　　诊（2020年8月8日）：患者上月于25日经水准期而至，经量中、色淡红，余恙均次第缓解，前期临近期末工作较紧张，近感精神倦怠，伴乏力、纳食不佳、眠差，大便偏稀，舌红、苔白，脉细。三诊方加白术15 g、党参12 g。14剂，日1剂，水煎，早晚分服。

五　　诊（2020年8月26日）：经水昨日已来，上症渐消，只诉近来仍夜寐欠佳，酌加制远志6 g、首乌藤10 g。14剂，水煎，日1剂，早晚分服。

六　　诊（2020年9月15日）：精神转佳，周期渐准，经水量色如常、无血块，腹痛腰酸乏力、四肢不温基本愈，纳增，大便已调。继宗前意再予口服，嘱其调整生活方式，饮食忌生冷油腻之品，增加运动以助提升体质。

疗效初见，七诊后继续同样思路，据病情变化予上述方剂稍行加减，主以温补脾肾、温经养血，兼以散寒行瘀化滞，如此调理，静待佳讯。继服5个月后妊娠，足月顺产一男婴。

按：不孕症是以女子婚后夫妇同居2年以上，配偶生殖功能正常，未避孕而不受孕为主要表现的疾病，此为"原发性不孕"，古称"全不产"；或曾孕育过，未避孕又2年以上未再受孕者，此为"继发性不孕"，古称"断绪"。西医学中女性原因引起的不孕症，主要与排卵功能障碍、盆腔炎、盆腔肿瘤和生殖器官畸形等疾病有关。中医学对女性先天生理缺陷和畸形的不孕总结为"五不女"，即螺、纹、鼓、角、脉五种，其中除脉之外，均非药物治疗所能奏效的。

男女双方在肾气盛，天癸至，任通冲盛的条件下，女子月事以时下，男子精气溢泻，两性相合，便可媾成胎孕，可见不孕主要与肾气不足、冲任气血失调有关。先天禀赋不足，或房事不节，损伤肾气，冲任虚衰，胞脉失于温煦，不能摄精成孕；或伤肾中真阳，命门火衰，不能化气行水，寒湿滞于冲任，湿壅胞脉，不能摄精成孕；或经期摄生不慎，涉水感寒，寒邪伤肾，损及冲任，寒客胞中，不能摄精成孕；或房事不节，耗伤精血，肾阴亏损，以致冲任血少，不能凝精成孕，甚则阴血不足，阴虚内热，热伏冲任，热扰血海，以致不能凝精成孕。再者，情志不畅，肝气郁结，疏泄失常，血气不和，冲任不能相资，亦可致不能摄精成孕。另外，素体肥胖之人，或素日恣食膏粱厚味，痰湿内盛，或阻塞气机，冲任失司，躯脂满溢，闭塞胞宫，或湿浊流注下焦，滞于冲任，湿壅胞脉，都可导致不能摄精成孕。而瘀血既是病理产物，又是致病因素，寒、热、虚、实、外伤均可导致瘀滞冲任，胞宫、胞脉阻塞不通以致不能成孕。

患者有宫外孕流产病史，损伤肾气及胞宫、胞脉，肾之精气不充，冲任失养，故不能凝精成孕，而致不孕；精血不足，冲任空虚，血海不按时满，则月经后期，经量少；腰为肾府，肾主骨生髓，肾虚精血亏少，则腰酸腿软；肾气虚衰，脏腑失于温煦，见神疲乏力，四肢不温；肾水亏虚，不能上济于心，心火炽盛，不能下交于肾，出现失眠多梦；阴津不足，肠失濡润，则大便偏干。肾虚推动无力，气机郁滞，《灵枢经·五音五味》曰："妇人之生，有余于气，不足于血。"可见妇人的生理特点是血分不足，而气分有余，然气为血帅，气行则血行，互为因果又血行不畅，血脉瘀阻胞宫、胞脉，辅助检查提示有输卵管不通得以印证。气滞血瘀，不通则痛，所以行经腹痛色暗，滞涩不畅，有血块。舌质暗红、苔白、脉沉细，为肾虚血瘀之征。以补肾益血、温经散寒、行瘀化滞为主，采用六味地黄丸合少腹逐瘀汤为基础方加减进行治疗。依辨证去六味地黄丸中利湿之品泽泻，保留熟地黄、山茱萸、山药，专于滋补肾、脾、肝之阴，熟地黄味甘纯阴，主入肾经，长于滋阴补肾、填精益髓；山茱萸味酸性温，主入肝经，滋补肝肾、收涩精气；山药味甘性平，主入脾经，健脾补虚、涩精固肾，补后天以充先天，三者共奏滋阴益肾之力，兼具养肝补脾之效，为滋阴益精补肾之良方。少腹逐瘀汤谓"种子安胎第一方"，小茴香味辛，性温，入肝、肾、脾、胃经，温阳散寒，食疗宜之，乃药食同源之品。又因小茴香主归肝经，故对厥阴之寒尤为适宜，可用于治疗少腹冷痛，盖少腹为厥阴之分野，如《灵枢经》所言"足厥阴之脉……循股阴，环阴器，抵小腹"，取其入厥阴而散寒止痛之功。与炮姜、肉桂共温经散寒、通达下焦。温阳补火药与滋阴益精药为伍，旨在阳中求阴，阴中求阳，精中求气，以助阳气生长，阳生阴长，为胚胎着床、生长、发育打下动力基础，阴阳调和，万物皆宁。同时月经期经血下行，稍加温阳之品，可助血液运行。茯苓健脾扶土，资生化之源；当归、赤芍、川芎养血活血，桃仁、红花活血祛瘀；延胡索、炒五灵脂行气散瘀止痛；郁金、荔枝核理气开郁效力尤专，合当归、赤芍养血柔肝理气，可和气血而调天癸；乌药行气止痛且能温肾散寒；赤芍、牡丹皮清郁火瘀热。上药合用，敛散相抑，补泻并举，对虚中夹瘀者尤宜。诸药合用滋肾养血补其精、温经祛寒散其凝、活血散结破其瘀、行气开郁化其滞，使经脉调畅，经水顺势而泻之，冲任得滋，胞宫清新，自能受孕，得育新苗。二诊时纵观患者证候，为肾中阳气不充，胞宫寒冷，血脉失畅，以致少腹寒凉、四肢不温，故治以原方略增补肾阳之品，以壮其肾气，肾之精气充盛，其生殖机能方能振奋。菟丝子固阳同时又可益阴，再加杜仲，以益肝肾、强筋骨，以助种子之效，与熟地黄、山药、山茱萸等滋补肾阴之品合用以达到阴中求阳之意，正所谓"善补阴者，必于阳中求阴，则阴得阳升而泉源不断"。三诊时依患者月经周期，经血将来潮，故感小腹坠胀，余症结合舌脉，考虑患者病久思虑较多，肝气瘀滞，加玫瑰花疏肝解郁。四诊时患者因肾气先虚病久不能温脾，伤及脾阳，使肾病及脾，兼之劳倦思虑过度也伤脾，脾虚则健运失司，故而引发一系列症状。党参、白术，合前方茯苓共同益气健脾扶土，资生化之源，气血得旺，以后天充养先天，阴阳得调。中医认为，妇人以血为用，月经不调，必不受孕，故"种子必先调经"，正如《女科要旨》曰："种子之法，即在于调经之中。"循此调理，患者月经通畅，应期而来，诸症得以改善，顺势而为，则胎孕乃成。

肾精是受孕的物质基础，胞宫环境是孕成的必要条件，缺一不可。不孕症病因复杂，与肾虚、宫寒、气郁、血虚、痰湿、瘀血密不可分，且多虚实夹杂，症状相兼，治当审症求因，病证结合，因人实治，方剂之加减增损，应根据病位、病性的不同而变化。《景岳全书·子嗣类》曰："种子之方，本无定轨，因人而药，各有所宜，故凡寒者宜温，热者宜凉，滑者宜涩，虚者宜补，去其所偏，则阴阳和而生化著矣。"方之效验，在于灵活，而妙在加减，且调经非一月之功，中医辨证调治恢复患者阴平阳秘状态之余，需兼顾生活方式调整、心理情绪疏导，并贵在持之以恒。

（刘晋　史圣华整理）

（十一）产后身痛

益气养血，祛风通络治疗产后身痛（产后坐骨神经痛待除外）

高某，女，26岁，公务员，呼和浩特市回民区。初诊日期：2020年12月22日。

主　　诉：产后身痛1月余。

初　　诊：患者于2020年10月18日剖宫产一男婴，产后26天时开窗通风不慎感风寒，见流清涕，自服生姜红糖水后不适消。后初病即自觉腰背部酸痛，认为劳累所致未予重视，而后出现遍身疼痛，以肩背、腰部、膝关节、指间关节疼痛为甚，疼痛呈游走性，西医院诊断为不除外产后坐骨神经痛，遂来求治。既往体健，流行病学史无特殊。月经史：14岁初潮，平素月经规律，无血块，无痛经。婚育史：孕1产1。生化、风湿、类风湿免疫组化检查结果均未见明显异常。刻下症：遍身疼痛，以肩背、腰部、膝关节、指间关节疼痛为甚，疼痛呈游走性，时有四肢关节麻木，伴恶寒畏风，汗出多，面色萎黄，倦怠乏力，乳较前少，无发热，无浮肿，纳眠一般，二便正常。舌质淡暗、有瘀点、苔薄白，脉浮而无力。

中医诊断：产后身痛

　　　　　　气血虚弱证

西医诊断：产后坐骨神经痛待除外

治　　法：益气养血，祛风通络

方　　药：自拟身痛汤加减

处　　方：炙黄芪20 g，党参10 g，桂枝15 g，白芍20 g，当归15 g，熟地黄15 g，川芎6 g，独活10 g，桑寄生10 g，细辛6 g，鸡血藤15 g，延胡索10 g，防风10 g，秦艽10 g，怀牛膝10 g，炒白术15 g，茯苓10 g，桑枝10 g，王不留行15 g，甘草5 g。14剂，水煎，日1剂，早晚分服。

二　　诊（2021年1月15日）：诉身痛、自汗较前大减，唯腰背部酸困，舌质淡暗、有瘀点、苔薄白，脉沉涩。上方加杜仲 30 g、狗脊 15 g。继服 14 剂，水煎，日 1 剂。

三　诊（2021 年 1 月 30 日）：遍身窜痛十去其八，余症悉减，精神较佳，纳寐安，二便调，阴道仍有少量红色分泌物，舌脉同前。上方加泽兰 15 g、益母草 10 g。7 剂，水煎，日 1 剂。

四　诊（2021 年 2 月 5 日）：药后诸症好转，恶露已净，嘱以羊肉、当归、黄芪煲汤续补气血，以巩疗效，并嘱外避风寒。

后随访疾已告愈。

按：产后身痛是指产妇在产褥期内，出现肢体或关节酸楚、疼痛、麻木、重着等症状，又称"产后遍身疼痛""产后筋脉拘急""产后痹症"，民间俗称"产后风"。好发于冬春严寒时节，由于生活水平提高后空调的广泛使用，夏季发病率亦呈明显上升趋势。西医学中无对应病名，认为女性妊娠后期和分娩之时，部分孕妇之腰骶部、耻骨联合和（或）肢体疼痛不适，可能和松弛素使骨盆韧带及椎骨间关节、韧带松弛有关；另外，妊娠、产后钙质的流失也可引起肢体骨骼疼痛不适。盖因妇人产后生理特殊，所以常易发生多种与产褥相关的疾病，故根据其临床表现可归为产后坐骨神经痛、多发性肌炎、产后血栓性静脉炎等病证。

《校注妇人良方》和《医学心悟》对产后身痛病因分别有不同论述，一云"产后遍身疼痛者，由气虚百节开张，血流骨节，以致肢体沉重不利，筋脉引急"，一云"产后遍身疼痛，良由生产时百节开张，血脉空虚，不能荣养，或败血乘虚而注入经络，皆令作痛"。中医学认为产后身痛的主要发病机制是产后营血亏虚，经脉失养或风寒湿邪乘虚而入，稽留关节、经络所致。产妇产程过长，疼痛、努伤、产创、体力消耗等各种因素耗伤气血，元气亏损；或失血过多，营血空虚；或产后发热后虚损未复，四肢百骸及经脉失养；或风、寒、湿邪乘产后气血虚弱而入侵机体，使气血凝滞，经络阻滞或经络失养；或产后余血未净，流滞经脉，瘀阻关节，皆可致产后身痛。其治疗以补虚祛邪、通络止痛为大法，细辨虚实寒热、气血阴阳，灵活施治，既要扶正不留寇，又要祛邪不伤正，用药"勿拘于产后，亦勿忘于产后"。

患者产后因受风寒出现周身疼痛、关节麻木、恶风寒，理化检查无异常，诊为产后身痛。患者产后血弱气尽，其气必虚，腠理开泄，经脉失养，关节失荣；又值隆冬，风寒之邪乘虚内侵，稽留关节肢体，使气血运行不畅，瘀阻经络，虚瘀并存，合而为病，出现身体周身疼痛的症状。正如《陈素庵妇科补解》一书所述："产后遍身疼痛，因产时损动，血气升降失常，留滞关节，筋脉引急，是以遍身疼痛也。"营血亏虚，无以濡养四肢，故四肢麻木不仁；而产后卫表不固，风寒之邪伤之，营卫失和，卫弱营衰，症见恶风畏寒、自汗不止；风气偏盛，故痛无定处；气血凝滞，恶露不净；综合舌脉，皆为气血虚弱、经脉阻滞之征。当以调和营卫为主，服以自拟产后身痛汤。患者值新产之后，其气血亏虚可知，方中炙黄芪、党参补气固表补中，川芎、白芍、当归、地养血补血，"治风先治血，血行风自灭"。上药共用益气补血以培元，通行血中之滞。防风、秦艽均为"风药中润剂"，祛风胜湿止痛，其中秦艽又可舒筋络而利关节，对骨节疼痛，无论寒热新久均可应用。《沈氏女科辑要笺正》曰："此证多血虚……则养血为主，稍参宣络，不可峻投风药。"同时，黄芪得防风，固表而不致留邪，防风得黄芪，祛邪而不伤正，有补中寓疏、散中寓补之意。桂枝、细辛温经通络止痛，合白芍、甘草化裁桂枝汤之意，取其功善通血脉而和营卫。营卫调和，气血通畅，筋脉得养，则疼痛麻木之感即可减轻。独活辛苦微温，善祛下焦与深伏筋骨间的风寒湿邪以除痹，桑枝祛风除湿通络，上达肩臂，二者并用一上一下周身皆顾。桑寄生、怀牛膝以补肝肾、强筋骨。鸡血藤活血，舒筋活络，使血行气运，则痛自解；止身痛同时可养血，善治"络中之血虚"，对血虚血瘀之痛痹效佳。络石藤坚筋，利关节，主腰髋痛，善治"络中之滞"，止痛效佳，并兼有补益肝肾之作用。而延胡索，前人谓其能"专治一身上下之诸痛"，脾为气血生化之源，故用药时当时时顾护，党参、茯苓、白术、甘草益气扶脾，脾旺则四脏之气皆得受荫，体自固而邪不干。稍加以王不留行对症通乳。全方标本兼治，合为扶正祛邪之剂，气血双补、调和营卫，兼以祛风散寒消瘀，血气复，气血调，邪自散，痛得止。初诊时外邪袭络致疼痛症状明显，急则治其标，加重祛风通络、温经活血之功，治标之余，兼顾益气养血，力求固本止痛。二诊时根据病情变化，病在腰部，腰为肾之府，膝为筋之府，肾主腰脊，筋痛属肝，予杜仲、狗脊，加强补肾益肝之力，在治疗中因势利导，壮腰利膝，且促冲任通盛，求气血调和，以图治本。三诊时气血渐复，活血通经，又疏中有补，兼治瘀血恶露之症。四诊时患者诸症已消，时逢佳节，可以中药食疗方调治，中医讲"五谷为养，五果为助，五畜为益，五菜为充"，为中医治病又一特色。王老指出，患者产后身痛虽为外邪引发，但究其内因，实为产后气血俱虚，当以调整气血为要义，稍加通络之品，不宜峻投风药。另除食疗外，还可将所服用中药药渣煎煮足浴，助气血流通。药证合拍，内外合治，共达佳效。

（刘晋　陈佳整理）

第九章 儿科病

一、概述

小儿处于生长发育过程中，形体、生理等方面都不同于成人，其生理特点直接影响其病理特点。因此，小儿生长发育规律对于儿童保健、疾病防治都有着重要意义。

小儿生理特点可概括为生机蓬勃、发育迅速、脏腑娇嫩、形气未充。小儿充满生机，在生长发育过程中，无论在机体的形态结构方面，还是各种生理功能活动方面，都在不断地、迅速地向着成熟、完善的方向发展。这种生机蓬勃、发育迅速的生理特点，在年龄越小的儿童中，表现越突出，体格生长和智能发育的速度也越快。《颅囟经·脉法》说："凡孩子三岁以下，呼为纯阳，元气未散。""纯"指小儿先天所禀之元阴元阳未曾耗散，"阳"指小儿的生命活力，如旭日之初生、草木之方萌，蒸蒸日上，欣欣向荣的生理现象。"纯阳"学说概括了小儿在生长发育、阳充阴长过程中，生机蓬勃、发育迅速的生理特点。脏腑娇嫩、形气未充，是指小儿时期机体各系统和器官的形态发育都未成熟，生理功能都是不完善的。小儿初生之时，五脏六腑"成而未全，全而未壮"，需赖于先天元阴元阳之气生发、后天水谷精微之气充养，才能逐步完成生长发育。

明代万全根据钱乙的五脏虚实证治，提出小儿"肝常有余，脾常不足；肾常虚；心常有余，肺常不足"，又在朱丹溪理论的基础上提出"阳常有余，阴常不足"的观点，成为"三有余，四不足"说。从脏腑娇嫩具体内容来看，五脏六腑的形和气皆属不足，但以肺、脾、肾不足表现尤为突出。肺主一身之气，小儿肺脏娇弱，主气功能尚未健全，且肌肤不密，卫外不固，易感外邪，因而称肺脏娇嫩。小儿初生，脾气未充，胃气未动，运化能力弱，而小儿生机旺盛，发育迅速，因而对脾胃运化输布水谷精微之气的要求更高，显出脾常不足。肾为先天之本，主藏精，元阴元阳之府，小儿脏腑虚弱，气血未充，肾中精气尚未旺盛，需依赖后天脾胃不断充养，才能逐渐充盛，而小儿"脾常不足"，不能充养肾精，满足不了儿童时期迅速生长发育的需求，故称肾常虚。清代医家吴鞠通从阴阳学说出发，认为小儿时期的机体柔嫩、气血未充、脾胃薄弱、肾气未充、腠理疏松、神气怯弱、筋骨未坚等特点可归纳为"稚阳未充，稚阴未长者也"。稚阴稚阳学说进一步说明，小儿时期无论在物质基础还是生理功能方面，都是幼稚娇嫩和不完善的，必须随着年龄逐步增长，才能不断地趋于健全和成熟。

小儿疾病的发病原因，由其生理特点决定。小儿发病外多伤于六淫，内多伤于乳食，先天因素是其特有的病因，而情志失调致病相对较少。小儿因肺常不足，外感因素致病者最为多见。外感因素包括风、寒、暑、湿、燥、火六淫和疫疠之气。风邪善行数变，小儿肺常不足，最易为风邪所伤，从而发生肺系疾病。风为百病之长，常与他邪相合为患，风寒、风热为最常见的外感表证，火为热之极，六气皆从火化，小儿纯阳之体，又易于热化，故小儿所患热病最多。小儿脾常不足，饮食不知自节，或喂养不当，易被饮食所伤，产生脾胃病证。小儿乳贵有时，食贵有节。小儿不能自调饮食，挑食偏食会造成饮食营养不均衡，或过寒伤阳、过热伤阴、过辛伤肺、甘腻伤脾、肥厚生痰等因素，均致小儿脾胃功能受损，运化失健，导致气血生化乏源，引起肺、肾等诸脏不足而发病。小儿"肾常虚"，肾气未固，气血未充，肾藏精，主骨，为先天之本。肾的生理功能直接关系到小儿骨、脑、发、耳、齿的功能及形态，直接影响小儿的生长发育。

二、王生义教授儿科病学术思想

小儿常见病包括感冒、咳嗽、肺炎喘嗽、小儿泄泻、腹痛、厌食、疳积、便秘、遗尿、紫癜、小儿抽动症等。王生义教授在临床治疗小儿疾病方面经验丰富、疗效显著，其临证经验分述如下。

（一）调节肺气，重在宣肃

小儿肺系疾病居多，因小儿肺常不足，肺卫不固，易感外邪，致肺失宣肃，出现鼻塞、咳嗽、喘息等症状。肺主宣发，即肺气具有向上、向外升宣发散的生理功能，肺的宣发能使卫气和津液输布全身，以温煦肌肤、充养机体、润泽皮毛。《灵枢经·决气》曰："上焦开发，宣五谷味，熏肤，充身，泽毛，若雾露之溉，是谓气。"宣发功能正常则呼吸顺畅，腠理开阖有度，浊气外泄；若肺失宣散，输布失常，则表现为肺卫不固。《素问·咳论》曰："皮毛者，肺之合也，皮毛先受邪气，邪气以从其合也。"说明外邪多从皮毛侵袭而犯肺，故肺失宣发而多见表证。肺主肃降，即肺气有清肃、排出体内邪气和异物的功能。肺为娇脏，清虚之器，异物不容，不能有水湿痰浊及异物停留于肺。因此，肺的清肃功能是机体排异、自卫的表现。若肺的肃降功能失常，则影响气机的升降出入，导致心阳不能下交于肾，肺气上逆而出现咳嗽、喘息、胸闷等症状。因此，肺气的宣发和肃降使肺的生理功能相辅相成，二者相互依存、相互配合，共同保持呼吸的平稳，故治疗时应调节肺气的功能，宣发和肃降缺一不可。

（二）脾健贵在运，脾胃重在护

脾主运化水谷精微，为气血生化之源，为后天之本。小儿生长发育迅速，对精、血、津液等营养物质的需求更高，故脾之运化功能正常与否对小儿的机体影响尤为明显。小儿脾常不足，易受各种原因所伤，且脾胃一旦受损，则百病丛生，正如明代万全所说，"人以脾胃为本，所当调理，小儿脾常不足，尤不可不调理也""脾胃虚弱，百病蜂起"，因此，调理脾胃在儿科疾病中具有重要的临床意义。小儿只有脾胃健运，受纳和运化功能才能正常。因此，治疗以健运脾胃为主，即使脾胃虚弱表现为虚实夹杂之证，也应采取消补兼施、扶正祛邪的方法。因为"脾贵在运，而不在补"，并且在治疗小儿诸多疾病时，强调注意小儿脾胃的养护，饮食宜清淡，忌食生冷油腻，以防损伤脾胃阳气。另外，小儿用药务必谨慎，中病即止，不可过剂。

（三）小儿遗尿主宜温脾补肾

肾为先天之本，主水，藏真阴而育元阳，下通于阴，职司二便，与膀胱相为表里。膀胱为津液之府，小便乃津液之余，小便的排泄与贮存全赖于肾阳的温化。若小儿肾气不足，下元虚冷，不能温养膀胱，膀胱气化失调，闭藏失司，则不能制约水道而遗尿。脾为后天之本，运化水湿而制水。若脾气不足，不能散津，则水无所制，故小便自遗。所以，小儿遗尿主要责之于脾肾的生理功能失常，脾肾功能正常，水液固涩有权，气化有序，而气化功能正常主要在于阳气的温煦作用。因此，温补脾肾在小儿遗尿治疗中十分重要。

（四）小儿抽动症从心肝脾论治

中医认为，小儿抽动症归属于"肝风"，属"慢惊风""抽搐"等病范畴。小儿"心肝有余"，属"纯阳"之体，病理上易从火化，易见火热伤心生惊、伤肝动风之象。《儒门事亲》曰："富家之子得纵其欲，稍不如意则怒多，怒多则肝病多矣。"《幼科发挥》云："盖心藏神，惊则伤神。"《灵枢经》曰："悲哀动中，则伤魂，魂伤则狂妄不精。"以上均说明情志过极可致精神疾病。心藏神，肝藏魂，故情志致病与心、肝关系最为密切。小儿神气怯懦，易受外界刺激致情绪波动，生活上的过分娇惯或斥责打骂，以及学习的紧张都可导致小儿情志过激而发为抽动。肝为刚脏，体阴而用阳，喜条达而主疏泄，为风木之脏，主藏血，藏魂，主筋，主风，其声为呼，其变动为握，开窍于目，因此，肝风妄动可出现不自主抽动。《古今医统大全》亦云："脾土虚弱，肝木乘之，故筋挛而作搐。"小儿脾常不足，脾失健运，土虚则木旺，肝主风，肝风内动则发病。故治疗小儿抽动症多从心肝脾论治，疗效显著。

（五）五运六气理论在儿科疾病中的重要性

五运六气理论是古人基于"天人合一"思想，研究自然变化的周期性规律以及对人体健康和疾病影响的学说，深入理解五运六气理论内涵，对掌握中医经典理论和提高中医临床疗效具有重要意义。《素问·六节藏象论》言"不知年之所加，气之盛衰，虚实之所起，不可以为工矣"，可见五运六气对中医的影响之深刻。尤其在儿科疾病中，因小儿为"稚阴稚阳"之体，易受外界气候的影响，气候的变化直接关系到小儿疾病的发生与转归。《黄帝内经》云："人以天地之气生，四时之法成""圣人之治病也，必知天地之阴阳，四时之经纪。"在儿科很多疾病中，应用运气思路指导临床，可获奇效。

（曹国芳　刘广宇整理）

三、临证医案

（一）肺炎喘嗽

1. 解表散寒，宣肺止咳治疗肺炎喘嗽（支气管肺炎）

慕某，女，4岁。初诊日期：2019年12月18日。

主　　诉：咳嗽1周，加重伴发热1天。

初　　诊：患儿1周前受凉后出现咳嗽、咳痰，夜间明显，家属予口服止咳药物（具体名称及剂量不详），咳嗽有所缓解。当日凌晨3时患儿无明显诱因出现发热，最高体温39.4℃，予口服布洛芬颗粒0.1 g，体温降至正常，但易反复，并咳嗽较前加重。查体：体温37.5 ℃，双侧扁桃体Ⅰ度肿大，咽部充血，双肺听诊呼吸音粗，可闻及痰鸣音，无胸膜摩擦音。辅助检查：血常规示白细胞 25.77×10^9/L，红细胞 4.55×10^{12}/L，血红蛋白121.00 g/L，中性粒细胞绝对值 20.33×10^9/L，中性粒细胞百分比78.90%，淋巴细胞绝对值 3.95×10^9/L，C-反应蛋白32.52 mg/L。胸部X片示右下肺密度增高，考虑右下肺炎症。刻下症：发热，咳嗽、有痰不易咳出，恶寒，流清涕，脐周疼痛，精神尚可，纳食可，夜寐可，二便调。舌淡红、苔白厚腻，脉滑。

中医诊断：肺炎喘嗽

　　　　　　风寒犯肺证

西医诊断：支气管肺炎

治　　法：解表散寒，宣肺止咳

方　　药：小青龙汤加减

处　　方：麻黄^{先煎}9 g，桂枝12 g，白芍12 g，干姜10 g，细辛3 g，法半夏12 g，炙甘草6 g，五味子15 g。4剂，水煎，日2剂，少量多次频服。

二　　诊（2019年12月20日）：12月19日体温降至正常、未反复，无恶寒，咳嗽，痰多，无脐周疼痛，二便调，纳寐可。调整处方用药，以健脾化痰止咳为法，以二陈汤加减，拟方如下：半夏10 g，陈皮6 g，茯苓10 g，炙甘草6 g，瓜蒌10 g，杏仁10 g，桔梗10 g，枇杷叶10 g，浙贝母10 g，厚朴10 g，紫苏子10 g。4剂，水煎，日1剂，早晚分服。嘱患儿清淡饮食、忌食生冷油腻。随诊服药后咳嗽、咳痰症状消失。

按：患儿平素体弱，肺脏娇嫩，感受风寒之邪，外邪犯肺，正邪交争则见发热、恶寒；肺卫失宣，肺气郁闭，则咳嗽、咳痰；肺开窍于鼻，肺气不利，则见鼻流清涕；子病及母，脾运失健，气机不畅，则见脐周疼痛。患儿发病正值太阳寒水主气，外感寒邪，致肺气不利，水饮内停，故以小青龙汤解表散寒、温肺化饮。《伤寒论》第40条："伤寒表不解，心下有水气，干呕，发热而咳，或渴，或利，或噎，或小便不利、少腹满，或喘者，小青龙汤主之。"方中麻黄发汗解表，宣肺平喘，兼以利水；桂枝可宣散寒邪，温通阳气；干姜配法半夏，温化中焦之寒；细辛温散三焦寒邪，白芍、五味子酸敛以护阴津，炙甘草以守中扶正，全方有温散寒饮而不伤正气之效。二诊时患儿无发热，无脐周疼痛，咳嗽咳痰，"脾为生痰之源，肺为贮痰之器"，故以二陈汤加理气化痰之品，以达健脾化痰之效，同时防止痰的再生。

（曹国芳　史圣华整理）

2. 疏风清热，宣肺止咳治疗肺炎喘嗽（支气管肺炎）

沈某，女，3岁。初诊日期：2020年11月3日。

主　　诉： 发热伴咳嗽2天。

初　　诊： 患儿2天前无明显诱因出现发热，最高体温39℃，伴有咳嗽，有痰不易咳出，家属予口服阿奇霉素干混悬剂、消积止咳颗粒（剂量不详）治疗，症状改善不明显。既往史：患儿2个月前EB病毒感染，发现腺样体肥大。查体：体温38.5℃，皮肤温度高，颌下及颈部淋巴结可触及肿大，下鼻甲红肿，咽部充血，双侧扁桃体Ⅱ度肿大，双肺听诊呼吸音粗，可闻及湿啰音。辅助检查：血常规（2020年11月2日，内蒙古医科大学附属医院）提示血红蛋白117 g/L，红细胞4.45×10^{12}/L，白细胞9.7×10^9/L，中性粒细胞百分比43.5%，淋巴细胞百分比46.3%，血小板271×10^9/L，C-反应蛋白<0.5 mg/L；胸部正侧位（2020年11月2日，内蒙古医科大学附属医院）提示支气管炎，考虑合并左肺上叶炎症。结合临床进一步检查。刻下症：发热，咳嗽，有痰不易咳出，鼻塞，打鼾，纳食不佳，夜寐欠安，大便干，1日1行，小便可。舌红、苔白厚腻，脉滑数。

中医诊断： 肺炎喘嗽

　　　　　　风热犯肺证

西医诊断： 1. 支气管肺炎　2. 腺样体肥大

治　　法： 疏风清热，宣肺止咳

方　　药： 桑菊饮加减

处　　方： 桑叶10 g，菊花10 g，炒苦杏仁12 g，桔梗10 g，连翘10 g，

黄芩10 g，甘草3，薄荷^{后下}10 g，芦根15 g，葛根15 g，北柴胡12 g，生石膏^{先煎}10 g，枇杷叶10 g，百部10 g。4剂，水煎，日2剂，少量多次频服。

二　诊（2020年11月5日）：11月3日夜间患儿体温降至正常，未反复，咳嗽减轻，有痰不易咳出，仍鼻塞、打鼾，纳食尚可，夜寐欠安，大便可，小便调。首诊方去葛根、柴胡，加瓜蒌10 g，炒苍耳子10 g，辛夷10 g。5剂，水煎，日1剂，早晚分服。嘱患儿清淡饮食、忌食生冷油腻。

三　诊（2020年11月10日）：患儿无咳嗽，咽部有痰，鼻塞、打鼾较前减轻，纳食可，夜寐尚可，二便调。调整处方用药，以健脾化痰、疏风通窍为法，以二陈汤加减，拟方如下：半夏10 g，陈皮6 g，茯苓10 g，炙甘草6 g，辛夷10 g，白芷10 g，紫苏梗10 g，莱菔子6 g。5剂，水煎，日1剂，早晚分服。嘱患儿清淡饮食、忌食生冷油腻。后随诊服药后咽部不利、鼻塞打鼾症状明显好转。

按：患儿肺常不足，易感受风邪，风邪由皮毛而入，侵犯肺卫，正邪交争，故见发热；风邪夹热，侵犯肺卫，致肺气郁闭，肺失宣肃，故见咳嗽；肺失通调水道，水液敷布失司，积聚成痰，上贮于肺而见有痰不易咳出；肺开窍于鼻，邪气留滞鼻窍，致鼻窍不通，故见鼻塞、打鼾；鼻窍不通则清窍失养，故见夜寐欠安；子病及母，脾失运化，故见纳食不佳；肺与大肠相表里，大肠传导失司，故见大便干。患儿发病正值阳明燥金主气，少阳相火为客气，虽外感风邪，但易夹热邪，侵犯肺卫，致肺气郁闭，故以桑菊饮加减以疏风清热、宣肺止咳。《温病条辨》曰："太阴风温，但咳，身不甚热，微渴者，辛凉轻剂桑菊饮主之。"方中桑叶、菊花疏风散热，善走肺络而能清宣肺热；炒苦杏仁肃降肺气，桔梗开宣肺气，二者合用既可宣肺清热，又可降肺止咳；薄荷可增强疏散风热之力；芦根则可清热生津；加柴胡、黄芩以清少阳之火；石膏、葛根则降阳明之热。全方可使风热得以疏散、肺气得以宣降。二诊时患儿无发热，咳嗽减轻，有痰不易咳出，仍鼻塞、打鼾，故去葛根、柴胡，加瓜蒌以清肺化痰，炒苍耳子、辛夷以疏风通窍。三诊时患儿无咳嗽，咽部有痰，鼻塞、打鼾较前减轻，说明阳明之热已清，但生痰之源未健,故以二陈汤健脾化痰,紫苏梗、莱菔子理气化痰,加辛夷、白芷以疏风通窍。

(曹国芳 莫日根整理)

3. 健脾消积,化痰止咳治疗肺炎喘嗽(支气管肺炎)

杨某,女,4岁。初诊日期:2021年3月18日。

主　　诉:咳嗽1周,加重1天。

初　　诊:患儿1周前无明显诱因出现咳嗽,呈阵发性干咳,无痰,未予治疗。1天前患儿食多后咳嗽较前加重。查体:体温37℃,右侧颌下淋巴结可触及肿大,大小约1cm×1cm,活动度可,无压痛。咽部充血,双侧扁桃体Ⅰ度肿大。双肺听诊呼吸音粗,可闻及痰鸣音。刻下症:咳嗽,呈阵发性,有痰不易咳出,流清涕,纳可,夜寐欠安,二便调。舌淡红、苔白厚腻,脉滑数。

中医诊断:肺炎喘嗽

　　　　　　饮食积滞证

西医诊断:支气管肺炎

治　　法:健脾消积,化痰止咳

方　　药:二陈汤加减

处　　方:法半夏12 g,陈皮6 g,茯苓10 g,炙甘草6 g,炒莱菔子10 g,炒麦芽15 g,焦山楂15 g,黄芩10 g,炒紫苏子6 g,枇杷叶10 g,紫菀10 g,百部10 g,珍珠母^{先煎}10 g。4剂,水煎,日1剂,早晚分服。嘱患儿清淡饮食、忌食生冷油腻。

二　　诊(2021年3月22日):患儿咳嗽减少,咳少量白黏痰,无流涕,纳可,夜寐较前安稳,二便调。首方去紫菀、百部。5剂,水煎,日1剂,早晚分服。嘱患儿清淡饮食、忌食生冷油腻。后随诊自诉服药后咳嗽、咳痰症状基本消失,睡眠安稳。

按:小儿脾常不足,加之饮食不节,损伤脾胃,致脾失健运,导致积滞内蕴，积聚成痰，上贮于肺，致肺气郁痹，故见咳嗽；肺开窍于鼻，肺气不利，则见流涕；脾失运化，则升清功能失常，致清窍失养，见夜寐不安。《素问·痹论》说："饮食自倍，脾胃乃伤。"故治疗以二陈汤健脾化痰，加炒麦芽、焦山楂以消食化痰，莱菔子、炒紫苏子以理气化痰，黄芩、枇杷叶清热宣肺、止咳化痰，紫菀、百部以疏风止咳，珍珠母以重镇安神。全方配伍以奏健脾消积、化痰止咳之效。二诊时患儿咳嗽减少，咳少量白黏痰，继续首方治疗。由于小儿"脾常不足"的生理特点，决定了其病理特点，即饮食积滞在各个疾病、各个阶段都可出现，所以在辨证分析时必须抓住主要病机，则疗效更为显著。

（曹国芳　李晓丽整理）

4. 补肺健脾治疗肺炎喘嗽（支气管肺炎）

张某，女，3岁。初诊日期：2020年1月15日。

主　　诉：咳嗽2个月，加重1周。

初　　诊：2个月前患儿因感冒出现咳嗽，无痰，家属予止咳糖浆治疗后，症状反复发作。1周前患儿无明显诱因咳嗽较前加重，就诊于内蒙古自治区妇幼保健院，考虑支气管肺炎。给予口服"阿奇霉素分散片、小儿消积止咳口服液"等药物（剂量不详）治疗，症状改善不明显，遂来就诊。查体：体温36.2℃，双侧扁桃体无肿大，咽稍充血。双肺听诊呼吸音粗，可闻及湿啰音及喘鸣音。辅助检查：胸片（2020年1月9日，内蒙古自治区妇幼保健院）提示支气管肺炎。刻下症：咳嗽，阵发性干咳，无痰，偶喘息，纳食尚可，夜寐可，大便偏干，2日未解，小便调。舌淡红、苔薄白，脉沉细。

中医诊断：肺炎喘嗽
　　　　　　　肺脾气虚证
西医诊断：支气管肺炎
治　　法：补肺健脾
方　　药：黄芪建中汤加减

处　方：黄芪 15 g，桂枝 6 g，白芍 12 g，炙甘草 6 g，生姜 15 g，大枣 15 g，饴糖 12 g。5 剂，水煎，日 1 剂，早晚分服。嘱患儿清淡饮食、忌食生冷油腻。

二　诊（2021 年 1 月 20 日）：患儿咳嗽明显减轻，无喘息，纳寐可，大便尚可，小便调。首方 5 剂，水煎，日 1 剂，早晚分服。嘱患儿清淡饮食、忌食生冷油腻。后随诊，诉服药后咳嗽消失，未再喘息。

按：小儿肺常不足，肺气亏虚，卫表不固，易感风寒；脾常不足，脾气虚弱，运化失司，土不生金，肺失宣肃，故见咳嗽、喘息。患儿病程日久，致肺脾气虚之象更为明显。《金匮要略·血痹虚劳病脉证并治第六》："虚劳里急诸不足，黄芪建中汤主之。"《灵枢经·邪气脏腑病形》指出："阴阳形气俱不足，勿取以针，而调以甘药也。"《素问·至真要大论》亦云"劳者温之""损者益之""急者缓之"。黄芪建中汤乃甘温之剂，甘可缓急，温能补虚，正与本证相宜。方中黄芪甘温补气，化生阴阳气血；饴糖温中补虚，缓急止痛；重用白芍敛阴，配以桂枝温阳；炙甘草一味，得白芍则酸甘化阴，缓急止痛，得桂枝则辛甘化阳，温中补虚；生姜走表而助卫阳，大枣入脾而益营阴。若中阳健运，化生气血，灌溉四旁，则虚劳不足诸证可愈。针对小儿肺脾不足的生理特点，运用经方，疗效显著。

（曹国芳　李晓丽整理）

（二）小儿泄泻

1. 清热祛湿治疗小儿泄泻（急性胃肠炎）

张某，女，9 个月零 8 天。初诊日期：2020 年 9 月 2 日。

主　诉：大便次数增多 10 天，加重 2 天。

初　诊：患儿 10 天前无明显诱因出现大便次数增多，日 10 ~ 20 行，稀水样便，伴呕吐，呕吐物为胃内容物，就诊于内蒙古医科大学附属医院，考虑急性胃肠炎、轻度脱水。给予口服蒙脱石散、益生菌、口服补液盐（剂量不详）治疗2天，症状未缓解。就诊于私人门诊，给予口服参苓白术散、六和定中丸治疗，排便次数减少，日1~2行，糊状便。2天前患儿无明显诱因再次出现稀水样便，日7~8行，家属予口服六和定中丸、鸡内金颗粒治疗，症状改善不明显。查体：体温36.7℃，前囟凹陷，大小约1cm×2cm，皮肤弹性可，腹软，心及神经系统查体未见明显阳性体征。辅助检查（2020年9月2日）：血常规提示血红蛋白122 g/L，红细胞4.67×10^{12}/L，白细胞11.46×10^9/L，中性粒细胞百分比27.10%，淋巴细胞百分比61.70%，血小板428×10^9/L，嗜酸性粒细胞绝对值0.7×10^9/L↑，C-反应蛋白<0.5 mg/L。血生化提示尿素2.5 mmol/L，肌酐24.9μmol/L↓，尿酸171μmol/L，二氧化碳结合力21.9 mmol/L↓，钠142 mmol/L，钾4.53 mmol/L，氯108 mmol/L，钙2.55 mmol/L↑，磷1.84 mol/L↑，铁10.39 μmol/L，镁1.06 mmol/L↑。降钙素原0.041 ng/mL。刻下症：大便次数增多，日3行，稀水样便，纳食尚可，夜寐安，小便量可。舌红、苔白，脉滑数，指纹淡紫。

中医诊断：小儿泄泻

　　　　　　湿热证

西医诊断：急性胃肠炎（轻度脱水）

治　　法：清热祛湿

方　　药：葛根芩连汤加减

处　　方：葛根15 g，黄芩6 g，黄连3 g，石榴皮10 g，焦山楂10 g，炒麦芽10 g，炒莱菔子3 g，赤芍6 g，槟榔3 g。2剂，水煎，日1剂，少量多次频服。

二　　诊（2020年9月3日）：患儿大便2次，糊状便，纳食尚可，夜寐安，小便量可。查体：体温36.5 ℃，前囟轻度凹陷，大小约1 cm×2 cm，皮肤弹性可，腹软。心肺及神经系统查体未见明显阳性体征。舌淡红、苔薄白，脉滑。患儿排便次数、便质较前好转，因患儿为混合喂养，嘱患儿母亲清淡饮食、忌食生冷油腻。

按：小儿泄泻是以大便次数增多，粪质稀薄或如水样为特征的一种小儿常见病。西医称泄泻为腹泻，发于婴幼儿者称婴幼儿腹泻。本病以2岁以下的小儿最为多见。虽一年四季均可发生，但以夏秋季节发病率为高，秋冬季节发生的泄泻，容易引起流行。小儿脾常不足，感受外邪，内伤乳食，积滞与湿热之邪蕴结脾胃，下注肠道，传化失司，故泻下稀薄如水样。《伤寒论》第34条："太阳病，桂枝证，医反下之，利遂不止，脉促者，表未解也。喘而汗出者，葛根黄芩黄连汤主之。"本证由伤寒表证未解，邪陷阳明所致，治疗以解表清里、清热祛湿为法。方中葛根辛甘而凉，入脾胃经，既能解表退热，又能升脾胃清阳之气而治下利；黄连、黄芩清热燥湿、厚肠止利；甘草甘缓和中，调和诸药；加焦山楂、炒麦芽、槟榔、莱菔子以消食导滞；石榴皮以涩肠止泻。全方共奏清热祛湿、消食止泻之效。

（曹国芳　史圣华整理）

2. 健脾祛湿治疗小儿泄泻（急性胃肠炎）

舒某，女，8岁。初诊日期：2020年11月11日。

主　　诉：大便次数增多、水样便伴发热2天。

初　　诊：患儿2天前无明显诱因出现大便次数增多，日6~7行，黄绿色水样便，伴呕吐4次，呕吐物为胃内容物，呈非喷射状，发热3次，最高39.4℃，口服退热药，热退，但易反复。查体：体温38.5℃，眼窝凹陷，皮肤弹性差，咽充血，双侧扁桃体无肿大。心脏听诊心律齐，心音可，未闻及病理性杂音。腹软，无压痛及反跳痛。双肺呼吸音清，未闻及干湿啰音。神经系统查体未见明显阳性体征。辅助检查：血常规示白细胞12.53×10^9/L↑，红细胞5.39×10^9/L↑，血红蛋白146.00 g/L，血小板161×10^9/L，中性粒细胞绝对值11.23×10^9/L↑，中性粒细胞百分比89.60%↑，有核细胞总计数12.53×10^9/L↑，C-反应蛋白122.03 mg/L↑。生化示谷草转氨酶31 U/L，尿酸363 μmol/L↑，二氧化碳结合力22.9 mmol/L，乳酸脱氢酶383 U/L↑，肌酸激酶159 U/L，肌酸激酶同工酶53.3 U/L↑，α-羟丁酸脱氢酶297 U/L↑，钠136 mmol/L↓，钾4.60 mmol/L。刻下症：发热，大便次数增多、水样便，纳食不佳，夜寐欠安，小便量少。舌淡红、苔白厚腻，脉滑数。

中医诊断：小儿泄泻

     脾虚湿盛证

西医诊断：1. 急性胃肠炎（中度脱水）　2. 心肌损害

治　　法：健脾祛湿

方　　药：小半夏合五苓散加减

处　　方：法半夏 12 g，生姜 15 g，茯苓 10 g，桂枝 6 g，白术 9 g，泽泻 15 g，猪苓 9 g。2 剂，水煎，日 1 剂，少量多次频服。

二　　诊（2020 年 11 月 13 日）：患儿未再发热，大便成形，日 1 行，精神可，纳食尚可，夜寐安，小便调。患儿既往唇炎病史，调整处方用药，以疏风祛湿为法，拟方如下：肉豆蔻 6 g，广藿香 10 g，葛根 20 g，防风 6 g，赤芍 6 g，陈皮 6 g，升麻 6 g。5 剂，水煎，日 1 剂，早晚分服。嘱患儿清淡饮食、忌食生冷油腻。后复查血常规、C-反应蛋白、心肌酶正常，随诊服药后唇炎明显好转。

按：小儿脏腑娇嫩，脾常不足，易受外邪侵袭而发病。外感风、寒、暑、湿、热邪均可致泻，脾喜燥而恶湿，其他外邪则常与湿邪相合而致泻，故前人有"无湿不成泻"之说。正如《幼幼集成·泄泻证治》云："夫泄泻之本，无不由于脾胃。盖胃为水谷之海，而脾主运化，使脾健胃和，则水谷腐化而为气血以行荣卫。若饮食失节，寒温不调，以致脾胃受伤，则水反为湿，谷反为滞，精华之气不能输化，乃致合污而下降，而泄泻作矣。"脾失升清，湿邪下注肠道，传化失司，故泻下稀薄如水样，该患儿中医辨证为脾虚湿盛证，主要病机为水湿内盛，膀胱气化不利所致。《伤寒论》第 71 条："太阳病，发汗后，大汗出，胃中干，烦躁不得眠，欲得饮水者，少少与饮之，令胃气和则愈。若脉浮、小便不利、微热消渴者，五苓散主之。"在《伤寒论》中原治蓄水证，乃由太阳表邪不解，循经传腑，导致膀胱气化不利，而成太阳经腑同病。治宜健脾祛湿为主，兼以温阳化气之法。方中泽泻以其甘淡，直达肾与膀胱，利水渗湿。茯苓、猪苓之淡渗，增强其利水渗湿之力。白术健脾以运化水湿。《素问·灵兰秘典论》谓："膀胱者，州都之官，津液藏焉，气化则能出矣。"膀胱的气化有赖于阳气的蒸腾，故方中又以桂枝温阳化气以助利水，解表散邪以祛表邪。患儿发病过程中伴有呕吐，故以小半夏汤化痰祛饮、和胃止呕。

（曹国芳　刘晋整理）

3. 温阳健脾治疗小儿泄泻（急性胃肠炎）

李某，男，7个月零14天。初诊日期：2019年12月26日。

主　　诉：大便稀溏、次数增多5天。

初　　诊：5天前无明显诱因出现腹泻，蛋花样稀水便、日5~6行，伴有发热，体温最高38.6℃，家属给予口服退热药（剂量不详），热退后出现呕吐，呈非喷射状，呕吐物为胃内容物，就诊于内蒙古医科大学第一附属医院，诊断为病毒病肠炎，给予静滴阿糖腺苷抗病毒（剂量不详）及补液治疗，并配合口服蒙脱石散、双歧杆菌及口服补液盐，患儿症状改善不明显。查体：体温36.6℃，神清，精神一般，反应可，查体不配合，颈软，瞳孔对光反射灵敏，咽无充血，扁桃体无肿大。双肺呼吸音清，未闻及明显干湿啰音，心音有力，律齐，未闻及明显杂音。腹软，皮肤弹性尚可，神经系统查体未见明显阳性体征。舌淡红，苔薄白，脉细，指纹淡紫。既往史：2019年11月20日因"泌尿系感染"于内蒙古医学院第一附属医院住院，抗感染治疗13天，痊愈。刻下症：大便稀溏，呈蛋花样稀水便、日5~6行，呕吐，呕吐物为胃内容物，饮食不佳，夜寐不安，夜间哭闹，小便可。

中医诊断：小儿泄泻
　　　　　　　脾胃虚寒证

西医诊断：急性胃肠炎（中度脱水）

治　　法：温阳健脾

方　　药：茯苓四逆汤加减

处　方：茯苓20 g，党参6 g，干姜8 g，淡附片^(先煎)15 g，炙甘草10 g，桂枝10 g，炒芡实10 g，桑螵蛸10 g。2剂，水煎，日1剂，少量多次频服。

二　诊（2019年12月28日）：患儿神清，精神可，大便成形，日1行，无呕吐，无发热，无咳嗽，饮食可，夜寐安，小便可。查体：体温36.4 ℃，神清，反应可，颈软，瞳孔对光反射灵敏，咽部无充血，扁桃体无肿大。双肺呼吸音清，未闻及干湿啰音，心音有力，律齐，未闻及明显杂音。腹软，皮肤弹性可。中药予四君子汤以健脾益气为法，调护脾胃。患儿为混合喂养，嘱其母亲忌食生冷油腻。

按：小儿脾胃弱，加之喂养失当，脾胃受损，水谷不化，精微不布，清浊不分，合污而下而致泄泻；脾胃相为表里，脾运化失常，则胃纳失常，而致呕吐、纳食不佳；胃不和则卧不安，见夜寐不安，夜间哭闹。该患儿中医辨证为脾胃虚寒证，脾肾阳虚可导致脾胃运化功能失调而发生泄泻。轻者治疗得当，预后良好。重者泄下过度，易见气阴两伤，甚至阴竭阳脱。久泻迁延不愈者，则易转为疳证或出现慢惊风。所以，对于小儿泄泻必须积极治疗，防止并发症。中医治疗时以温阳健脾为法，茯苓四逆汤由四逆汤加茯苓、人参而成，为温阳利水、扶正救逆之剂。方以四逆汤为主，回阳救逆，加人参而益气生津、扶正固本，俾心、肾、脾三阳得回而本固，阳复则阴生也。茯苓重用，甘淡健脾渗湿，使寒湿之邪得姜附之温阳而从小便利之；且参苓相配，益气健脾，又土以制水也；茯苓并能安神，定魂魄，除烦而宁心也。加桂枝以助附子、干姜温阳之力；炒芡实、桑螵蛸以固涩止泻，以防阳气外泄，出现虚脱之证。

（曹国芳　刘晋整理）

（三）小儿腹痛

1. 健脾益气，散寒止痛治疗小儿腹痛（功能性腹痛）

陈某，男，3岁。初诊日期：2019年9月24日。

主　　诉：腹部隐痛反复发作1个月，加重伴恶心3天。

初　　诊：患儿1个月前无明显诱因出现腹部隐隐疼痛，时作时止，以脐周为著，饭后明显，家属予间断口服藿香正气水、香砂平胃丸、山楂丸（剂量不详）治疗，症状有所缓解。3天前患儿无明显诱因脐周疼痛较前加重，伴有恶心、纳食不佳。查体：体温36.4℃，精神尚可，咽部无充血，扁桃体无肿大。双肺呼吸音清，未闻及明显干湿啰音，心音有力，律齐，未闻及明显杂音。腹软，脐周压痛，无反跳痛，神经系统查体未见明显阳性体征。刻下症：腹部隐痛，时作时止，喜温喜按，恶心，纳差，夜寐安，二便调。舌淡红、苔薄白，脉沉细。

中医诊断：小儿腹痛

　　　　　　脾胃虚寒证

西医诊断：功能性腹痛

治　　法：健脾益气，散寒止痛

方　　药：六君子汤加减

处　　方：法半夏12 g，陈皮6 g，党参6 g，白术10，茯苓10 g，炙甘草6 g，生姜15 g，炒鸡内金15 g，花椒3 g。5剂，水煎，日1剂，早晚分服。嘱患儿清淡饮食、忌食生冷油腻。后随诊服药后腹痛明显减轻，无恶心，纳食较前好转。

按：腹痛是指胃脘以下，耻骨毛际以上部位发生疼痛的一种脾胃肠病证。多种原因导致的脏腑气机不利、经脉气血阻滞、脏腑经络失养，皆可引起腹痛。腹痛为临床常见的病证，四季皆可发生。《黄帝内经》已提出寒邪、热邪客于肠胃可引起腹痛，如《素问·举痛论》曰："寒气客于肠胃之间，膜原之下，血不得散，小络引急，故痛……热气留于小肠，肠中痛，瘅热焦渴，则坚干不得出，故痛而闭不通矣。"并提出腹痛的发生与脾、胃、大小肠等脏腑有关。《金匮要略·腹满寒疝宿食病脉证治第十》谓："病者腹满，按之不痛为虚，痛者为实，可下之。舌黄未下者，下之黄自去。"因此，腹痛的病因病机也比较复杂。凡外邪入侵，饮食所伤，情志失调，跌仆损伤，以及气血不足、阳气虚弱等原因，引起腹部脏腑气机不利，经脉气血阻滞，脏腑经络失养，均可发生腹痛。该患儿素体脾阳虚弱，寒湿内停，致气机不畅，故见腹部隐痛，时作时止；阳气不足，温煦失职，故喜温喜按；脾虚失运则水湿上泛，故见恶心、纳差。中医辨证属脾胃虚寒证。六君子汤以四君子汤加陈皮、半夏而成，以益气健脾之品配伍燥湿化痰之药，补泻兼施，标本兼治。方中以四君子汤益气健脾，脾气健运则气行湿化，以杜生痰之源；重用白术，较四君子汤燥湿化痰之力益胜；半夏辛温而燥，为化湿痰之要药，并善降逆和胃止呕；陈皮既可调理气机以除胸脘痞闷，又能止呕以降胃气还能燥湿化痰以消湿聚之痰，加生姜、花椒以温胃散寒；炒鸡内金以健脾消食，全方共奏健脾益气、散寒止痛之效。

（曹国芳　史圣华整理）

2. 健脾消食，和胃止痛治疗腹痛（腹痛待查）

杨某，女，14 岁。初诊日期：2020 年 1 月 15 日。

主　　诉：上腹部疼痛 1 周。

初　　诊：患儿 1 周前无明显诱因出现上腹部疼痛，呈阵发性胀痛，伴恶心、呕吐，呈非喷射状，呕吐物为胃内容物，于社区门诊口服中药治疗（具体药物及剂量不详），症状改善不明显。查体：神清，发育不良，营养中等，咽无充血，扁桃体无肿大，双肺呼吸音清，未闻及干湿啰音，心脏听诊示心率 85 次/分，心律齐，未闻及杂音。腹软，上腹部压痛（＋），无反跳痛。神经系统查体未见明显阳性体征。既往史：患儿先天性室缺，于 2 岁时行室缺修补术。2017 年患儿行左侧鼻息肉切除术。刻下症：上腹部胀痛，不欲饮食，消瘦，无腹泻，夜寐可，大便干，2 日 1 行，小便可。舌淡，苔白厚腻，脉沉滑。

中医诊断：腹痛

　　　　　　脾虚食积证

西医诊断：腹痛原因待查

治　　法：健脾消食，和胃止痛

方　　药：保和丸加减

处　　方：法半夏12 g，陈皮6 g，茯苓20 g，炙甘草6 g，焦山楂12 g，炒麦芽12 g，焦神曲12 g，炒鸡内金10 g，莱菔子10 g，连翘6 g，豆蔻6 g，广藿香10 g，砂仁6 g。5剂，水煎，日1剂，早晚分服。嘱患儿清淡饮食、忌食生冷油腻。

二　　诊（2020年1月15日）：上腹部胀痛明显减轻，食欲渐好，消瘦，无腹泻，夜寐可，大便干，2日1行，小便可。首方去豆蔻、广藿香，加厚朴10 g、白术15 g。7剂，水煎，日1剂，早晚分服。后随诊服药后无腹胀腹痛，食欲好转，大便日1行，稍干，嘱患儿适当活动，饮食均衡。

按：《诸病源候论·小儿杂病诸侯·宿食不消候》云："宿食不消，由脏气虚弱，寒气在脾胃之间，故使谷不化也。宿谷未消，新谷又入，脾气既弱，故不能磨之。"患儿平素脾虚不运，日久形成积滞，气机不畅则见腹痛；积久化热，热耗气血津液，故见形体消瘦；脾虚则水谷运化吸收不足，故见不欲饮食，纳食不佳；大肠传导失司，故见大便干；结合舌质淡、苔白厚腻，脉沉滑，四诊合参，中医辨证为脾胃食积证，其病机为饮食停滞，气机受阻，胃气不和。治宜健脾消食，和胃止痛。方中山楂消一切食积，尤善消肉食油腻之积；神曲消食健脾，善消酒食陈腐之积；莱菔子消食下气，善消谷面痰气之积；半夏、陈皮行气化滞，和胃止呕，消除食阻气机之证；食积内停，易生湿化热，故配茯苓健脾祛湿，和中止泻；连翘清热散结；加豆蔻、广藿香、砂仁以行气化湿。诸药合用，使食积得化，胃气得和。

（曹国芳　李晓丽整理）

（四）小儿抽动症

1. 疏肝健脾，清心祛风治疗小儿慢惊风（抽动障碍）

王某，男，6岁。初诊日期：2020年10月3日。

主　　诉：间断眨眼、清咽2月余，加重3天。

初　　诊：患儿2个月前无明显诱因出现频繁眨眼、吭吭清咽，就诊于内蒙古自治区妇幼保健院，诊断为抽动症。给予推拿、经颅电磁疗等治疗，症状有所缓解，但情绪波动、精神紧张时病情反复。3天前患儿生气后眨眼、清咽较前明显，为求中医治疗，遂来就诊。既往史：既往湿疹病史半年。查体：神清，精神可，咽部无充血，双侧扁桃体Ⅰ度肿大，心肺、腹部及神经系统查体未见明显阳性体征。刻下症：眨眼、清咽，烦躁易怒，纳食不佳，夜寐可，大便偏干，日1行，小便可。舌淡红、苔薄白，脉沉滑。

中医诊断：慢惊风

　　　　　　脾虚肝旺证

西医诊断：抽动障碍

治　　法：疏肝健脾，清心祛风

方　　药：柴胡加龙骨牡蛎汤加减

处　　方：柴胡10 g，黄芩10 g，半夏10 g，党参6 g，生姜10 g，大枣15 g，茯苓10 g，桂枝6 g，煅龙骨^{先煎}15 g，煅牡蛎^{先煎}15 g，酒大黄^{后下}3 g，紫苏梗10 g，钩藤10 g，莲子心10 g。7剂，水煎，日1剂，早晚分服。

二　　诊（2020年10月13日）：眨眼、清咽较前减少，烦躁易怒、纳食好转，夜寐可，大便偏干，日1行，小便可。首方酒大黄改为6 g，加厚朴10 g、白术15 g。7剂，水煎，日1剂，早晚分服。后随诊服药后无明显眨眼，偶有清咽，纳食可，大便调。嘱患儿适当活动，避免情绪刺激。

按：小儿多动症又称抽动秽语综合征或多发性抽动症，好发于儿童，临床表现以突然的、不自主的、重复的肌肉抽动为主，如眨眼、皱眉、点头、噘嘴、耸肩、踢腿、咳嗽、喊叫，甚至秽语骂人等。小儿脏腑娇嫩，形气未充，脾常不足，心肝有余，阴津亦常不足，故患病易化热、化风，多表现出躁动不安的症状。患儿以眨眼、清咽为主要表现，如《小儿药证直诀·肝有风甚》所言："风病或新或久，皆引肝风，风动而止于头目，目属肝，肝风入于目，上下左右如风吹，不轻不重，儿不能任，故目连劄也。"患儿素体脾虚，土虚木旺，肝风内动，临床以柴胡加龙骨牡蛎汤治疗本病，以疏肝健脾。《伤寒论》第107条曰："伤寒八九日，下之，胸满烦惊，小便不利，谵语，一身尽重，不可转侧者，柴胡加龙骨牡蛎汤主之。"方中柴胡、桂枝、黄芩和里解外，以治寒热往来、身重；煅龙骨、煅牡蛎重镇安神，以治烦躁惊狂；半夏、生姜和胃降逆；大黄泻里热、和胃气；茯苓安心神、利小便；党参、大枣益气养营、扶正祛邪；酌加钩藤以息风止痉、莲子心以清心经之热。预防调护上嘱家长多关心包容患儿，使患儿身心得以放松，避免情绪波动，以防病情反复。

（曹国芳　史圣华整理）

2. 健脾益气，祛风止动治疗小儿慢惊风（抽动障碍）

李某，男，4岁。初诊日期：2020年4月29日。

主　　诉：吭吭清咽1个月。

初　　诊：患儿1个月前无明显诱因出现吭吭清咽，偶入睡后四肢抽动，就诊于当地社区门诊，给予口服"射干利咽口服液、罗红霉素分散片"（剂量不详）治疗，症状改善不明显。查体：神清，精神可，咽部无充血，双侧扁桃体无肿大，心肺、腹部及神经系统查体未见明显阳性体征。刻下症：吭吭清咽，入睡后四肢抽动，脐周疼痛，纳食可，夜寐尚可，大便偏干，2日1行，小便调。舌淡红、苔白、花剥苔，脉沉弱。

中医诊断：慢惊风

　　　　　脾胃虚弱证

西医诊断：抽动障碍

治　　法：健脾益气，祛风止动

方　　药：黄芪建中加龙骨牡蛎汤加减

处　　方：黄芪15 g，桂枝6 g，赤芍12 g，炙甘草6 g，生姜15 g，大枣15 g，饴糖15 g，煅龙骨^{先煎}15 g，煅牡蛎^{先煎}15 g，徐长卿10 g，制白附子10 g，白术20 g，火麻仁15 g。7剂，水煎，日1剂，早晚分服。

二　诊（2020年10月13日）：吭吭清咽明显减少，入睡后偶有四肢抽动，脐周疼痛不明显，纳食可，夜寐尚可，大便偏干，日1行，小便调。首方加郁金10 g，佛手10 g，酒乌梢蛇6 g，法半夏10 g，紫苏子10 g，厚朴10 g，茯苓10 g。7剂，水煎，日1剂，早晚分服。后随诊服药后无清咽，入睡后偶四肢抽动，脐周疼痛未发作。嘱患儿适当活动，忌食生冷油腻。

按：临床上可将惊风的症状归纳为八候，即"搐、搦、颤、掣、反、引、窜、视"。八候的出现，表示惊风正在发作。但惊风发作时，不一定八候全部出现。由于惊风的发病有急有缓，证候表现有虚有实、有寒有热，故临证常将惊风分为急惊风和慢惊风。凡起病急暴，属阳属实者，统称急惊风；凡病势缓慢，属阴属虚者，统称慢惊风。患儿起病缓、病程长，为慢惊风之表现。小儿脾常不足，脾胃虚弱，则肝木克伐脾土，肝旺生风，风善行而数变，上扰咽喉，致咽喉不利，故见吭吭清咽；脾主四肢肌肉，脾虚则肝风走窜，故见四肢抽动；脾胃虚弱则中焦运化不畅，故见脐周疼痛；脾虚失运，大肠传导失司，则大便偏干。中医辨为脾胃虚弱证，黄芪建中汤甘温补虚，加煅龙骨、煅牡蛎以重镇安神；徐长卿、制白附子以祛风止痉；白术、火麻仁以健脾通便。二诊时加郁金、佛手、紫苏子等以理气化痰，加乌梢蛇以祛风解痉。

（曹国芳　莫日根整理）

（五）小儿遗尿病

1. 温肾化气治疗小儿遗尿（尿失禁）

杨某，女，6岁。初诊日期：2020年3月26日。

主　诉：小便自遗反复发作3年，加重7天。

初　诊：患儿3年前无明显诱因小便自遗反复发作，昼夜均有发生，多春季加重，家属未重视，未予治疗。7天前患儿受凉后上症加重，遂就诊于内蒙古医科大学附属医院泌尿外科，行相关检查（家属未提供详细检查报告），考虑细菌感染，予口服抗生素治疗，效果不明显。查体：神清，精神可，咽稍充血，双侧扁桃体Ⅰ度肿大，腹软，无压痛及反跳痛，肾区无叩击痛。既往史：患儿为35W+2早产儿。刻下症：小便自遗，不分昼夜，无发热，无尿频、尿急、尿痛，无浮肿，纳食可，夜寐欠安，大便偏干，2日1行。舌淡红、苔薄白，脉沉弱。

中医诊断：小儿遗尿

肾阳亏虚证

西医诊断：尿失禁

治　　法：温肾化气

方　　药：肾气丸加减

处　　方：淡附片^{先煎}3 g，肉桂3 g，熟地黄12 g，酒萸肉12 g，泽泻9 g，茯苓9 g，牡丹皮9 g，麸炒芡实10 g，金樱子肉10 g，盐益智仁10 g。7剂，水煎，日1剂，早晚分服。

二　　诊（2020年4月6日）：小便自遗白天减少，夜间2~3行/日，纳食可，夜寐欠安，大便偏干，2日1行。首方加黄芪10 g、升麻6 g、柴胡6 g。7剂，水煎，日1剂，早晚分服。

三　　诊（2020年4月13日）：小便自遗白天正常，夜间1~2行/日，纳食可，夜寐安，大便偏干，日1行。二诊方加禹余粮^{先煎}10 g。7剂，水煎，日1剂，早晚分服。

四　　诊（2020年4月21日）：小便自遗白天正常，夜间偶有遗尿1次，纳寐可，大便偏干，日1行。继服三诊方7剂，水煎，日1剂，早晚分服。

按：遗尿是指3岁以上的小儿不能自主控制排尿，经常睡中小便自遗，醒后方觉的一种病证。婴幼儿时期，由于形体发育未全，脏腑娇嫩，"肾常虚"，智力未全，排尿的自控能力尚未形成；学龄儿童也常因白天游戏玩耍过度，夜晚熟睡不醒，偶然发生遗尿者，均非病态。年龄超过3岁，特别是5岁以上的儿童，睡中经常遗尿，轻者数日一次，重者可一夜数次，则为病态，方称遗尿症。本病发病男孩高于女孩,部分有明显的家族史。病程较长,或反复发作,重症病例白天睡眠也会发生遗尿,严重者产生自卑感,影响身心健康和生长发育。患儿为早产儿,先天禀赋不足,后天喂养不当,受凉后出现小便失禁。脾为后天,肾为先天,职司二便,膀胱主藏尿液,与肾相表里。尿液能贮藏于膀胱而不漏泄,需靠肾气的固摄,肾气不足,导致下焦虚寒,气化功能失调,闭藏失司,不能约束水道而遗尿。正如《素问·宣明五气》所言:"膀胱不利为癃,不约为遗溺。"小便多,大便故偏干。中医辨为脾肾两虚证,而诸症皆由肾阳不足,温煦无能,气化失司,水液代谢失常而致,治宜补肾助阳,"益火之源,以消阴翳",辅以化气利水。方中附子大辛大热,温阳补火,肉桂辛甘而温,温通阳气,二药相合,补肾阳,助气化;肾为水火之脏,内舍真阴真阳,阳气无阴则不化,"善补阳者,必于阴中求阳,则阳得阴助,而生化无穷",故用熟地黄滋阴补肾生精,配伍酒萸肉补肝养脾益精,阴生则阳长;泽泻、茯苓利水渗湿,配桂枝又善温化痰饮;牡丹皮活血散瘀;加炒芡实、金樱子肉、益智仁等以固精缩尿。诸药合用,助阳之弱以化水,滋阴之虚以生气,使肾阳振奋,气化复常。二诊加黄芪、升麻、柴胡以益气升阳。三诊加禹余粮以固精缩尿。

(曹国芳 刘晋整理)

2. 温肾健脾治疗小儿遗尿(遗尿)

白某,男,8岁。初诊日期:2020年5月4日。

主 诉:间断夜间小便自遗3月余,加重半月。

初 诊:患儿3个月前无明显诱因出现夜间小便自遗,2~3日1行,就诊于当地社区门诊予小儿推拿治疗,病情有所缓解。半月前患儿受凉后上述症状加重,每日夜间出现小便自遗,于社区门诊推拿治疗,症状未见改善。查体:神清,精神可,咽稍充血,双侧扁桃体Ⅰ度肿大,腹软,无压痛及反跳痛,肾区无叩击痛。辅助检查:腰椎MRI平扫未见异常,骶1隐性裂。刻下症:夜间小便自遗,日1行,无尿频、尿急、尿痛,无浮肿,纳寐可,大便调。舌淡红、苔白厚，脉沉滑。

中医诊断：小儿遗尿

　　　　　　脾肾两虚证

西医诊断：遗尿

治　　法：温肾健脾

方　　药：桂枝甘草龙骨牡蛎汤加减

处　　方：桂枝20 g，煅龙骨^{先煎}15 g，煅牡蛎^{先煎}15 g，益智仁10 g，山药10 g，乌药10 g，桑螵蛸10 g，金樱子10 g，炒芡实10 g，郁李仁10 g，禹余粮^{先煎}10 g，炙甘草10 g。7剂，水煎，日1剂，早晚分服。

二　　诊（2020年5月14日）：患儿夜间小便自遗，2日1行，纳食可，夜寐安，大便调。舌淡红、苔白，脉沉滑。首方加菟丝子15 g、巴戟天10 g、黄芪12 g、北柴胡10 g、升麻10 g。7剂，水煎，日1剂，早晚分服。

三　　诊（2020年5月22日）：患儿夜间小便自遗，2~3日1行，尿量较前减少，纳食可，夜寐安，大便调。舌淡红、苔白，脉沉滑。二诊方加茯苓10 g、白术10 g。7剂，水煎，日1剂，早晚分服。后随诊服药后患儿劳累偶有夜间小便自遗1次，其他无殊。嘱患儿忌食生冷油腻。

按：《素问·经脉别论》云："饮入于胃，游溢精气，上输于脾，脾气散精，上归于肺，通调水道，下输膀胱，水精四布，五经并行。"说明了饮食入胃，经消化后，其中精微散布到脾，由脾上输于肺，通过肺的宣发肃降，使水道通畅，而体内多余的水分，则下输至膀胱成为尿，排出体外，这是水液代谢的过程。《素问·灵兰秘典论》云："膀胱者，州都之官，津液藏焉，气化则能出矣。"又云，"三焦者，决渎之官，水道出焉。"且肾主水，与膀胱互为表里，膀胱的气化有赖于肾气充足温煦。由此可见，尿液的生成与排泄，与肺、脾、肾、三焦、膀胱有着密切关系。遗尿的发病机制虽主要在膀胱失于约束，然与肺、脾、肾功能失调，以及三焦气化失司都有关系。遗尿的文献记载最早见于《黄帝内经》，如《灵枢经·九针》："膀胱不约为遗溺。"明确指出遗尿是由于膀胱不能约束所致。《诸病源候论·小儿杂病诸候》亦云：

"遗尿者，此由膀胱虚冷，不能约于水故也。"以后历代医家多有阐述。现代医学通过 X 线诊断，发现某些顽固性遗尿的患儿与隐性脊柱裂有关，这类患儿治疗困难。该患儿检查示隐性脊柱裂，但从中医角度分析，患儿是由后天喂养不当，损伤脾胃所致，病程日久以致脾肾亏虚，气化功能失调，闭藏失司，不能约束水道而出现遗尿。治宜温肾健脾，方以桂枝辛甘而温，既温振心阳，为温心通阳之要药，又温通血脉以畅血行；炙甘草一则补心气，合桂枝辛甘化阳，温补并行，二则健脾气、资中焦，使气血生化有源；煅龙骨、煅牡蛎重镇潜敛，安神定悸，令神志安静；加桑螵蛸、金樱子、炒芡实等固精缩尿之品，使阳气得复，心神得安，血行得畅。二诊时加黄芪、升麻等意在补脾益气、升提阳气。

（曹国芳　李晓丽整理）

（六）小儿便秘

1. 温阳健脾治疗小儿便秘（肠消化不良）

王某，女，6 岁。初诊日期：2020 年 7 月 17 日。

主　　诉：间断大便干燥、排便困难 1 年，加重 3 个月。

初　　诊：患儿 1 年前无明显诱因出现大便干燥、排便困难，4～5 日 1 行，就诊于我院门诊，给予口服中药治疗（具体药物及剂量），排便较前好转，1～2 日 1 行。后病情反复，家属予口服鸡内金、双歧杆菌片（剂量不详）治疗，大便 2～3 日 1 行。3 个月前患儿无明显诱因上述症状较前加重，大便 6～7 日 1 行，排便困难。查体：神清，精神可，咽无充血，双侧扁桃体Ⅰ度肿大，腹软，无压痛及反跳痛。刻下症：大便干燥，排便困难，6～7 日 1 行，无腹痛、呕吐，偶有腹胀，纳食不佳，夜寐欠安，小便可。舌淡红、苔白厚腻，脉沉滑。

中医诊断：便秘

　　　　　　脾阳不足证

西医诊断：肠消化不良

治　　法：温阳健脾

方　　药：附子白术汤加减

处　　方：白术20 g，淡附片^{先煎}9 g，生姜12 g，大枣15 g，炙甘草6 g，炒枳实10 g，厚朴15 g，炒火麻仁15 g，当归6 g。7剂，水煎，日1剂，早晚分服。

二　　诊（2020年7月25日）：大便偏干，2~3日1行，无腹胀，纳食好转，夜寐尚可，小便可。首方加生地黄10 g、黄芪10 g、升麻10 g。7剂，水煎，日1剂，早晚分服。

三　　诊（2020年8月4日）：大便偏干，2日1行，无腹胀，纳食可，夜寐安，小便可。继服二诊方7剂，水煎，日1剂，早晚分服。

后随诊服药后患儿大便2日1行，纳食明显好转，其他无殊。嘱患儿适当活动，均衡饮食，忌食生冷油腻。

按：便秘是指由于大肠传导功能失常导致的以大便排出困难，排便时间或排便间隔时间延长为临床特征的一种大肠病证。《黄帝内经》中已经认识到便秘与脾胃受寒有关，如《素问·厥论》曰："太阴之厥，则腹满䐜胀，后不利。"李东垣强调饮食劳逸与便秘的关系，并指出治疗便秘不可妄用泻药，如《兰室秘藏·大便结燥门》谓："若饥饱失节，劳役过度，损伤胃气，及食辛热厚味之物，而助火邪，伏于血中，耗散真阴，津液亏少，故大便结燥。"患儿素体脾胃虚弱，运化失司，不能为胃行其津液，以致升降失常，故见大便干燥、排便困难；中焦气机不畅，故见腹胀。治宜温阳健脾，以附子白术汤加减。《伤寒论》第174条云："伤寒八九日，风湿相搏，身体烦疼，不能自转侧，不呕不渴，脉浮虚而涩者，桂枝附子汤主之。若大便坚，小便自利者，去桂加白术汤主之。"附子可以温中；生姜能够散寒、蠲饮、降逆；白术、炙甘草、大枣则健脾和中；加枳实、厚朴以行气导滞；当归、火麻仁以养血通便。二诊时加黄芪、升麻以益气健脾，达到升清阳以降浊之目的。

（曹国芳　莫日根整理）

（七）小儿紫癜

1. 清热祛湿，凉血止血治疗小儿紫癜（过敏性紫癜混合型）

张某，女，6岁。初诊日期：2020年9月3日。

主　　诉：四肢皮肤瘀点、瘀斑，伴腹痛1周，加重2天。

初　　诊：患儿1周前无明显诱因出现腹痛，脐周为著，家属予口服头孢类药物（具体用药及剂量不详）治疗，腹痛未见缓解，并见面部发红、双下肢鲜红色瘀点，呕吐胃内容物，遂就诊于我科门诊。血常规示：白细胞9.66×10^9/L，红细胞4.66×10^{12}/L，血红蛋白134 g/L，血小板432×10^9/L，中性粒细胞百分比64.60%，淋巴细胞百分比29.90%，C－反应蛋白0.74 mg/L。尿常规示：红细胞1个/μL，异常红细胞（%）100%，尿蛋白（＋），酮体（＋＋＋）。血肾功示：尿素4.1 mmol/L，肌酐35.2 μmol/L，尿酸603 μmol/L，二氧化碳结合力19.3 mmol/L。肠系膜淋巴结彩超示：肠系膜多发淋巴结探及，部分稍大，请结合临床。腹部彩超示：肝、胆、胰、脾超声未见明显异常信号。给予口服中药颗粒治疗，腹痛、双下肢瘀点有所缓解。2天前患儿无明显诱因双下肢皮肤再次出现瘀点、瘀斑，由足背延伸到大腿、臀部，同时双上肢皮肤出现瘀点，并伴有右侧肘关节肿痛，遂来就诊。查体：体温36.3 ℃，四肢及臀部皮肤散在瘀点、瘀斑，色红、压之不褪色，咽部稍充血，腹软，无压痛及反跳痛。右侧肘关节红肿，无压痛。心肺及神经系统查体未见明显异常。刻下症：四肢及臀部皮肤散在瘀点、瘀斑，色鲜红、压之不褪色，腹痛，右侧肘关节肿痛，无发热、腹泻，纳食不佳，大便偏干，小便可。舌红、苔白厚，脉滑数。

中医诊断：小儿紫癜

　　　　　　湿热内蕴证

西医诊断：过敏性紫癜（混合型）

治　　法：清热祛湿，凉血止血

方　　药：麻黄连翘赤小豆汤加减

处　　方：麻黄^{先煎}6 g，杏仁10 g，连翘10 g，赤小豆20 g，桑白皮10 g，大枣15 g，生姜12 g，甘草3 g，茜草10 g，血余炭10 g，大蓟10 g，小蓟10 g，炒白芍15 g，金银花10 g，牡丹皮10 g，当归6 g，牛膝10 g，桑枝10 g，忍冬藤15 g，芦根10 g，白茅根10 g。5剂，水煎，日1剂，早晚饭后温服。

二　　诊（2020年9月8日）：精神可，皮肤紫癜消退，无腹痛，无关节痛，纳食可，大便偏干，小便可。舌红、苔白，脉滑。予保和丸口服1周以健脾消积、调和脾胃。嘱清淡饮食，适当活动。1个月后随访，患儿紫癜未反复，纳食可，二便调，余无不适。

按：过敏性紫癜是儿童时期最常见的血管炎之一，以非血小板减少性紫癜、关节炎或关节痛、腹痛、胃肠道出血及肾炎为主要临床表现。其发病机制尚不明确，多与遗传、感染、食物、药物、花粉致敏等因素有关，使敏感的机体产生变态反应。本病好发于春秋季节，多急性起病，多数患儿发病前有上呼吸道感染病史。西医治疗主要采取支持治疗（保持营养、电解质平衡）和对症治疗（抗过敏、糖皮质激素等），有明显疗效，但副作用大，病情容易反复。中医通过辨证论治，给予口服中药汤剂常可取得显著疗效，且不易复发。中医典籍中无"过敏性紫癜"病名，但根据其临床特点，中医学将其归属于"发斑""紫癜风""葡萄疫"等范畴。小儿脏腑娇嫩，形气未充，肺常不足，易感外邪；肺主皮毛，肺卫不固，风湿之邪侵袭肌表，致气血瘀滞、经络不通，风热入里化热，湿热内蕴，发于肌肤，而成紫癜。患儿虽没有明显的外感表现，但见关节肿痛，舌红、苔白厚，脉滑数，可见有湿热内蕴之征。针对小儿过敏性紫癜属湿热内蕴证，应用麻黄连翘赤小豆汤取得良好效果。《伤寒论》第262条曰："伤寒，热瘀在里，身必黄。麻黄连翘赤小豆汤主之。"麻黄、杏仁、生姜意在辛温宣发、解表散邪；连翘、桑白皮、赤小豆旨在苦寒清热解毒；甘草、大枣甘平和中；另加茜草、大小蓟等凉血止血之品，共奏清热祛湿、凉血止血之效。

（曹国芳　莫日根整理）

2. 疏风清热，凉血止血治疗小儿紫癜（单纯性紫癜）

吕某，男，11岁。初诊日期：2019年12月24日。

主　　诉：双下肢皮肤散在红色瘀斑、瘀点1天。

初　　诊：患儿1天前感受风寒，夜间无明显诱因双下肢皮肤出现散在瘀斑、瘀点，大小不一，最大直径约3 mm，双侧对称分布，不凸出皮肤，压之不褪色，无瘙痒，伴双下肢肿胀疼痛，就诊于内蒙古自治区妇幼保健院。血常规：白细胞15.72×10^9/L，淋巴细胞数4.48×10^9/L，单核细胞数0.82×10^9/L，中性粒细胞数10.23×10^9/L，血小板402×10^9/L，C-反应蛋白6.19 mg/L。为求中医治疗，遂来就诊。查体：双下肢皮肤散在红色瘀斑、瘀点，大小不一，最大直径约3 mm，双侧对称分布，不凸出皮肤，压之不褪色，口唇红润，双侧扁桃体Ⅱ度肿大，咽部充血，双下肢肿胀，肌张力偏高，四肢肌力正常，膝腱反射、跟腱反射对称存在，巴氏征、查多克征等病理征未引出。刻下症：双下肢皮肤散在红色瘀斑、瘀点，大小不一，双侧对称分布，不凸出皮肤，压之不褪色，无发热、咽痛、鼻出血、呕血、便血、恶心、腹痛腹泻、关节痛等症状，双下肢肿胀疼痛，活动受限，纳食可，夜寐可，二便调。舌红、苔薄白，脉滑数。

中医诊断：紫癜

　　　　　　风热伤络证

西医诊断：单纯性紫癜

治　　法：疏风清热，凉血止血

方　　药：银翘散加减

处　　方：金银花12 g，连翘10 g，薄荷^{后下}6 g，炒牛蒡子10 g，荆芥10 g，防风10 g，黄芩6 g，升麻6 g，玄参10 g，当归10 g，赤芍10 g，茜草10 g，紫草10 g，白芍10 g，炙甘草6 g。5剂，水煎，日1剂，早晚饭后温服。

二　　诊（2019年12月30日）：患儿双下肢瘀斑、瘀点消退，双下肢肿胀疼痛明显减轻，活动不受限，纳食可，夜寐可，二便调。调整用药处方，以益气健脾为法，以六君子汤调和脾胃。嘱患儿忌食海鲜、羊肉、生冷油腻，后随访患儿紫癜未反复。

按： 紫癜以病在血分为主，有虚实之分。外因为外感风热之邪，湿热夹毒蕴阻于肌表血分，迫血妄行，外溢皮肤孔窍，以实证为主。内因为素体心脾气血不足，肾阴亏损，虚火上炎，血不归经所致，以虚证为主。由于小儿稚阴稚阳，气血未充，卫外不固，外感时令之邪，六气皆从火化，蕴郁于皮毛肌肉之间。风热之邪与气血相搏，热伤血络，迫血妄行，溢于脉外，渗于皮下，发为紫癜。邪重者，还可伤其阴络，出现便血、尿血等。若血热妄行，瘀积肠络，可致剧烈腹痛。夹湿流注关节，则见局部肿痛，屈伸不利。患儿感受风寒之邪，入里化热，热伤血络，故见红色瘀斑、瘀点；外邪束表，肌表不利，气机不畅则见双下肢肿胀疼痛。中医辨为风热伤络证，以银翘散加减，方用连翘、金银花既有辛凉解表、清热解毒的作用，又有芳香辟秽的功效；薄荷、牛蒡子可以疏散风热、清利头目，且可解毒利咽；荆芥有发散解表之功，虽为辛温之品，但辛而不烈，温而不燥；炙甘草和诸药；另加茜草、紫草等凉血止血之品，共奏清热祛湿、凉血止血之效。患儿双下肢肿胀疼痛、活动受限，加芍药甘草汤以缓急止痛。二诊时以六君子汤调和脾胃，脾胃强健则气血充足，防止疾病反复。

（曹国芳　史圣华整理）

第十章 皮肤病

一、概述

皮肤，身体之表也。如《杂病源流犀烛》所述："皮也者，所以包涵肌肉，防卫筋骨者也。"可见，中医学对皮肤的结构和功能已经有了较清楚的认识。中医学认为，"五体"即皮、肉、筋、骨、脉。皮即指皮肤，它被覆在体表，通过经络与内在脏腑相联系，并同脏腑在生理、病理上有密切联系。同时，作为"五体"的一部分，皮肤在结构和功能上有其相对的独立性，覆盖于体表的皮包括皮肤、腠理、汗孔、毛发、爪甲等部分。皮肤是人体最外层的器官，也是外邪侵袭人体的第一道屏障，皮肤、腠理覆于表，卫气贯其中，卫气强则腠理密、肌肤紧，外邪不易侵入；卫气弱则腠理疏、毛孔开，邪气乘虚而入，导致疾病的发生。人体阴阳平衡，则生理功能正常，皮肤、腠理、毛孔亦起着重要作用，热蕴于肌肤，则腠理疏、汗孔开，同时热郁肌肤，灼津为汗，热随汗出；相反，寒袭肌表，则腠理密、汗孔闭，卫气得以温煦肌表，从而保证机体阴阳得以平衡。肺合皮毛，主呼吸，所以毛孔的开阖亦有助于肺气的升降和宣泄。中医学把汗孔称作"气门"，即汗孔不仅排泄由津液所化之汗液，实际上也随着肺的宣发肃降进行着体内的气体交换，所以唐容川在《中西汇通医经精义》中指出皮毛亦有宣肺气的作用。气血是维持皮肤正常生理功能的基础，气是构成人体和维持人体生命活动的最基本物质，也是脏腑功能活动的能力，包括元气、宗气、营气、卫气等四种，其生理功能是固表、充身、泽毛。血是脉管内流动着的红色液体，源于先天之精和后天食物之精华，有润肤、濡毛、泽甲之功。人体是一个整体，皮肤的生理和病理变化与五脏、六腑紧密联系，故《洞天奥质》指出："有诸中必观于外……况疮疡之毒，皆生脏腑。"皮肤与肺关系密切，《素问》曰"肺主皮毛"，主要表现在肺输布津气，营养肌肤。《素问·经脉别论》曰："食气入胃，浊气归心，淫精于脉，脉气流经，经气归于肺，肺朝百脉，输精于皮毛。"由于肺的输布、精的濡养，毛发肌肤才得以润泽。卫气的运行，赖于肺的宣发。卫气可温养肌肤，抵御外邪，调节毛孔的开阖。皮肤感邪，常传于肺。心主血脉，其华在面，血液在心气的推动之下，通过经脉运行于周身皮肤，皮肤得到血液的营养，才能保持其润泽柔韧。心气亏、心血不足则肌肤失养，心气旺盛则面色光泽红润，心气不足则面色㿠白无华，心血瘀阻则面色晦暗。"诸痛痒疮，皆属于心"，皮肤脉络失疏则痛，皮肤脉络血液不充则痒。脾主运化，主肌肉，为后天之本，气血生化之源，脾气健运、气血充足则肤韧肌坚。脾主湿而恶湿，脾气健运，水湿化为津液，输布正常，肌肤润泽。脾统血，脾气充盛统摄有权，血不溢出脉外。肝藏血，主筋，其华在爪，肝血充足，筋强力壮，爪甲坚韧光泽，肝血虚弱，筋弱无力，爪甲软薄，枯而色夭，甚则变形、脆裂。卫气"循皮肤中，分肉之间"，卫气和津液在维持皮肤正常生理活动中起重要作用，而卫气和津液的化生和输布与肾息息相关。"卫出下焦"，卫气根源于肾，肾为元气之本，寓真阳存命门火，为人体阳气之根，对各脏腑组织包括皮肤起着温煦化生作用，故卫气温煦功能秉受于肾，其次，卫气运行始于足少阴，肾气充盛则卫气"温分肉、充皮肤、肥腠理、司开阖"功能正常。《灵枢经·本脏》曰："肾合三焦膀胱，三焦膀胱者，腠理毫毛其应也。"《素问·逆调论》曰："肾者水脏，主津液。"在肾中阳气的熏蒸之下，分别清浊，清者为津敷布润养皮肤黏膜，浊者通过皮肤和膀胱，以汗、尿的形式排除体外。肾气虚，津液华源不足，则皮肤黏膜失润而干萎。肾主藏精，其华在发，发为血之余，为肾之外候。发的生长和脱落、润泽与枯槁，均与肾的精气盛衰有关。肾精充沛，毛发光泽；肾气虚衰，毛发变白而脱落。

二、王生义教授皮肤病学术思想

(一) 强调风、湿、热（毒）邪致病

王老认为，风邪、湿邪、热（毒）邪是导致皮肤病发生发展的主要病因。根据风、湿、热（毒）之轻重不同，选方用药亦不同，风盛者多选用消风散加减。湿盛者多选用萆薢渗湿汤、除湿胃苓汤。热分为内热型、外热型，脏腑热盛者多选用龙胆泻肝汤加减，外感热（毒）性邪气时多选用自拟方（马齿苋、豨莶草、苦参、土茯苓、蛇床子、地肤子、苍耳子、白鲜皮、浮萍草、半枝莲、白花蛇舌草、防风、荆芥、黄柏、甘草、赤芍）加减。用药侧重亦不同，风轻者用荆芥、防风、蝉衣，风重者用乌梢蛇、羌活、白芷，湿轻者用陈皮、茯苓，湿重者用黄连、黄芩，热轻者用金银花、甘草，内热重者用知母、生石膏。

(二) 重视脾胃

王老认为脾胃的每一生理功能失调所发生的病理变化，均与皮肤病息息相关，皮肤病因于湿邪为患者甚多，凡禀赋素弱，劳倦过度，饮食失宜，均可使脾失健运，水湿内停，走窜四肢，浸淫肌肤，而发皮肤病。常用药苍术、白术、厚朴、陈皮以健脾利湿；茯苓、猪苓、泽泻、六一散以淡渗利湿；藿香、佩兰以芳香化湿；桂枝、肉桂以通阳化气。患者脾胃虚弱，生化乏源，导致气血亏虚，久则血虚风燥，或老年患者素体多血虚，易生风燥，风盛则痒，发为痒证；多种原因所致营血不足，血不养肝，风从内生，肌肤失养亦表现脱屑、瘙痒等血虚风燥之证，临床上以养血消风为法，临床上以四物汤与消风散加减，具有养血润燥、消风止痒的功效。方中熟地黄、当归滋阴养血，荆芥、白蒺藜、苦参消风止痒，苍术健脾，火麻仁、甘草润燥。临证中根据情况常加生地黄、玄参、麦冬等滋阴润燥。对于临床上素体阴虚，湿邪

外犯，或因久病伤阴，脾损湿盛的亚急性湿疹、慢性阴囊湿疹的患者，常标本兼顾，滋阴健脾以抵邪外出，除湿祛邪亦有利于正复。王老指出，凡疾患渗出日久，阴伤湿恋之证，此方颇为合拍，方中可选用生地黄、玄参、当归、丹参滋阴养血合营，补阴血之不足，防渗利诸药之伤阴；选用茯苓、泽泻健脾利湿；选用白鲜皮、蛇床子祛湿止痒，祛湿邪之有余，制滋补诸药之腻滞，脾湿去而无伤阴之弊，阴复而无助湿之嫌。

（三）创新对药

对药既区别于单味药又不同于组方，疗效优于单味药，往往相须为用，以增强治疗作用，同时也体现出同于方剂的配伍关系，但药量及组成又精于组方，既降低副作用，又精于辨证。王老认为对药的应用对于治疗疾病具有很好的疗效，使药物之间相互协调、增强疗效、相互制约、减少毒副作用，往往起到事半功倍的效果。王老临证常用对药马齿苋、苦参、土茯苓。

马齿苋、苦参、土茯苓：马齿苋味酸，性寒，入大肠、肝、脾经，具有清热解毒、凉血止血、散血消肿的功效。《新修本草》云马齿苋"主诸肿瘘疣目，捣揸之"。《本草纲目》云马齿苋"散血消肿解毒"。苦参味苦，性寒，归心、肝、胃、大肠、膀胱经，有清热燥湿、解毒杀虫、止痒、利尿之功，早在《神农本草经》中，就有对苦参的记载，"味苦、寒……除痈肿"。《药性论》云苦参"能治热毒风，皮肤烦躁生疮"。土茯苓味甘淡，性平，入肝、胃经，有解毒、除湿、利关节之功，可治梅毒、淋浊、筋骨挛痛、脚气、疔疮、痈肿、瘰疬等。《本草正义》言土茯苓"利湿去热，能入络，搜剔湿热之蕴毒。其解水银、轻粉毒者，彼以升提收毒上行，而此以渗利下导为务，故专治杨梅毒疮，深入百络，关节疼痛，甚至腐烂，又毒火上行，咽喉痛溃，一切恶症"。三药同用，可建清热解毒、健脾祛湿、凉血止痒之功，可以治疗因热毒、湿热导致的皮肤疾病。现代医学研究表明三药合用有抗过敏、提高人体免疫力的作用，对皮肤病的治疗有很好的功效。

（四）内外同治

中医学对皮肤病的治疗有着悠久的历史和丰富的经验，既总结了许多有效的方剂和药物，也创造了不少其他的治疗方法。临床上王老认为人体各个部分在生理上保持着密切联系，局部病变必然会影响到其他部分和整体，因此在治疗疾病时必须重视内外合治。皮肤是机体的一部分，"治外必本诸内"，因此药物内治在皮肤病中占有重要地位，辨证施治时应重视肺、脾胃、心、肝等诸多脏器对皮肤病的影响。皮肤病临床表现主要在皮肤组织，《医统源流》记载"外科之证，最重外治"，因此在皮肤病治疗过程中，除了服用药物以外，还有许多外治法，王老在临床治疗中，多采用外用膏剂、敷药、熏洗、热烘等多种外治方法，有时联合针灸、火针、拔罐、艾灸、穴位放血等其他治法，在一些炎症性、渗出性、溃疡性的皮肤病中，内外同治，每获良效。

（宋雪萍　莫日根整理）

三、临证医案

（一）蛇串疮

1. 清热除湿、行气活血止痛治疗蛇串疮（带状疱疹性神经痛）

张某，男，56岁，退休人员，呼和浩特市新城区。初诊日期：2020年9月26日。

主　　诉：右侧头面部起红斑、水疱伴疼痛1周。

初　　诊：患者于1周前饮酒后右侧面部起粟粒至绿豆大红斑、水疱，就诊于私人门诊，自诉带状疱疹，治予阿昔洛韦软膏及伐昔洛韦凝胶（剂量不详）局部外用，经治疗后，患者自觉皮损逐渐增大，累及右侧头部，夜间加重，影响睡眠，遂就诊于王老门诊。既往史：高血压病史10年，现口服硝苯地平缓释片（服法不详）以降血压，平素收缩压为120～140 mmHg，舒张压为80～90 mmHg。查体：右侧头面部可见呈带状分布的红色斑片，上有簇集性小水疱、血痂，红斑之间可见正常皮肤。刻下症：右侧头面部可见红斑、水疱伴疼痛，疼痛夜间加重，纳可，寐差，二便正常。舌质暗紫、舌边瘀点、苔白，脉细涩。

中医诊断：蛇串疮

　　　　　　湿热蕴结、气滞血瘀证

西医诊断：带状疱疹性神经痛

治　　法：清热除湿，行气活血止痛

拟　　方：四君子汤合桃红四物汤加减

处　　方：白芍9 g，甘草10 g，当归9 g，熟地黄10 g，川芎10 g，酸枣仁9 g，桃仁9 g，红花6 g，蜈蚣3 g，白术10 g，茯苓15 g，党参15 g。7剂，水煎，日1剂，早晚温服。

二　诊（2020年10月3日）：患者皮损消退，疼痛减轻。上方加鸡血藤15 g，忍冬藤15 g，继服7剂。水煎，日1剂，早晚温服。

三　诊（2020年10月10日）：患者皮损消退，疼痛明显减轻，偶有夜间疼痛或者因天气变化而疼痛，嘱其上方可继服7剂，并嘱其营养饮食、规律休息、避免劳累、切忌熬夜。

按：蛇串疮是一种皮肤上出现成簇水疱，沿身体一侧或呈带状分布的急性疱疹性皮肤病。状如蛇行，故名蛇串疮，也有火带疮、蜘蛛疮、蛇丹等别名。又因常发于腰肋间，故有缠腰火丹之称。本病常骤然发生，出现成群簇集水疱，痛如火燎，多发于春秋季节，成人患者较多见，愈后极少复发，相当于现代医学的带状疱疹。我国历代医家对本病阐述较多。隋代巢元方《诸病源候论·甑带疮候》谓"甑带疮者缠腰生，状如甑带，因此为名"。明代《疡科准绳·缠腰火丹》称火带疮"或问绕腰生疮，累累如珠，何如？曰是名火带疮，亦名缠腰火丹"。清代《外科大成》称此证"俗名蛇串疮，初生于腰，紫赤如疹，或起水疱，痛如火燎"。在辨证论治方面，《医宗金鉴·外科

心法要诀》论述较详，"此证俗名蛇串疮，有干、湿不同，红、黄之异，皆如累累珠形。干者色红赤，形如云片，上起风粟，发痒作热。此属肝心二经风火，治宜龙胆泻肝汤；湿者色黄白，水疱大小不等，作烂流水，较干者多痛，此属脾肺二经湿热，治宜除湿胃苓汤"。本病以湿热内生为主要病机，临床中可发现大量因湿热内生导致气血阻滞的患者。患者平素喜饮酒，损伤脾胃，湿热内生，湿热熏蒸肌肤，外犯肌肤，故见红斑、水疱；湿热郁阻气机，气机运行不畅，无以推动血液运行，血行不畅，瘀血渐生，阻于络脉，不通则痛，故致头痛；夜间阳气内藏，阴气用事，血行较缓，瘀滞益甚，故夜间较重。治疗以清热除湿、活血行气止痛为法，选方四君子汤合桃红四物汤加减。党参、茯苓、白术健脾渗湿，桃仁、红花、蜈蚣行气活血通络，熟地黄、当归、川芎以补血活血，其中川芎与当归相协则行血之力益彰，瘀血去而新血生，使活血而不伤血；加入白芍、甘草缓急止痛。二诊时患者诸症减轻，原方加鸡血藤、忍冬藤以通络，祛除余邪。三诊时患者诸症减轻，同时此类病证应嘱咐患者注意休息，保持心情舒畅，以疏通气机、缓解疼痛。

（宋雪萍　史圣华整理）

2. 清热散郁，和解少阳治疗蛇串疮（泛发性带状疱疹）

冯某，女，62岁，退休人员，呼和浩特市赛罕区。初诊日期：2020年11月12日。

主　　诉：头痛1周，加重伴周身红斑、丘疹3天。

初　　诊：患者1周前劳累后出现头部间断性胀痛，自行口服"开胸顺气丸、阿莫西林胶囊、三黄片"（服法不详）后效果不佳，后于私人门诊输液（具体药物及剂量不详），治疗3天后症状未见好转，疼痛累及周身，同时头皮、双耳、颈部、四肢出现散在红斑、丘疹，双眼红肿，遂就诊于王老门诊。既往体健。查体：右侧头皮可见呈带状分布的红斑，上有簇集性水疱、丘疹，周身可见散在的红色绿豆大小的丘疹。刻下症：头、身间断性疼痛，头皮、双耳、颈部、四肢散在红斑、丘疹，双眼红肿，寒热往来，口干、咽干、咽痛，不思饮食，寐可，小便调，大便偏干。舌红、苔黄厚腻，脉弦细。

中医诊断：蛇串疮

　　　　　　热郁少阳证

西医诊断：泛发性带状疱疹

治　　法：清热散郁，和解少阳

处　　方：小柴胡汤加减

方　　药：生姜10 g，黄芩10 g，柴胡10 g，蜈蚣3 g，甘草10 g，大枣10 g，法半夏9 g，党参10 g，马齿苋15 g，板蓝根10 g，薄荷10 g，菊花10 g，桑叶10 g，白术20 g，大黄6 g，川芎10 g，羌活10 g，陈皮10 g。7剂，水煎，日1剂，早晚温服。

二　诊（2020年10月4日）：患者服用药物后全身皮损未见新发，皮损颜色淡红，无寒热往来，口干、咽干、咽痛症状缓解，双眼红肿消退，但口中疼痛，影响进食，小便色黄，大便干。查体：右侧颊黏膜、舌尖可见黄白色糜烂面，周围红晕。舌红、苔薄黄，脉弦数。处方：生地黄15 g，黄连6 g，灯心草10 g，甘草10 g，大黄^{后下}6 g，黄芩10 g，淡竹叶10 g，金银花10 g，连翘10 g，牛蒡子15 g，玄参10 g，桔梗10 g，薄荷^{后下}10 g。7剂，水煎，日1剂，早晚温服。

三　诊（2020年10月11日）：患者服药后诸症缓解，口腔黏膜中可见少量红斑，现纳可，小便可，大便软。舌淡红、苔白，脉弦。去金银花、连翘、牛蒡子、玄参，继服。4剂，水煎，日1剂，早晚温服。嘱患者服用中药后，若诸症消退可不必继服中药，视病情情况复诊。

按：患者劳累后，表虚不固，风热之邪侵袭，侵袭肺卫，循经而行，此时应疏风散热。患者自行服用药物，失治误治后，邪入少阳，邪正相争，正盛欲拒邪出于表，邪盛欲入里并于阴，故患者就诊可见寒热往来；邪郁少阳，经气不利，郁而化热，胆火上炎，熏蒸口咽，则口干、咽干、咽痛；胆热犯胃，胃失和降，则见不思饮食。故治疗选小柴胡汤加减以和解少阳，马齿苋、板蓝根、薄荷、菊花清解郁热，羌活引药入少阳经，川芎上行头目。全方共奏清热散郁、和解少阳之效。二诊时患者皮疹消退，口舌生疮，考虑正盛邪退，余邪上犯心肺，故中药以清肺泻心、清热解毒为法，选用导赤散加减。三诊时诸症明显缓解，大便软，故去金银花、连翘等药物以免寒凉伤脾胃，病愈即止。

（宋雪萍　陈佳整理）

3. 清泻肝火，利下焦湿热治疗蛇串疮（带状疱疹）

张某，女，63岁，退休人员，呼和浩特市武川县。初诊日期：2020年10月20日。

主　　诉：肛周起红斑、丘疹、溃疡20余天。

初　　诊：患者自述20余天前无诱因肛周起丘疹、红斑，伴肿胀不适，就诊于当地私人诊所，诊断为"带状疱疹"，予口服中药及外用凡士林调敷药膏（具体用药及剂量不详），治疗后症状未见好转，且肛周出现溃疡及渗出，继续外用上述药膏，皮损逐渐扩大，求治于王老门诊。既往体健。查体：肛周、外阴出暗红色斑块，上有散在的黄豆至指甲大小的不规则溃疡面，脓性渗出，黄白色至黑色结痂，周边可见散在的粟粒大小丘疹。刻下症：肛周起疹、溃疡，轻度瘙痒、疼痛，口干、口苦、口渴，乏力，纳可，寐差易醒，小便正常，大便4日1行、质软。舌质暗、苔黄腻，脉滑数。

中医诊断：蛇串疮

　　　　　　湿热下注证

西医诊断：1. 带状疱疹　2. 皮肤感染

治　　法：清泻肝火，利下焦湿热

方　　药：自拟带状疱疹方加减

处　　方：龙胆草10 g，酒黄芩6 g，泽泻10 g，北柴胡10 g，当归10 g，生地黄15 g，甘草3 g，滑石粉18 g，麸炒苍术10 g，黄柏10 g，川牛膝10 g，麸炒薏苡仁15 g，茯苓15 g，制远志6 g，柏子仁10 g，合欢花10 g，郁金10 g。7剂，水煎，日1剂，早晚温服。药渣煎水，熏洗患处，熏洗后可外用龙珠软膏。

二　诊（2020 年 10 月 27 日）：患者服药后小的溃疡愈合，大的溃疡面变浅变小，斑块变薄，颜色变淡，轻度的瘙痒、疼痛，小便黄，大便干，纳寐差，舌质暗、苔黄腻，脉弦滑。去泽泻，加玄参 10 g、鸡血藤 15 g、桃仁 10 g、红花 10 g。7 剂，水煎，日 1 剂，早晚温服。药渣煎水，熏洗患处，熏洗后可外用龙珠软膏。

三　诊（2020 年 11 月 6 日）：患者溃疡愈合，无明显瘙痒、疼痛，可见色素沉着斑。嘱其停服中药，继续外用龙珠软膏，视病情随诊。

按：本病多由禀赋不耐，饮食失节或过食辛辣刺激荤腥之物，脾胃受损，失其键运，又兼外受风邪，内外两邪相搏，风湿热邪浸淫肌肤所致。患者因平素久坐，劳累多思，致脾胃虚弱，失其键运，水湿内停，日久化热，湿热下注，蕴结于肌肤，故见肛周起红斑、丘疹、溃疡、渗出；湿热之邪蕴积肝胆，挟胆气上犯于口，故见口苦；脾虚失其运化，水谷精微不化，气血生化乏源，无以滋养周身，湿热之邪蕴积于内，见口干、口渴、乏力、寐差。结合舌脉症，辨为湿热下注证，故以泻肝火、利湿热为法，选方龙胆泻肝汤加减以清利肝胆湿热，另配四妙散以清利下焦湿热，加制远志、柏子仁、合欢花、郁金以养心安神、行气解郁。二诊时患者症状缓解，据舌象考虑邪郁脉络，导致气血运行不畅，瘀象渐生，故加活血化瘀通络之药。三诊时患者诸症减轻，停服中药，外用药物巩固疗效。

（宋雪萍　张慧整理）

（二）瘾疹

1. 清热解毒，养血润燥治疗瘾疹（慢性荨麻疹）

薛某，女，39 岁，职员，乌兰察布市凉城县。初诊日期：2020 年 6 月 17 日。

主　诉：全身起风团、伴痒反复发作 5 年。

初　诊：患者 5 年前食用海鲜后出现全身起风团，伴剧烈瘙痒，于当地某医院诊断为急性荨麻疹，静脉滴注地塞米松注射液及葡萄糖酸钙注射液（剂量不详），并开具盐酸左西替利嗪常规服用后好转。此后反复发作，经多方治疗疗效不佳，遂慕名前来求诊。过敏史：对海鲜类、花粉等过敏，主要表现为周身起疹。查体：腰腹部及双上肢深红色风团，局部散在抓痕，皮肤划痕实验（+）。刻下症：腰腹部及双上肢风团，瘙痒明显，局部散在抓痕，遇热及夜间明显，身热汗出，情绪急躁，纳可，寐差，小便正常，大便偏干。舌质红、苔薄黄微腻，脉弦滑数。

中医诊断：瘾疹

    毒热内蕴、营血不和证

西医诊断：慢性荨麻疹

治 法：清热解毒，养血润燥

方 药：自拟皮肤病方加减

处 方：马齿苋15 g，豨莶草15 g，苦参15 g，土茯苓12 g，蛇床子12 g，地肤子12 g，浮萍草15 g，蒲公英15 g，防风10 g，荆芥10 g，生地黄15 g，牡丹皮12 g，赤芍15 g，甘草5 g，蝉蜕12 g，黄芩10 g。7剂，水煎，日1剂，早晚温服，三煎外洗。

二 诊（2020年6月24日）：患者服上药后，原皮疹部位大部分消退，颜色变淡，瘙痒减轻，大便正常，但仍有少许新发皮疹，夜间甚，余未诉不适。守上方去赤芍，加茯苓15 g、桑白皮12 g、首乌藤12 g。7剂，水煎，日1剂，早晚温服，三煎外洗。

三 诊（2020年7月2日）：患者全身皮疹明显消退，痒感明显减轻，偶有新发，余无不适。守上方继服7剂，水煎，日1剂，早晚温服，三煎外洗。随访2个月未复发。

按：慢性荨麻疹是皮肤科的常见病，易反复发作，顽固难愈。荨麻疹属中医"瘾疹"范畴，俗称"风疹块""风疙瘩"。《诸病源候论》云"邪气客于皮肤复逢风寒相折，则起风瘙瘾疹"，可知风邪是本病的主要病因，故中医认为禀赋不耐，风邪侵袭，营卫失和是其病机。而对慢性荨麻疹治疗多从血虚风燥论治。临床病情复杂多变，故不可只执"风邪""风燥"而治，理当圆机活法、辨证论治。因此运用中医治疗慢性荨麻疹具有一定优势，中医治疗慢性荨麻疹有中药内服治疗、外治法、中西医结合三种途径。

患者为青年女性，荨麻疹反复发作，病程长，身起疹，瘙痒明显，身热汗出，舌质红、苔薄黄微腻，脉弦滑数，可辨证为毒热内蕴、营血不和，处方中马齿苋、豨莶草、蛇床子、蒲公英、地肤子等清热解毒；防风、荆芥、苦参、土茯苓等祛风除湿止痒；浮萍草、生地黄、赤芍、牡丹皮、桑白皮等凉血和血，亦兼顾"以皮治皮"之理念。诸药合用，共奏清热解毒、养血润燥之功效。此外王老临床上治疗本类病证，特别重视随证加减用药，血虚甚者，常配伍当归、鸡血藤、白芍等补血和血；气滞甚者，常配伍木香、香橼、郁金等行气通滞；气虚甚者，常配伍黄芪、白术等补益正气；若兼有灼热感，常配伍生地黄、牡丹皮、赤芍等凉血活血。此外，王老在皮肤病的治疗过程中，重视"以皮治皮"理念，皮类药物入皮，直达病所，如桑白皮、地骨皮、牡丹皮等。《中藏经》云："皆用皮者，以皮行皮之意。"王老认为，在治疗本病的整个过程中应兼顾脾胃，扶助正气。《脾胃论》有云："百病皆由脾胃衰而生也。"本病患者常伴见脾胃亏虚之症状，故木香、陈皮、茯苓等药酌情加入，将调理脾胃贯穿始终。

（宋雪萍　刘芳整理）

2. 疏风清热止痒治疗瘾疹（慢性荨麻疹）

张某，女，38岁，职员，呼和浩特市赛罕区。初诊日期：2018年3月8日。

主　　诉：身起风团伴瘙痒2周，加重3天。

初　　诊：2周前患者食辛辣后周身起红色风团，伴瘙痒，遇热加重，得寒则缓解，骤起骤消，消后未留痕迹，未予重视，自行口服氯雷他定片，症状好转，自行停用药物。3天前患者外出后汗出，皮疹再次发作，较前加重，自行间断服用氯雷他定片,皮疹可消退,但停药后症状反复,为求中西医结合治疗,遂就诊于王老门诊。既往有慢性胃炎、胆囊炎、肾囊肿病史。查体:周身可见密集的红色风团,呈地图状,周边可见抓痕血痂,皮肤划痕试验(+)。刻下症:周身起红色风团,伴瘙痒,遇热加重,纳一般,寐可,二便调。舌红、苔薄微黄,脉数。

中医诊断: 瘾疹

风热蕴肤证

西医诊断: 1. 慢性荨麻疹 2. 胆囊炎 3. 肾囊肿 4. 慢性胃炎

治　　法: 疏风清热止痒

方　　药: 自拟皮肤病方加减

处　　方: 石膏10 g,菊花15 g,防风12 g,马齿苋15 g,豨莶草12 g,土茯苓12 g,蛇床子10 g,地肤子10 g,苍耳子10 g,白鲜皮12 g,浮萍草15 g,半枝莲15 g,大青叶12 g,黄柏10 g,白花蛇舌草15 g,甘草5 g。7剂,水煎,日1剂,早晚饭后分服。

二　　诊(2018年3月15日):用药后瘙痒缓解,现见胃脘不适,伴有打嗝。上方去石膏、大青叶、半枝莲,加代赭石15 g、广藿香15 g,以行气和胃、降逆止呕。7剂,水煎,日1剂,早晚饭后分服。

三　　诊(2018年3月23日):用药后诸症缓解。上方继服7剂以巩固疗效,后随访患者再无不适。

按: 荨麻疹是一种变态反应性疾病,祖国医学称为痦瘤、瘾疹,发作时周身出现红斑,形态大小不一,颜色鲜红或淡红,多伴腹痛或咽痛声嘶等症,《诸病源候论·风瘙身体瘾疹候》曰:"邪气客于皮肤复逢风寒相折,则起风瘙瘾疹。"风与湿、热之邪客于皮毛腠理之间则起风瘙瘾疹。患者嗜食辛辣,实热内蕴,加之不避外邪,致风热之邪客于肌表,内外之热邪相结合,故而发病。方中选用石膏、黄柏清里热、泻内火;菊花、浮萍草、防风发散风热,联合马齿苋、土茯苓、半枝莲、大青叶、白花蛇舌草清热解毒以祛外感风热之邪;豨莶草、蛇床子、苍耳子散风除湿止痒;地肤子、白鲜皮清热利湿止痒。二诊时患者胃脘不适，考虑苦寒药伤及脾胃，致脾胃升降失司故去石膏、大青叶、半枝莲，加代赭石、广藿香以行气和胃、降逆止呕。三诊时患者诸症减轻，效不更方，继服药物巩固疗效。

（宋雪萍　安大伟整理）

（三）湿疮病

1. 清热解毒，除湿止痒治疗湿疮（急性湿疹）

李某，男，42 岁，国家公务员，呼和浩特市新城区。初诊日期：2020 年 10 月 12 日。

主　　诉：全身泛发红斑、丘疹、水疱伴瘙痒 4 天。

初　　诊：患者 4 天前饮酒后右上臂、躯干出现散在性红斑、丘疹、水疱伴瘙痒，自行用药氯雷他定片、维生素 C，服法不详，未见明显缓解，皮损逐渐累及周身，遂就诊于我院门诊。既往体健。查体：周身泛发红色斑疹，周边可见密集粟粒大小的红色丘疹，散在抓痕。刻下症：全身泛发红斑、丘疹、水疱，伴瘙痒、渗出、口干，纳食可，睡眠佳，二便正常。舌质红、舌形适中、舌体自然、舌苔薄白，脉弦。

中医诊断：湿疮

　　　　　　湿热蕴肤证

西医诊断：急性湿疹

治　　法：清热解毒，除湿止痒

方　　药：龙胆泻肝汤合六一散加减

处　　方：龙胆草 10 g，黄芩 10 g，生地黄 15 g，白茅根 20 g，盐车前子^{包煎} 20 g，大青叶 15 g，生石膏^{先煎} 30 g，滑石粉^{包煎} 18 g，甘草 3 g，赤芍 10 g，牡丹皮 10 g，茯苓 15 g，苦参 10 g，白术 10 g，泽泻 10 g。5 剂，水煎，日 1 剂，水煎 400 mL，早晚饭后温服。

二　　诊（2020 年 10 月 16 日）：患者全身泛发褐色色素沉着，右上臂可见丘疹、渗出，全身瘙痒较前明显减轻，口干，汗出，纳食可，睡眠佳，二便正常。查体：全身泛发褐色色素沉着，右上臂可见淡红色黄豆大小的丘疹、水疱，伴有渗出。舌质暗红、舌苔白腻，脉弦滑。患者经治疗后皮损消退，留色素沉着斑，汗出，口干。结合患者舌脉症，考虑疾病后期脾气亏虚，瘀血阻滞，中药调整以健脾除湿、活血化瘀为法，方选除湿胃苓汤合当归饮子加减。处方：麸炒苍术10 g，茯苓15 g，党参片10 g，炙甘草10 g，木香6 g，砂仁6 g，黄芪15 g，红花10 g，桃仁10 g，葛根15 g，当归10 g，丹参10 g，浮小麦15 g，防风10 g。3剂，水煎，日1剂，水煎400 mL，早晚饭后温服。

按：本病多由禀赋不耐，饮食失节，或过食辛辣刺激荤腥之物，脾胃受损，失其健运，湿热内生，又兼外受风邪，内外两邪相搏，风湿热邪浸淫肌肤所致。遍身浸淫而犯发者，称为"浸淫疮"；搔抓出血者，称为"血风疮"；发于耳者称为"旋耳疮"；发于小腿者，称为"湿臁疮"；发于阴囊者，称为"肾囊风"。患者为中年男性，平素饮食不节，喜饮酒，致脾胃虚弱，运化失常，湿热内生，兼感风热之邪，风湿热毒搏结，熏蒸肌肤而泛发红斑、丘疹、水疱、渗出；蕴热化火，灼蒸肌肤则瘙痒，急性期当以清热利湿止痒，方选龙胆泻肝汤加减，方中龙胆草、黄芩、大青叶清泄肝胆之火；生地黄、牡丹皮凉血解毒；泽泻、盐车前子、滑石、甘草祛风清热除湿。疾病后期脾气亏虚，余邪未清，瘀血阻滞，以健脾除湿、活血化瘀为法。方选除湿胃苓汤合当归饮子加减，方中党参、茯苓、甘草益气健脾；木香、砂仁理气健脾；桃仁、红花、当归、丹参活血化瘀；黄芪、浮小麦健脾益气，固表止汗；葛根止渴生津；防风祛风胜湿止痒，以清余邪。此类患者应避免搔抓，以防感染；应忌食辛辣、鱼虾及鸡、鹅、牛羊肉等发物；亦应忌食香菜、韭菜、芹菜、姜葱蒜等辛香之品；切忌大量饮酒。

（宋雪萍　孙博　整理）

2. 疏风除湿，清热养血治疗湿疮

任某，女，66岁，退休，呼和浩特市回民区。初诊日期：2020年10月

14 日。

主　　诉：间断起丘疹伴瘙痒 2 年余，加重 7 天。

初　　诊：患者 2 年前无明显诱因周身出现红色丘疹伴瘙痒，先后 2 次就诊于呼和浩特市医院，诊断不详，予口服中药，中药外洗治疗，效果不佳，遂求治于我院门诊，门诊诊断为湿疹，门诊予口服中药，盐酸左西替利嗪分散 5 mg，1 片/次，外用布地奈德软膏、龙珠软膏治疗，自诉病情好转。7 天前因饮食不当上症复发，躯干、四肢起丘疹，瘙痒，遂就诊于我科门诊。患者自发病以来，无光敏，无黏膜溃疡，无关节疼痛。刻下症：躯干、四肢起粟粒大小红丘疹，瘙痒，纳寐可，二便调。舌红、苔偏黄，脉沉。

中医诊断：湿疮

　　　　　　风湿热盛证

西医诊断：湿疹

治　　法：疏风除湿，清热养血

方　　药：消风散加减

处　　方：荆芥 10 g，防风 10 g，蝉蜕 10 g，炒火麻仁 10 g，苦参 10 g，麸炒苍术 10 g，盐知母 10 g，生石膏 20，炒牛蒡子 10 g，通草 10 g，当归 10 g，生地黄 30 g，炒蒺藜 10 g，地肤子 10 g，黄芩片 10 g，甘草 10，麸炒薏苡仁 30 g，蛇床子 10 g，陈皮 10 g，茯苓 15 g，炒葶苈子 10 g。7 剂，日 1 剂，水煎 400 mL，早晚饭后温服。

二　　诊（2020 年 10 月 28 日）：症状缓解，上方加桃仁 10 g。

按：患者为老年女性，久病体虚，风湿热之邪侵袭人体，浸淫血脉，内不得疏泄，外不得透达，郁于肌肤腠理之间，故见红色丘疹；风"善行而数变"，痒自风来，故见瘙痒；湿热蕴久，耗伤阴血，机体失去养，化燥伤风，故见周身红色丘疹伴瘙痒。结合患者舌脉症，辨证为风湿热盛证，治以疏风除湿、清热养血。方中荆芥、防风、蝉蜕、牛蒡子疏风散邪，使风邪从肌肤外透，共为君药；湿热浸淫，以苦参、石膏、知母清热燥湿；通草利湿，使湿从小便而去；治风必治血，治血风自灭，以当归、火麻仁、生地黄补血活血,凉血息风止痒;蛇床子、地肤子燥湿祛风止痒,炒蒺藜祛风止痒、散结祛瘀,桃仁活血祛瘀,共为臣药。麸炒苍术、陈皮苦温燥湿,并制寒凉药太过,麸炒薏苡仁、炒葶苈子、茯苓渗湿,共为佐药。甘草益气缓急,调和药性,为佐使药。诸药配伍,以奏疏风除湿、清热养血之效。

(宋雪萍 史圣华整理)

(四)痤疮

清热解毒,祛风止痒,健脾除湿治疗粉刺(痤疮)

张某,女,26 岁,技术人员,呼和浩特市新城区。初诊日期:2017 年 10 月 18 日。

主　　诉:面部起丘疹、脓疱 3 月余。

初　　诊:3 个月前患者进食辛辣后面部起红色丘疹、脓疱,按之疼痛,未予重视,其后病情逐渐加重,累及整个面部。既往体健。查体:面部可见密集的粟粒至黄豆大小的红色丘疹、脓丘疹。刻下症:面部起红色丘疹、脓丘疹,面色暗黄,口干,喜食辣,痛经,纳寐可,小便调,大便干。舌红、苔薄黄,脉数。

中医诊断:粉刺
　　　　　　肺脾湿热证

西医诊断:痤疮

治　　法:清热解毒,祛风止痒,健脾除湿

方　　药:自拟皮肤病方加减

处　　方:马齿苋 12 g,豨莶草 12 g,苦参 10 g,土茯苓 12 g,蛇床子 10 g,地肤子 10 g,苍耳子 12 g,白鲜皮 12 g,浮萍 12 g,半枝莲 12 g,白花蛇舌草 12 g,甘草 5 g,黄芪 10 g,桑叶 12 g,当归 15 g,酒大黄 10 g。7 剂,水煎,日 1 剂,早晚饭前分服。

二　　诊(2017 年 10 月 28 日):患者面部皮疹减少,口干,大便偏稀。

上方去酒大黄，继服 7 剂。

后随访，患者偶进食辛辣后出现皮疹。

按： 痤疮又名粉刺，《外科正宗》卷四有云："肺风，粉刺，酒糟鼻，三名同种，粉刺属肺。"《素问·生气通天论》："汗出见湿，乃生痤痱。"王冰说："热怫内余，郁于皮里，甚为痤疖。"上述皆与现代的痤疮相似。中医认为多由肺胃蕴热，上熏颜面，血热郁滞所致。现代医学认为其是皮脂腺分泌过度旺盛所致的慢性炎症。患者饮食不节，嗜食辛辣，脾胃受损，运化失司，水谷精微不归正化，湿热内生，郁结肺脾，上蒸颜面而发。方中以马齿苋、豨莶草、苦参、土茯苓、蛇床子、地肤子、白鲜皮清热除湿；半枝莲、白花蛇舌草、桑叶以清热解毒；黄芪健脾助化湿，以断生湿热之源；浮萍、苍耳子疏风散邪宣肺气；肺与大肠相表里，当归、酒大黄润肠通便，使气机通畅，肺气宣发。

（宋雪萍　史圣华整理）

第十一章 耳鼻喉科病

一、概述

耳鼻喉为五官科的重要组成部分。其中鼻居面中，为气体出入之门户，司嗅觉、助发音，为肺系之所属，古籍医书中有"明堂"之称。清阳之气从鼻窍出入，故又属"清窍"。耳居头之两侧，是清气所出之处，亦属"清窍"之一，"耳为之听"，主司听觉和主控平衡。耳郭形似喇叭，"聪耳者，可使听音"，能感知声音，收纳五音。"两耳通脑，所听之声归于脑"，耳窍入通于脑，髓海充盈则耳窍得濡，听觉聪灵，步履平稳。它虽是局部器官，但不能离开整体而独立地发挥作用。咽喉位于颈前部，上通于鼻，司饮食、行呼吸、发声音，属肺系。《灵枢经》谓："咽喉者，水谷之道也；喉咙者，气之所以上下者也；会厌者，音声之户也……悬雍垂者，音声之关也；颃颡者，分气之所泄也。"咽喉既是经脉循行交会之处，又是呼吸饮食之门户。

耳鼻喉是五脏的外候，通过经络络属与全身紧密地连为一体，其功能的发挥、病理的变化与诸多脏腑相关。其中耳与肾的关系非常密切，并与心及其他脏腑相关，而鼻与肺、脾、胆、肾的生理病理的关系更为密切，咽喉与肺、胃、脾、肾、肝的关系最为紧密。因此，耳鼻喉病证无不可以归咎于某一或某些脏腑经络的失调；某一官窍的病证或官窍的某一病证可归咎于一个或数个脏腑经络的失调；多个官窍病证可以归于同一个脏腑经络的失调。如耳科，肾开窍于耳，心寄窍于耳，肾藏精，心主血，奉养于耳，故内症聋鸣、眩晕，常从心肾精血不足认识；又胆经络于耳，故外症耳痒、肿痛、流脓，常从肝胆风火湿热认识。如鼻科，在病理上，外邪袭肺，肺气不利，常常是鼻塞、流涕、嗅觉不灵，甚则鼻翼扇动与咳嗽喘促并见。胆经有热，热气循经上行，移于脑而犯于颊和鼻，则可致辛颊鼻渊。临床上，实证、热证的鼻病，多与胆经火热有关。鼻准属脾土，当脾有病变时，"脾热病者，鼻先赤"。如喉科，咽喉为肺胃的门户，又是外邪入侵之路，外因多为风、热、湿、疫等邪乘机侵犯，内因多为肺、胃、脾、肾、肝等功能失常，产生不同的证候。

二、王生义教授耳鼻喉科病学术思想

耳鼻喉科病含耳鸣、耳疖、鼻渊、鼻衄、喉痹等头面部常见病、多发病，也含脓耳、鼻腔异物、急喉风等头面部之疑难急症。其论治以中医整体观念为指导思想，以脏腑经络学说为理论基础，配合现代医学先进的诊疗技术与方法，强调辨证与辨病相结合，立足整体，结合局部，内外兼治。

（一）燮理三焦，脏腑有别

临床中头面部病证与五脏六腑功能失调息息相关。王老认为三焦作为六腑之一，其功能正常与否，直接反映的是五脏六腑整体协调运动的正常与否。欲使五脏六腑阴阳平衡，必使三焦通利，元气左升右降，通上达下，和调内外，荣左养右，莫大于此。而燮理三焦又要区分脏腑有所侧重，王老辨治时首重脾胃，理上焦重心肺同调，治下焦重肝肾同源、精血互化。

脾胃乃后天之本、脏腑经络之根，五官九窍虽为五脏所主，但皆赖脾胃运化之水谷精微营养维持。若脾胃一虚，则诸病由之而生。其主要病理变化有：一是脾胃虚弱，清窍失养。《脾胃论》有云"九窍者，五脏主之，五脏皆得胃气乃能通利""胃气一虚，耳、目、口、鼻俱为之病"；二是中气不足，升降失常。升降运动是人体重要的机能活动，东垣尝谓"耳、目、口、鼻为清气所奉于天"，若"脾不受胃之禀命，致五脏所主九窍，不能上通天气，皆闭塞不利也……是胃虚所致耳"；三是火邪上乘，为害空窍。然火性炎上，水曰润下，欲使心火下潜，肾水升腾，则需要一个力量来推动，这个力量就是中气，中焦斡旋之力是气机升降的关键。中气为脾胃所生，脾胃功能虚弱，就会中气不足，进而经气不利，火降不及，就会出现"上热"，同时肾水得不到火的温煦，则水升不力，就会"下寒"。再者，肝胆之气的疏达、肺金之宣肃都有赖于脾胃升降畅通，故欲使三焦畅达，燮理中焦是关键。

邪阻于上焦可致清阳不升，头部出现眩晕、耳鸣、听力下降；鼻窍出现鼻塞、鼻流清涕、喷嚏等；咽部出现咽痒、咽部异物感、干咳等，甚则心慌、胸闷等。肺乃华盖，为水之上源，与心同居上焦。若肺气不宣，心血不能灌溉百脉，气结血瘀，水道不通，势必出现下源枯竭，肾脉无以滋养，则元气乏源；或精气无以上养清窍，出现耳鸣、耳聋、咽干、鼻干等清窍失养之症。由此可见，上焦心肺不通，易致诸窍病变。《临证指南医案》云"肺主气，为高清之脏，肺虚则高源化绝，化绝则水涸，水涸则不能濡润筋骨……""血不利则为水，水不利则为血"，心主血脉，肺主气，助心行血。可见气、血与水息息相关、密不可分。故王老强调理上焦，须重视气、血、水一体同调，即心肺同调。

从解剖部位而言，肾属下焦，然肝肾同源、精血互化，故从实际功能划分则肝肾同属下焦。王老强调肾精是一气周流的源动力，是生命的源头活水，所以针对上焦、中焦的治疗都是治标，而益肾填精，为生命灌根才是治本。王老强调"治下焦如权，非重不沉"，多采用重镇平抑、厚味滋潜之品，如熟地黄、杜仲、桑寄生、山茱萸、龙骨、牡蛎等，使之直达于下，填补下焦空虚，以达到沉潜封藏肾精的作用，以致降已而升，精血互化，肾水生肝木，从而一气环周，周而复始。

（二）益肾补肾，水润之功

耳鸣、耳聋可见于其他多种疾病中，尤以肾脏疾病为多见。中医认为肾开窍于耳，司耳之生理功能，耳为肾之官，为肾行其职能。《灵枢经》中说

"肾气通于耳，肾和则耳能闻五音矣"。耳是听觉器官，耳的听觉功能正常依赖于肾气肾精的充养。

耳鸣、耳聋病因很多，王老辨因施治、随证立法的同时，临床实践中多取益肾补肾法，好投调肾壮肾之品，注意调节衰退的肾阴、肾阳，使肾阴不竭、肾阳不亡，促使阴阳恢复平衡，耳鸣、耳聋得以改善或痊愈。如风热侵袭型，有受邪为实一面，然亦存在虚被邪侵之另一面，故在祛邪同时或随后酌情加入补肾之品，可望达到邪去正安之目的；再如肝火上扰型，由于肝火而发也，肝为木，肾为水，木赖水滋，水得木疏泄而止，肝火旺则致肾水亏，而肾水亏亦致肝火旺，两者均可引起肾之阴阳偏颇而影响听觉，故在清肝火时加入滋水入肾之类药物，则收火熄水润之功，耳鸣、耳聋愈矣。

（三）立足整体，结合局部

在诊疗过程中，王老对耳鼻喉科疾病都立足整体，结合局部。对外邪侵犯，疾病初起的急性实证，治疗则须祛除外邪，清热解毒，进行整体治疗；对于病变日久，反复发作，出现正虚邪滞时，治疗应予补虚扶正、清火为法，特别应注意肺、脾、肾三脏的滋补。如暴聋病，王老认为在辨证时应注意其发病的进程，邪正变化，提出早期祛邪，解毒通窍；中期通滞，祛瘀复聪；病久扶正，攻补兼施。

（四）内治外治，联合治之

王老亦注重局部外治，通过对局部外治达到整体治疗的效果，又达到控制或减轻局部症状的效果。外治法可补内治法之不足，整体调治联合局部外治而迅速取效。同样，王老采取局部外治时也都立足于整体辨证论治观。常用外治法有：滴药法，在耳鼻疾病中应用较多，临床上使用有氧氟沙星滴耳液等；①含服法，临床上有各种润喉含片、清咽滴丸等；②蒸气吸入法或雾化吸入法，根据病情选用适当的药物，煎煮时将其蒸气吸入口腔、咽喉，达到治疗目的，适用于一般慢性咽喉疾病，或可将药液超声雾化吸入口腔咽喉；

③清洁法，用于耳内的清洁外耳道的一种方法，洗患处，去除腐物或脓液，达到治疗目的，如双氧水洗耳等。

（郑伟　莫日根整理）

三、临证医案

（一）喉痹

1. 清热利湿，益气和胃治疗喉痹（慢性咽炎）

黄某，男，42岁，职员，呼和浩特市新城区。初诊日期：2021年4月23日。

主　　诉：咽干、咽痒伴刺激性呛咳2年余，加重2周。

初　　诊：患者2年前暴食后出现咽干、咽痒、咽痛，时有刺激性呛咳，痰量少、色白、质黏，睡觉时加重，自诉曾服用慢咽舒柠颗粒（具体不详），咽干、咽痒、刺激性呛咳一度好转。2周后由于加班进餐较晚，上症反复，再次服用慢严舒柠无效，并出现胃脘胀满、反酸，恶心，欲吐，怕凉，稍有不慎则大便溏泄，经朋友介绍求治于王老处。既往无特殊。查体：咽后壁淋巴滤泡增生充血，双侧扁桃体无肿大。双肺听诊呼吸音清，未闻及干、湿啰音。电子纤维喉镜提示：会厌活动可，杓间区水肿，声带及室带慢性充血，声门闭合可，梨状窝未见异常。刻下症：咽干、咽痒、刺激性呛咳，胃脘胀满，反酸、胃灼热，食后或受凉后加重，咯痰，痰量少、色黄、质黏稠，口气重，纳食可，夜寐差，多梦易醒，小便黄，大便溏结不调。舌质红、苔薄黄微腻，脉滑数。

中医诊断：喉痹
　　　　　湿热阻滞证

西医诊断：慢性咽炎

治　　法：清热利湿，益气和胃

方　　药：连朴饮合肾着汤加味

处　　方：黄连6 g，厚朴12 g，栀子9 g，淡豆豉18 g，芦根20 g，法半夏12 g，石菖蒲15 g，茯苓18 g，白术12 g，干姜6 g，炙甘草6 g，广藿香12 g，荷叶6 g，佩兰6 g，三七4 g。7剂，水煎，日1剂，早晚温服。

二　　诊（2021年6月17日）：自诉服药7剂后，咽干、咽痒明显好转，仍有刺激性呛咳，进食生冷后加重，胃部不适缓解，口气清，纳食可，夜寐良，二便调。查体：咽后壁淋巴滤泡增生，充血明显减轻。舌质淡红、苔薄黄，脉滑。效不更方，原方共服21剂，诸症消失。

按：王老认为咽下接食道，与胃相通，为胃系之所属，咽之生理功能为司饮食吞咽。咽喉生理功能正常，饮食正常，呼吸通畅，脾胃才能完成它的生理功能。胃为燥土，性喜润恶燥，故当其发生病理变化，多为火热上炎于咽喉，胃腑热盛，循经上炎，灼于咽喉，可致咽喉红、肿、热、痛等。脾主运化，一者运化水谷，二者运化水湿。在脾气主升的作用下，精微物质上升布散，清窍得到滋养则可见咽喉健旺。若运化不及，水湿内停，湿邪留于脾胃之中，故见脾胃本部病变，郁久而化热，湿热之邪循经上攻于咽，发为慢性咽炎。患者素食肥甘厚味，日久滋生湿腻之邪，平素进食又较多，致使脾胃运化不及，损伤脾胃，脾胃虚弱又可内生痰湿，日久则湿邪留存更甚，湿邪郁久而化热，热邪循经上犯，故见咽痛、咽干；脾胃虚弱，气血运行无力，无以将水谷精微布散达于咽喉，咽喉无气血之濡养，血虚不荣则痒，故见咽痒；湿热郁结中焦，阻遏脾胃升降之功，使浊气不降反升，气机运行不畅，胃气上逆，则患者自觉胃胀、反酸、恶心。舌苔黄腻、脉滑数乃内有湿热之证。本证湿热并重，治宜清热与燥湿并行，宜连朴饮加味。方中黄连、栀子苦寒，有清热泻火燥湿之功；厚朴、半夏、石菖蒲三药相配，苦温与辛温并用，辛开苦泄，燥湿化浊而悦脾；半夏又有和胃降逆止呕之功；栀子、豆豉清上焦之郁热、除烦；芦根性甘寒质轻，清热和胃，除烦止恶，生津行水。诸药配伍，为燥湿清热之良方。加之肾着汤，其中茯苓利水渗湿健脾；白术健脾行气、燥湿化痰；干姜温中而散寒暖胃；炙甘草补脾益气、调和诸药，故以此方培土泄水，以达补火暖土之效。兼以广藿香、佩兰、荷叶，以芳香化湿行气，又以三七活血止痛，佐以治之。诸药相合，清热利湿、益气和胃，以缓解咽部及胃部不适症状。二诊时咽干明显缓解，但仍有热象，故仍以连朴饮为主方清热利湿。

（郑伟　徐铭整理）

2. 滋阴降火止痒治疗喉痹（慢性咽炎）

苏某，男，21岁，大学生，呼和浩特市新城区。初诊日期：2017年6月25日。

主　　诉：咽痛、咽痒1月余。

初　　诊：患者1个月前无明显诱因出现咽痛，灼痛不适，午后较甚，伴咽痒，咽部异物感，自服阿莫西林胶囊等药物（服法不详），未见明显好转，经朋友介绍求治于王老处。既往湿疹10余年。查体：咽后壁淋巴滤泡增生充血。电子纤维喉镜提示：声带及室带充血，余未见异常。刻下症：咽部灼痛，午后较甚，伴咽痒、咽部异物感，声音嘶哑，手足心热，腰酸困，时有皮肤瘙痒，纳寐可，二便调。舌红、少苔，脉沉细。

中医诊断：喉痹

阴虚火旺证

西医诊断：慢性咽炎

治　　法：滋阴降火止痒

方　　药：六味地黄丸加减

处　　方：生地黄15 g，牡丹皮12 g，茯苓12 g，山药15 g，酒萸肉15 g，盐益智仁12 g，金樱子15 g，酒女贞子15 g，桑椹15 g，马齿苋15 g，土茯苓12 g，白鲜皮15 g，浮萍15 g，甘草5 g。7剂，水煎服，日1剂。

二　　诊（2017年7月15日）：咽部症状减轻，瘙痒稍有缓解，仍偶有腰酸困。首方加山豆根10 g、木蝴蝶12 g以增强清热利咽之功，加苦参12 g以清热燥湿止痒。7剂，水煎，日1剂，早晚分服。半月后患诉咽部症状及腰酸困消失，嘱其精神内守，进食清淡，积极锻炼，但勿过激，以养阴潜阳，调和阴阳平衡，防复发。

按：喉痹是中医最古老病名之一，最早见于长沙马王堆帛书《阴阳十一脉灸经》。历代医家对于喉痹论述不一，定义未统一。《中医耳鼻喉科学（第十版）》将其定义为"以咽痛或异物感不适，咽部红肿，或喉底有颗粒状突起为主要特征的咽部疾病"，包含西医学的急慢性咽炎及某些全身性疾病反应在咽喉的表现。咽喉为诸经循行之要冲，十二经除手厥阴心包经、足太阳膀胱经外均途经咽喉或其附近，故喉痹病因较多，涉及脏腑经络广泛。患者慢性湿疹迁延日久，耗伤阴血，血虚生燥，燥邪伤及肾阴致肾内阴阳失衡，肝肾本为同源，肾阴耗伤日久累及肝脏，则见手足心热、腰酸困之肝肾阴虚证候。肝肾阴虚则相火无所制约而循经上犯咽喉，见咽痛、咽燥、咽痒、声音嘶哑等火邪灼伤咽喉之证。本为肝肾阴液亏耗，标为火邪上犯，属本虚标实证。故以滋养阴液、降火利咽为治疗大法，予六味地黄丸为主方加减，亦当兼顾湿疹之病因。《外科正宗》云"血风疮乃风热、湿热、血热三者交感而生"，故虽日久生燥，但仍不能忽略湿疹湿热、血热的主要病理因素，组方时应稍兼顾。

王老将熟地黄改为养阴清热、生津止渴之生地黄，一则生地黄兼养阴和清热凉血，补肝肾阴同时兼顾清热；二则生地黄长于养胃阴，无熟地黄滋腻碍胃之弊，生地黄量少以防凉血之力过强伤及正气。山茱萸涩精敛汗，补益肝肾，酒制后增强其补益肝肾功效。山药补益脾阴，益肾涩精，气阴双补，入脾、肺、肾三经。三药同用可补益肝肾之不足、固涩阴津之亏耗。茯苓淡渗利湿，并助山药健脾，牡丹皮清泄虚热，亦制约酒萸肉之温涩。钱乙原方用泽泻利渗泄热，并防熟地黄之滋腻。王老认为，使用泽泻往往使患者夜尿次数增加，而肾阴不足的患者大多伴有夜尿频多之症，配伍泽泻则引发或加剧此症，影响患者生活，故临床常少用或不用泽泻，又因本例以生地黄为君，组方时遂去泽泻。金樱子、盐益智仁均入肾经，具固精收涩功效，用之以恢复肾封藏功能，助滋补肾阴。同时方中配伍茯苓、土茯苓、马齿苋等利湿之药，前者收涩，后者清泄，一收一泄恢复人体正常水液代谢，亦可帮助清热。女贞子补肝肾阴，退虚热，酒制增强滋补肝肾功效，并减弱苦寒之性，桑椹滋阴生津，二药同入肝、肾二经，以增强滋补肝肾作用。土茯苓清热解毒利湿，马齿苋清热解毒凉血，合用清热利湿凉血，使血热得清，湿热得除。白鲜皮清热燥湿、祛风止痒，浮萍疏散风热止痒，主取二药止痒功效，以缓解患者皮肤瘙痒，另二药助马齿苋、土茯苓清热利湿凉血。甘草调和诸药，并可清热解毒利咽之痛。二诊时诸症仍未完全消失，加用山豆根、木蝴蝶、苦参以利咽。山豆根清热解毒、利咽消肿，为治乳蛾喉痹常用药；苦参既可清热除湿止痒，又可用于治疗咽喉肿痛；木蝴蝶清肺利咽，疏肝和胃。治疗咽痛同时防方中寒凉药物败胃伤津。三诊时患者症状完全消失，嘱其注意日常养生，防止复发。

（郑伟　史圣华整理）

3. 祛痰化瘀，散结利咽治疗喉痹（慢性咽炎）

刘某，女，43岁，教师，呼和浩特市回民区。初诊日期：2020年10月22日。

主　　诉：咽部异物感6月余。

初　　诊：患者6个月前感冒后出现咽部异物感，午后加重，自服慢咽舒柠颗粒等药物（服法不详）时有减轻，未予重视，但反复发作，今慕王老之名，遂来求治。既往无特殊。查体：咽后壁淋巴滤泡增生充血。电子纤维喉镜提示：声带及室带慢性充血。刻下症：咽部异物感，午后加重，伴口干、口苦，乏力，纳差，寐可，大便干，小便正常。舌质暗、苔白腻，左脉沉，右脉滑。

中医诊断：喉痹

　　　　　　痰凝血瘀证

西医诊断：慢性咽炎

治　　法：祛痰化瘀，散结利咽

方　　药：大柴胡汤合桂枝茯苓丸加减

处　　方：柴胡 15 g，枳实 18 g，生姜 15 g，黄芩 10 g，白芍 12 g，酒大黄 6 g，大枣 10 g，法半夏 12 g，桂枝 12 g，茯苓 24 g，桃仁 10 g，牡丹皮 10 g，龙骨 12 g，煅牡蛎 15 g。7 剂，水煎服，日 1 剂。

二　　诊（2020 年 11 月 1 日）：咽部异物感稍缓解，口干、口苦减轻，乏力，纳寐可，二便调。查体：咽后壁淋巴滤泡增生充血较前稍好转。舌质暗、苔白腻，脉沉细。加太子参 18 g 以补气养阴，继服 7 剂。

三　　诊（2020 年 11 月 10 日）：自诉咽部异物感明显减轻，稍有口干、口苦，查体示咽后壁无异常。继服上方 7 剂，嘱其忌食肥甘厚腻及生冷辛凉，避免接触刺激气体，起居有常，增强体质，防止复发，不适随诊。

按：《景岳全书》谓"声由气而发，肺病则气夺，此气为声音之户也"。患者 6 个月前感冒，外邪侵袭肺表，邪气阻滞致肺失宣肃。水液失于疏布，壅滞于咽喉，凝结为痰浊。痰浊形成又可阻碍气血的运行，日久则经脉阻滞，气血壅滞于咽喉，形成痰凝血瘀之证，致患者出现咽部异物感。治疗当以祛痰化瘀、散结利咽为大法，选方大柴胡汤合桂枝茯苓丸加减。大柴胡汤是《伤寒论》所载方剂，用于治疗少阳、阳明合病所致往来寒热，口苦咽干，胸胁苦满，郁郁微烦，心下痞硬，大便不解或下利等症。桂枝茯苓丸首载于《金匮要略》，后世认为本方可广泛用于妇科及内科中兼有瘀血的疾病。王老则认为两方合用在临床治疗气滞、痰浊、瘀血共见的喉痹时也有很强的疗效。

柴胡具有疏散退热、疏肝解郁、升举阳气的功效，常用于治疗少阳之往来寒热。历世医家对往来寒热的理解，不仅仅局限于寒热的交替，常将其理解为临床中某些疾病具有的发病呈周期性或时发时止的特点。患者咽部异物感有午后加重的特点，故王老选用柴胡为君；黄芩清热燥湿、泻火解毒，配伍柴胡、白芍以增强散结之功；重用枳实加强化痰浊、破气结功效；大黄兼活血逐瘀及清热解毒通便，酒制以使其药效上达咽喉；白芍清血分热结，养血和血，白芍配伍枳实以行气和血，配伍凉血活血之牡丹皮，祛瘀亦不伤阴血；法半夏化痰降气以消痰结；桂枝温通经脉，桃仁活血祛瘀，两药配伍以化瘀散结。重用茯苓一则健脾利湿以化痰，二则健脾以缓解患者痰凝血瘀日久之脾系症状。患者为中年女性，其病虽为痰凝血瘀所致，但究其原因，离不开情志诱发，故加龙骨、煅牡蛎以镇心安神。生姜、大枣调和营卫而行津液，并调和诸药。二诊时因痰凝血瘀日久易伤阴，故加用太子参以益气养阴。再诊时上症基本消失，因患病日久，嘱其继服上方，并注意防护，防止复发。

（郑伟　莫日根整理）

（二）耳鸣耳聋

1. 益气健脾，除湿通窍治疗耳鸣（神经性耳鸣）

孙某，男，41 岁，教师，呼和浩特市赛罕区。初诊日期：2020 年 7 月 20 日。

主　　诉：左耳耳鸣反复发作 2 年余。

初　　诊：患者 2 年前外出旅行，饮食、作息不规律，出现腹泻，自行服用藿香正气片（服法不详）3 天，腹泻好转，但晨起出现左耳耳鸣，耳部胀满感，咀嚼后稍好，耳鸣声也较小，未加重视。1 年前耳鸣逐渐加重，持续性的沙沙声，有时会影响休息，曾就诊于内蒙古医科大学附属医院，诊断为神经性耳鸣，给予改善循环与营养神经治疗，效果不明显。后自行购买耳聋左慈丸服用半月，仍效果不好，而且服药后出现胃口不好，口黏、口腻，门诊求治于王老处。既往无特殊。查体：双耳外耳道通畅，鼓膜完整、标志清。咽黏膜轻度充血，鼻黏膜轻度充血，下鼻甲、中鼻甲无肿大，通气尚可。电测听提示：双耳气导骨导一致升高，平均听力左耳 18 分贝，右耳 20 分贝，双耳鼓室图均呈 A 型，同侧声反射存在。刻下症：左耳耳鸣，呈持续性沙沙声，听力尚可，伴头晕沉、身倦怠乏力、心烦、易怒，寐差，纳一般，大便稀，黏滞不爽，小便可。舌质淡、苔白腻，脉沉无力。

中医诊断： 耳鸣

　　　　　　湿阻中焦、清气不升证

西医诊断： 神经性耳鸣

治　　法： 益气健脾，除湿通窍

方　　药： 参苓白术散合桂枝羌活汤加味

处　　方： 党参12 g，白扁豆10 g，薏苡仁15 g，山药15 g，莲子9 g，砂仁6 g，桔梗9 g，茯苓18 g，白术12 g，炙甘草6 g，桂枝10 g，白芍12 g，羌活6 g，防风12 g，白芷6 g。7剂，水煎，日1剂，早晚分服。

二　　诊（2020年7月28日）：患者服药后耳鸣明显减轻，仍时有心烦，寐一般，二便尚可。舌质淡、苔白腻，脉沉。上方去桂枝、白芍，加石菖蒲15 g、郁金12。继服7剂后，愈。

按： 王老认为耳与五脏六腑关系密切，然世人皆知肾开窍于耳，却多疏于健运脾胃，升清降浊，恢复清窍空灵之性。多因素体不足，饮食失调，劳倦过度，中伤中气，脾胃亏虚，致使生化乏力，清阳不升，浊阴不降，湿气弥漫，蒙蔽耳窍而出现耳鸣。正如《灵枢经》云"人之耳中鸣者，何气使然？岐伯曰：耳者，宗脉之所聚也，故胃中空则宗脉虚，虚则下溜，脉有所竭者，故耳鸣"。常伴有纳差、乏力、困倦等脾胃虚弱、生化乏源的表现，此时宜健脾化湿、芳香开窍。

患者旅途劳顿，饮食失节，内伤脾胃，运化失职，水湿混杂而下，清气下陷，则为腹泻；清气不能出上窍，发为耳鸣；土陷则木乘，肝火旺盛，表现为心烦、易怒；肝气乘脾则肝郁脾虚，脾虚无以健运，水湿上犯于耳，故耳鸣缠绵难愈；脾不升清，浊邪下犯，湿性黏滞故大便黏滞不爽。处方以健脾化湿行气为主，佐以祛风除湿之桂枝羌活汤。方中白扁豆、薏苡仁、砂仁三药合用，共奏健脾化湿之功，搭配茯苓、白术健脾燥湿以解除脾胃湿困，无以运化之势，使湿邪不犯耳窍，水谷之精得以濡养；党参、山药益气养阴，莲子补脾益肾、养心安神，与砂仁同用，肝阳、心阳得以制约，情志可调，夜寐可安。又因湿邪上犯耳窍，故用桔梗开肺利胸膈，助于一身之气将脾胃运化之水谷精微运送至耳窍用以濡养，引湿向下；解表之桂枝、白芍、防风、羌活同用，一除少阳之邪，二可利肺，枢纽可行，一身之气运转，气血精微流通，全方可奏效。二诊时患者耳鸣减轻，仍见心烦，去祛风除湿之桂枝羌活汤，加菖蒲郁金汤芳香开窍，清心除烦、安神，故诸症愈。

（郑伟　史圣华整理）

2. 补益肝肾，平肝息风治疗耳鸣（神经性耳鸣）

赵某，女，78岁，无业，呼和浩特市和林县。初诊日期：2018年11月16日。

主　　诉：间断耳鸣、幻听8年，加重1周。

初　　诊：患者8年前受惊吓后出现耳鸣、幻听、呕吐，无神志障碍，自行服药后症状缓解（具体药物及剂量不详），未予系统治疗。1周前受惊后上述症状加重，为进一步治疗故求治于王老处。查体：耳郭及耳室内未见流脓及红肿。耳镜检查未见明显异常。刻下症：耳鸣、幻听，气短伴咽喉不利，偶有头晕，失眠，大便干。舌红、无苔，脉沉细弦。

中医诊断：耳鸣

　　　　　　肝肾亏虚、肝风上扰证

西医诊断：神经性耳鸣

治　　法：补益肝肾，平肝息风

方　　药：六味地黄丸合天麻钩藤饮加减

处　　方：生地黄12 g，牡丹皮12 g，茯苓10 g，酒萸肉10 g，桑叶12 g，煅磁石15 g，天麻12 g，石决明12 g，钩藤12 g，远志12 g，石菖蒲12 g，枸杞子10 g，菊花10 g，川芎12 g，甘草5 g，焦三仙各15 g。7剂，水煎，日1剂，早晚温服。

二　　诊（2018年11月24日）：服上方后耳鸣、幻听减轻，觉腰痛、鼻中热憋、寐差。舌红、少苔，脉沉细。上方去茯苓、枸杞子，加续断15 g、杜仲15 g、生龙骨15 g、生牡蛎15 g。7剂，水煎，日1剂，早晚温服。

三　　诊（2018 年 11 月 30 日）：服上方后鼻中热憋、耳鸣减轻，感少腹痛胀。守上方加荔枝核 15 g、乌药 12 g。7 剂，水煎，日 1 剂，早晚温服。

按：耳鸣是因外邪侵袭、饮食失调、情志抑郁、病后体虚等引起听觉功能异常的一种疾病。本病有虚实之分，其中虚证凡耳内鸣响，或如闻蝉声，或如潮声，其声或细或暴，时尤甚，妨碍听觉者，称为"耳鸣"。

患者因 8 年前突受惊吓加之身体素虚，而见耳鸣、寐差，未经治疗，本次以间断耳鸣、幻听 8 年就诊，患者年纪较大，加之病程较长，考虑本病基本病机为肝肾亏虚，水不涵木，肝阳上亢，肝风内动，上扰清窍，出现耳鸣、幻听等表现。故治宜补益肝肾，兼以平肝息风。本方以生地黄滋养肝肾阴血，涵养肝木；山茱萸、枸杞子补益肝肾，兼以涩精；天麻平肝息风；煅磁石潜阳安神、明目聪耳；牡丹皮清泻相火，并制山茱萸之温涩；茯苓健脾渗湿，兼以宁心；石决明、桑叶平抑肝阳；钩藤、菊花平肝息风；石菖蒲化湿开胃、开窍豁痰；远志镇静安神、益智解郁；病久入络，加血中气药川芎活血行气、祛风止痛；并加焦麦芽、焦山楂、焦神曲消食导滞、健运脾胃，后天之本得固，气血生化有源；甘草调和药性。二诊时耳鸣、幻听减轻。腰为肾府，肾气耗伤而腰痛；肾水亏亦导致肝火旺而觉鼻中热憋、寐差。上方去补益之茯苓、枸杞子，予续断、杜仲、生龙骨、生牡蛎以壮腰健肾、滋阴潜降。三诊时鼻中热憋、耳鸣减轻，感少腹痛胀。守上方加荔枝核、乌药以行气止痛。全方共奏滋补肝肾、平肝息风之功。

（郑雷刚　史圣华整理）

3. 清肝泻火，开郁通窍法治疗耳鸣（神经性耳鸣）

张某，女，74 岁，农民，乌兰察布市卓资县。初诊日期：2019 年 7 月 26 日。

主　　诉：间断左耳鸣伴听力下降 3 个月，加重 1 周。

初　　诊：患者 3 个月前生气后出现左耳鸣，伴听力下降，当地某医院诊断为突发性神经性耳鸣，未予重视及未系统诊治。其间上症反复发作，心情愉快时上症可减轻。1周前因心情不畅上症加重，遂求治于专家门诊。查体：耳郭及耳室里未见流脓及红肿。耳镜检查未见明显异常。刻下症：左耳鸣、听力下降，眩晕，头痛面赤，易怒，口苦咽干，夜寐多梦，便秘溲赤。舌红、苔黄，脉弦数。

中医诊断：耳鸣

　　　　　　肝胆火盛证

西医诊断：神经性耳鸣

治　　法：清肝泻火，开郁通窍

方　　药：龙胆泻肝汤加减

处　　方：龙胆草10 g，焦栀子10 g，黄芩10 g，柴胡6 g，泽泻10 g，菊花12 g，蝉蜕6 g，升麻5 g，葛根15 g，石菖蒲12 g，炙甘草5 g，白芍15 g，当归15 g，夏枯草12 g。6剂，水煎，日1剂，早晚温服。

二　诊（2019年8月3日）：患者症状改善明显，仍有左耳鸣、听力下降，守上方去龙胆草、菊花、柴胡，加生地黄15 g、郁金15 g，以补肝体、疏肝郁。继服6剂，症状基本消。平素予丹栀逍遥丸调理。

按：耳鸣、耳聋是耳鼻喉科常见症状。耳鸣为患者自觉耳内有响声；耳聋指不同程度的听力下降，轻者为重听，重者为耳聋。临床上二者常合并兼见，耳聋常由耳鸣发展而来，正如《医学入门》所说，"耳鸣乃是耳聋之渐也"，可从其性质及病程进行辨证，如《景岳全书·耳证》所说，"凡暴鸣而声大者多实；渐鸣而声细者多虚"。其治法为治肝胆从实，治脾肾从虚，上宜清疏，中宜升补，下宜滋降。

患者平素性情抑郁，不善沟通发泄，每遇不快之事，则暴怒伤肝，肝郁化火，循少阳经脉上扰，清窍失灵，故见耳鸣、耳聋、眩晕、头痛；肝火扰动心神，故易怒、夜寐多梦；肝火胁迫胆汁上逆，故见口苦咽干；舌红、苔黄，脉弦数均为肝胆火盛之证。故治疗以清肝泄火、开郁通窍为法，方中龙胆草、焦栀子、黄芩等清肝泄火；柴胡、郁金等以疏肝解郁；生地黄、当归、白芍等以柔肝补肝；葛根、石菖蒲、菊花等药物清热通窍。诸药合用，共奏清肝泻火、开郁通窍之功。王老临证治疗此类疾病时，辨证首分新久虚实，新病者其脏真不亏，病在经络，鸣响虽暴，尚属实证，调治稍易，疗程短；久病体虚，本元既伤，其病在脏，缠绵日久，难以速效。临证时同时嘱患者情绪莫急躁。此外王老认为此类病证属虚、属热者居多，故治疗用药时切记温补类、热性药物等慎重选用，或配伍佐制类药物，方可收到满意疗效。

（郑雷刚　史圣华整理）

4. 活血化瘀，温阳通窍治疗耳鸣（神经性耳鸣）

范某，女，53岁，退休，呼和浩特市托克托县。初诊日期：2021年6月2日。

主　　诉：间断性耳鸣5年。

初　　诊：患者5年前与邻居争吵后出现双耳耳鸣，似蝈蝈叫声，自行口服耳聋左慈丸（剂量不详）20余天，耳鸣声较前减轻（未做听力检测），故未予重视。之后，每于天气变化、劳累及情绪波动后即加重，曾多次就诊于各大医院，给予金纳多、甲钴胺片口服治疗（剂量不详），耳鸣稍有减轻。经朋友介绍求治于王老处。查体：面色暗，手足冰。双耳外耳道通畅，鼓膜完整、标志欠清。电测听提示：双耳气导骨导一致升高，平均听力左耳35分贝，右耳30分贝，双耳鼓室图均呈A型，同侧声反射存在。既往已绝经2年。刻下症：双耳耳鸣，呈持续性吱吱声，听力下降，轻度影响日常交流，伴耳周刺痛，偶有瘙痒，脑鸣，口甜，寐差，入睡困难，夜间易醒，怕凉，纳可，二便调。舌质暗、苔白腻，脉弦滑。

中医诊断：耳鸣

　　　　　　瘀血阻滞兼阳虚证

西医诊断：神经性耳鸣

治　　法：活血化瘀，温阳通窍

方　　药：血府逐瘀汤加减

处　　方：当归12 g，生地黄18 g，桃仁10 g，红花10 g，枳壳12 g，赤

芍12 g，炙甘草6 g，柴胡10 g，川芎15 g，桔梗10 g，牛膝12 g，石菖蒲15 g，郁金12 g，防风12 g，肉桂6 g，黑顺片9 g，烫水蛭3 g。7剂，日1剂，早晚分服。

二　诊（2021年6月16日）：药后自诉耳鸣症状缓解，耳痛、瘙痒明显减轻，仍有脑鸣，寐差，易醒。原方效果显著，加羌活6 g。7剂，水煎，日1剂，早晚分服。

三　诊（2021年6月26日）：药后耳鸣、脑鸣较前明显减轻，睡眠较前有明显改善。继服原方7剂，后愈。

按：耳是听觉器官，听觉灵敏与否，与肾精肾气的盛衰密切相关。故《灵枢经·脉度》说："肾气通于耳，肾和则耳能闻五音矣。"肾精与肾气充盈，髓海得养，听觉灵敏，反之肾精及肾气虚衰，髓海失养，则听力减退，或见耳鸣，甚则耳聋。人到老年，由于肾精及肾气衰少，多表现为听力减退，故说肾开窍于耳。《灵枢经·口问》曰："耳者，宗脉之所聚也。"《素问·金匮真言论》曰："南方赤色，入通于心，开窍于耳。"王老认为心属火而肾属水，心火肾水互济互调，则清净之气方能上达清窍而使听觉聪慧。若心肾失调，水火不济，则易致失聪。这个过程主要通过心主血脉的功能与耳保持密切联系。心气旺盛，心脉和利，方能血流不息，精血上奉，营养周身，耳窍得养。若血瘀上焦，经气不利则见胸、背、肩、胳膊疼痛麻木，胸胁逆满，头痛、耳鸣、耳聋等症。同时，血得温则行，遇寒则凝，王老在流通气血时多重视温补下焦，以引火归元，助心行血，运柔成刚。

患者为中老年女性，绝经2年。血瘀上焦，血脉不通，瘀阻经脉，既虚之肾精上奉无由，故见耳鸣、耳痛；络脉瘀堵，血行不畅，内风遂动，则见瘙痒；心藏神而主血脉，血脉瘀阻，血府不畅，藏神无能，故寐差、易醒；气为血帅，赖气以动，故情志不畅则耳鸣多加重；怕冷，多为阳气素虚；火不暖土，加之食饮不节，致使脾胃虚弱而不能运化水谷精微物质，故见口甜；土虚则湿邪内生，湿阻中焦，气机升降不利，故情绪波动时症状会加重。方中桃仁破血行滞而润燥，红花活血祛瘀以止痛，共为君药；赤芍、川芎助君药活血祛瘀，牛膝活血通经、祛瘀止痛、引血下行，共为臣药；生地黄、当归养血益阴、清热活血，桔梗、枳壳一升一降、宽胸行气，柴胡疏肝解郁、升达清阳，与桔梗、枳壳同用，尤善理气行滞，使气行则血行，以上均为佐药；桔梗并能载药上行，兼有使药之用；炙甘草调和诸药，亦为使药。加之石菖蒲豁痰化湿，郁金行气解郁，活血止痛，防风化湿止痛，肉桂、黑顺片温经，与熟地黄相配，滋阴补阳、运柔成刚，烫水蛭破血通经。方中活血与行气相伍，祛瘀与养血同施，升降兼顾，既能升达清阳，又可降泄下行，使气血和调。二诊时用羌活，"气清属阳，善行气分，舒而不敛，升而能沉"，以加强清升、助阳雄起之功。

（郑伟　莫日根整理）

5. 疏肝解郁，泄热和胃治疗耳鸣耳聋（神经性耳鸣，感音神经性耳聋）

韩某，男，82岁，退休，呼和浩特市新城区。初诊日期：2021年6月18日。

主　　诉：耳鸣伴听力下降1年，加重1月余。

初　　诊：患者1年前受家庭琐事影响出现耳鸣，夜间加重，伴心烦、急躁，不忍其烦，遂就诊于内蒙古医科大学附属医院，诊为神经性耳鸣，给予银杏叶提取物片、甲钴胺片口服治疗1月余，无效。后自购耳聋左慈丸口服（剂量不详）20余天，亦无效。辗转经病友介绍，求治于王老处。既往无特殊。查体：面色红，急躁感，坐立不安，双耳外耳道通畅，鼓膜完整，标准清晰。电测听提示：双耳气导骨导一致升高，平均听力左耳35分贝，右耳40分贝，高频听力中度下降，鼓室图均呈A型。刻下症：双耳耳鸣，高调性吱吱声，夜间加重，伴听力下降，轻度影响日常交流，耳周时有胀痛，自觉时有脑鸣，生气后明显加重，头晕，偶有恶心，心烦易怒，口干，睡眠一般，饮食基本正常，大便偏干，1~2日1行，小便正常。舌质红、苔薄黄，脉弦滑。

中医诊断：耳鸣耳聋

　　　　　　肝火燔耳证

西医诊断：1. 神经性耳鸣　2. 感音神经性耳聋（双耳，轻度，高频下降型）

治　　法：疏肝解郁，泄热和胃

方　　药：化肝煎加味

处　　方：牡丹皮12 g，焦栀子9 g，醋青皮10 g，陈皮10 g，炒白芍15 g，浙贝母9 g，泽泻15 g，炙甘草6 g，白术12 g，干姜6 g，茯苓18 g，淡豆豉18 g，石菖蒲15 g，郁金12 g，蝉蜕9 g。7剂，水煎，日1剂，早晚分服。

二　　诊（2021年6月25日）：药后患者自觉症状缓解，仍有耳鸣，但声音变小，轻微脑鸣，白天活动、吃饭后症状加重，生气后症状亦加重，耳周仍疼痛。原方加丹参15 g，以活血养血、通经止痛、清心除烦。7剂，水煎，日1剂，早晚分服。

三　　诊（2021年7月9日）：药后耳鸣、头晕明显减轻，白天活动时亦明显减轻，入夜耳鸣症状基本消失，睡眠质量较前明显改善，无口干，耳周仍偶刺痛，小便黄赤。上方加泽兰12 g，以活血利水。7剂，水煎，日1剂，早晚分服。

四　　诊（2021年7月16日）：患者自诉诸症均缓解。上方继服7剂，水煎，日1剂，早晚分服。

按：肝脏位于下焦。肝为风木之脏，条达一身之气，气机通畅，耳道才能通利；肝主藏阴血，肝血濡养全身，耳道得肝血濡养而聪明。肝气主升，内寓相火，肝气郁阻则所过经脉气血不通，郁阻于头目耳窍，则见耳鸣、耳痛、头晕、目眩等症；大怒伤肝，肝伤则气机闭塞不通，肝气不舒，阻碍气机升降，久郁则化火，火邪上炎清窍，可见目翳增多、耳鸣、咽痛；化火久则灼伤津液，炼液为痰，痰气交阻则致使血脉阻滞不通，出现血瘀之痛证。

患者为老年男性，平素心烦易怒，怒则肝气郁，血气随肝气而上逆，阻遏于局部细小经络，经络不通，不能滋养耳窍，故见耳鸣，不能滋养脑窍，故见脑鸣，气郁久则化火，郁火灼伤津液，故见口干、便干；"怒则气上"，烦热动血，上逆则动火，火性炎上，故见耳周疼痛；炼液成痰，痰扰心神，故见夜寐不安、头晕；气郁而痰阻，阻于耳窍，故见听力下降；阻于中焦，故见恶心。方中醋青皮疏肝理气；陈皮理气燥湿和胃；炒白芍养血柔肝、缓急止痛；牡丹皮凉血化瘀；焦栀子泄火除烦、清利湿热、凉血解毒；泽泻化湿泄热，浙贝母清热解毒散结；焦栀子、淡豆豉解表除烦、宣郁散热；石菖蒲开窍醒神、化湿开胃；郁金行气解郁、活血止痛；蝉蜕疏散风热、息风止鸣。妙在合肾着汤以崇阳补火、利湿和中，以助中焦之气。王老认为肝火为病，病位不一定局限于肝，其中侮脾乘胃、冲心犯肺、化火夹痰，本虚标实，皆可为病，吾辈记之。

（郑伟　莫日根整理）

6. 滋补肝肾，清虚热治疗耳聋（感音神经性耳聋）

张某，女，32岁，教师，乌兰察布市丰镇市。初诊日期：2017年10月20日。

主　　诉：右耳听力下降反复发作20天。

初　　诊：患者于2017年10月初劳累后出现右耳听力下降，伴耳鸣，于当地某医院行听力测试示右耳听力下降，左耳听力未见异常，其余未见异常，诊断为神经源性耳聋，嘱患者口服"黄连上清片"后症状稍有缓解。其间上症反复发作，时轻时重，今慕名前来就诊。既往有贫血病史1年。刻下症：右耳听力下降，耳鸣，头沉闷，双目干涩，纳可，寐差，小便色黄，大便秘结。舌红、少苔，脉弦细数，重取无力。

中医诊断：耳聋

　　　　　　肝肾阴虚、虚热上扰证

西医诊断：感音神经性耳聋

治　　法：滋补肝肾，清虚热

方　　药：杞菊地黄汤加减

处　　方：生地黄 15 g，牡丹皮 12 g，茯苓 15 g，山药 12 g，酒萸肉 12 g，枸杞子 10 g，菊花 15 g，磁石 15 g，石决明 12 g，天麻 10 g，葛根 12 g，桑叶 12 g，黄芩 10 g，远志 12 g，石菖蒲 12 g，焦栀子 10 g，甘草 5 g，郁金 15 g。7 剂，水煎，日 1 剂，早晚温服。

二　　诊（2017 年 10 月 27 日）：药后耳鸣、头沉闷减轻，听力改善，寐可，胃稍有不适。守上方去生地黄、黄芩、茯苓，加广藿香 15 g、砂仁 10 g 以调和脾胃，加生石膏 10 g、陈皮 12 g、地骨皮 15 g，以滋阴清郁热。继服 7 剂，水煎，日 1 剂，早晚温服。

三　　诊（2017 年 11 月 5 日）：药后耳鸣明显好转，听力好转，眼干涩缓解，便秘痊愈。守上方 7 剂以巩固疗效，水煎，日 1 剂，早晚温服。

按：凡听觉有不同程度的减退，甚至听觉丧失，影响日常生活者，称为"耳聋"，是外邪侵袭、饮食失调、情志抑郁、病后体虚等引起听觉功能异常的一种疾病，包含西医学中的流感、内耳性眩晕、高血压、贫血以及药物中毒等出现耳聋为主症时可参考辨证论治。《圣济总录》曰："久聋者，肾脏虚，血气不足，风邪停滞故也。"

患者为青年女性，先天禀赋不足，素体不强，且性情急躁易怒，日久易耗气伤阴。肾开窍于耳及二阴，肾阴不足，清窍失养，可见耳聋、耳鸣等症状；肝肾阴虚，阴虚阳亢，虚热上扰，可见头沉闷不清、双目干涩、寐差；肾阴不足，虚热内生，可见小便色黄；虚热内扰，肠道津液耗伤，失于濡润，可见大便秘结。故治疗时以滋补肝肾、清虚热为法，方中生地黄、山药、酒萸肉、枸杞子等补肝肾；牡丹皮清热凉血、退虚热；茯苓健脾、渗利水湿，助山药健脾益肾不留湿；桑叶、黄芩、焦栀子、菊花等清内热；远志、石菖蒲交通心肾以安神；磁石、石决明、天麻平抑肝阳、平肝明目；葛根治以项背强痛；郁金活血止痛、行气解郁；甘草以调和诸药。诸药合用，共奏补肝肾、清虚热之功。王老临证治疗本类病证时，常在辨证治疗基础上，多配伍清上焦郁热之品，如桑叶、黄芩、菊花等；同时在治疗耳鸣、头晕等病证时必用中药之"三联药",即磁石、石决明、天麻以重镇降逆。二诊时耳鸣、头沉闷减轻,听力改善,胃稍有不适。守上方去生地黄、黄芩、茯苓,加广藿香、砂仁以调和脾胃,加生石膏、陈皮、地骨皮以滋阴清郁热。此外,王老特别重视嘱咐患者饮食宜忌,即患本类病证者宜清淡营养饮食,忌辛辣刺激,尽量避免久卧热床或热炕头。

(郑雷刚　史圣华整理)

7. 养阴清热,柔肝泻火治疗耳鸣耳聋(感音神经性耳鸣耳聋)

贾某,男,33岁,职员,呼和浩特市赛罕区。初诊日期:2020年10月20日

主　诉:双侧耳鸣、左耳听力下降1年余。

初　诊:患者1年前大怒后出现间断性双侧耳鸣,未予重视,症状逐渐加重,出现左耳听力下降,现为进一步诊治,遂来王老门诊处就诊。既往体健。查体:耳郭及耳室内未见流脓及红肿。刻下症:双侧耳鸣伴左耳听力下降,头晕,口干口苦,心烦易怒,梦遗,纳可,寐欠安,小便可,大便溏。舌红、苔黄,脉弦滑。

中医诊断:耳鸣耳聋

　　　　　阴虚火旺证

西医诊断:感音神经性耳鸣耳聋

治　法:养阴清热,柔肝泻火

方　药:杞菊地黄丸加减

处　方:枸杞子10 g,菊花10 g,生地黄10 g,牡丹皮5 g,山药20 g,酒萸肉15 g,煅磁石15 g,石决明15 g,天麻12 g,蔓荆子10 g,青葙子12 g,川芎12 g,女贞子15 g,金樱子15 g,桑椹15 g,炙甘草5 g,鳖甲20 g,石菖蒲15 g,白术15 g。14剂,日1剂,早晚饭后温服。

二　诊(2020年11月3日):药后上述症状好转,现耳憋闷感、耳胀,纳可,寐一般,夜尿繁多。舌红、苔黄,脉弦。上方基础上加茯苓12 g

以健脾宁心、远志12 g，以镇静安神，益智仁12 g，以暖肾固精。14剂，日1剂，早晚饭后温服。

电话回访，上述症状消失，治疗效果显著。

按：肾开窍于耳，肝主藏血而肾主藏精，精血同源，同源互化。肾精肝血，肝血不足与肾精亏损可相互影响，以致出现耳聋耳鸣、腰膝酸软等肝肾精血两亏的病变。患者素日急躁易怒，日久阴精亏虚，阴虚火旺。本方以枸杞子、女贞子、酒萸肉补益肝肾；生地黄滋养肝肾阴血，涵养肝木；天麻平肝息风；煅磁石潜阳安神、明目聪耳；牡丹皮清泻相火，并制酒萸肉之温涩；茯苓健脾渗湿，兼以宁心；鳖甲、石决明平抑肝阳；桑叶、菊花清肝以息风；蔓荆子、青葙子以清热泻火；石菖蒲化湿开胃、开窍豁痰；川芎以活血行气；金樱子以收敛固脱；桑椹以滋阴补血；白术以健脾燥湿；甘草调和药性。诸药合用，养阴清热、柔肝泻火。

（郑雷刚　郑智丽整理）

（三）鼻鼽

1. 宣肺健脾，益肾利湿治疗鼻鼽（变应性鼻炎）

刘某，女，42岁，公司职员，呼和浩特市赛罕区。初诊日期：2020年7月28日。

主　　诉：反复鼻塞、流涕10余年，加重3年。

初　　诊：患者10余年前受凉后出现鼻塞、流清涕，入秋加重，反复发作，未予重视。初始3年里，每于入秋则自行购买"抗过敏"药物（具体不详），基本可控制病情，后逐渐升级抗过敏药物，方能有效控制症状。近3年，入秋前1个月即开始服用抗过敏药物治疗（具体不详），病情仍不能有效控制，遇阴雨天气时鼻塞、流涕、咳嗽则明显加重，甚则出现胸闷、气短等症。经朋友介绍，求治于王老。既往对蒿草、粉尘、户尘螨、牛奶等过敏。查体：鼻黏膜苍白水肿，下鼻甲肿大，鼻腔通气差。咽后壁淋巴滤泡增生充血。刻下症：发作时鼻塞、打喷嚏，流清涕、眼痒、鼻痒、咳嗽，干咳，痰少，寐一般，纳可，大便稀，小便可。舌质淡、苔薄白，脉沉细滑。

中医诊断：鼻鼽

　　　　　　肺脾两虚、肾精不足、湿气弥漫证

西医诊断：变应性鼻炎

治　　法：宣肺健脾，益肾利湿

方　　药：麻杏薏甘汤合麻黄附子细辛汤合神术散加味

处　　方：杏仁 12 g，炒薏苡仁 18 g，炙甘草 6 g，广藿香 12 g，淡附片 6 g，细辛 3 g，生姜 12 g，大枣 6 g，茯苓 12 g，麻黄 6 g，益智仁 12 g，川芎 9 g，防风 9 g，白芷 6 g，百合 12 g，黄芩 6 g。7 剂，水煎，日 1 剂，早晚分服。

二　　诊（2020 年 8 月 5 日）：仍有鼻塞、流清涕，轻微乏力，但打喷嚏及眼睛干痒明显缓解，寐一般，大便稀。原方加太子参 12 g。继服 7 剂。

三　　诊（2020 年 8 月 13 日）：用药后诸症明显好转，纳寐可，二便调。上方继服 3 剂以巩固疗效。

按：张介宾言："凡无热象者便常用温补药物。"意在用温补之药散寒邪，邪去则病除。肺主气，司呼吸，肺气虚则阻碍呼吸机能的正常运行，导致鼻塞不通、喘、哮鸣、流涕等。肺合皮毛，肺气虚则卫气不固，可见怕冷、多汗等。"脾喜燥恶湿"，健脾多以化湿利水为本，湿去则脾健，故有言："治湿不治脾，非其治也。"本虚而标实，肺脾两虚，肺虚则失宣降，脾虚则痰湿生，而肾为欠为嚏，且金水相生，治肺又需理肾。"风为百病之长"，故治病不可不兼顾祛风。寒邪留滞于脾胃，影响脾胃升降及运化，脾胃运化失常，谷气无以升，故肺气愈虚，日久有化热之征。治疗应解表散寒、温肺化饮、健脾利湿，也要兼顾化热之症。患者为中年女性，感受风寒，风寒侵袭，损伤卫外之气，卫气伤则不能顾护机体，急性发作，风寒之邪郁遏上焦，肺失宣肃，清浊相干，升降反作，致使肺气不利，金水相生，影响肾之纳气，故出现鼻塞、喷嚏，卫气失收敛固摄之功，故见流涕，寒为邪，故见质清，病程较久，损伤入里，使肺气及卫气愈虚，故反复，迁延不愈。风性善动，上攻于头面，故见眼痒；寒性湿润趋下，困于脾，则脾气受损，故见大便稀，寒邪日久又化热之势，故查体可见鼻黏膜充血。方中用药为麻黄细辛附子汤合麻杏苡甘汤合神术散加减。杏仁降气止咳平喘，炒薏苡仁利水渗湿、健脾止泻，广藿香化湿解表，淡附片散寒止痛助阳，细辛解表散寒、祛风通鼻窍兼温肺化饮，生姜温肺化饮，大枣补中益气，茯苓利水渗湿，麻黄解表、宣肺、利水，益智仁暖肾温脾止泻除湿，川芎祛风，防风解表利湿，白芷解表散寒、祛风通鼻窍兼燥湿，百合滋阴生津、润肺，黄芩清热利湿，炙甘草补脾益气、化痰止咳、调和诸药。诸药共用，意在助阳解表、温肺化饮、健脾利湿。二诊时加太子参，加强方中健脾益气、生津润肺之功效。三诊时患者痊愈。

（郑伟　史圣华整理）

2. 清热泻肺，通利鼻窍治疗鼻鼽（变应性鼻炎）

赵某，女，18岁，学生，呼和浩特市赛罕区。初诊日期：2021年4月18日。

主　　诉：反复鼻塞、流涕20天。

初　　诊：患者20天前无明显诱因出现流清涕，鼻痒，打喷嚏，鼻塞，口鼻咽干，咳痰不利，纳寐可，二便调。查体：鼻黏膜充血，下鼻甲肥大，既往患过敏性鼻炎4年余。舌质红、苔薄白，脉数。

中医诊断：鼻鼽

　　　　　　肺经伏热证

西医诊断：变应性鼻炎

治　　法：清热泻肺，通利鼻窍

方　　药：自拟辛夷薄荷苍耳汤加减

处　　方：辛夷15 g，苍耳子12 g，薄荷12 g，黄芩10 g，桑叶12 g，

苦参12 g，马齿苋12 g，土茯苓12 g，鹅不食草12 g，木蝴蝶12 g，山豆根10 g，麦冬15 g，清半夏10 g，羌活10 g，生地黄12 g，甘草5 g。7剂，日1剂，水煎服。

二　诊（2021年4月27日）：服上剂后症状减轻，未完全好转。予上方加北沙参15 g。7剂，日1剂，水煎服。

三　诊（2021年5月12日）：诸症除，嘱患者起居有常，饮食有节，增强体质，减少粉尘接触，防止复发，不适随诊。

按：鼻鼽为临床常见病之一，作为病名最早见于《黄帝内经》。"鼽"有三种含义：一则鼻塞不通，二则人体解剖位置，指面颊、颧骨处，三则指鼻流清涕。自金代刘完素释"鼽，谓鼻出清涕也"后，"鼻鼽"指鼻流清涕逐渐被后世医家认可。现《中医耳鼻喉科学（第十版）》将鼻鼽定义为以阵发性和反复发作的鼻痒、打喷嚏、流清涕为主要症状的疾病，包含西医的变应性鼻炎、血管运动性鼻炎等疾病。因其涕符合《素问·至真要大论》"诸病水液，澄澈清冷，皆属于寒"，故医家多从寒论治。金代刘完素则认为"热极则反为水，故肺热甚则出涕"，提出从肺热论治鼻鼽。王老亦认为肺经伏热为鼻鼽之常见证型。患者春分前后发病，时值少阴君火主气，自然界火气引动肺经伏热，肺热甚极，蒸腾化水，肺开窍于鼻，逼迫津液由鼻外泄而成清涕。刘河间谓"鼻为肺窍，痒为火化，心火邪热，干于阳明，发于鼻而痒则嚏也"，火热之邪上犯鼻窍，鼻之功能失调则见鼻痒、打喷嚏，亦可见鼻塞。肺热煎熬津液则见咳痰不利，清窍失津液濡养，则见口鼻咽干。热邪上扰则经气逆乱，气血聚集于鼻黏膜致鼻黏膜充血，患者鼻鼽反复发作致黏膜肿胀经久不愈，日久则见下鼻甲肥大。结合舌脉，四诊合参辨证为肺经伏热证鼻鼽。

本案用方为王老临床以清热泻肺、通利鼻窍为法创立的辛夷薄荷苍耳汤，临床用于肺经伏热证鼻鼽有很好的疗效。方中以辛夷15 g为君，辛夷发散风寒、通鼻窍，《本草纲目》言其"辛夷之辛温，走气而入肺，能助胃中清阳上行，所以能温中，去面目鼻之病"，现代药理学研究认为其有收缩鼻黏膜血管作用。苍耳子发散风寒、通鼻窍、止痛。两药虽均有发散风寒作用，但其发散风寒作用均较弱，本方合用二药，取其芳香通窍之功以通利鼻窍；薄荷芳香通窍、疏散风热，归肝、肺二经，《医学衷中参西录》认为其"头疼目疼，鼻渊鼻塞，齿疼咽喉肿疼，肢体痉挛作疼，一切风火郁热之疾，皆能治之"。薄荷与前两药配伍增强通利鼻窍功效，又可清肺中伏热；黄芩苦寒，入肺、胃等经，《本草求真》载黄芩"枯而大者轻飘上升以清肺"，桑叶清肺润燥，入肝、肺经，二药合用取其清肺热功效，又稍兼凉血功效，亦可缓解血热所致鼻黏膜充血；马齿苋清热解毒凉血，苦参清热燥湿、泻火解毒，土茯苓清热解毒利湿，因现代医学研究认为三药可抗过敏、提高人体免疫力，故王老常三药配伍用于皮肤病及过敏性鼻炎；鹅不食草辛温升散，取其通鼻窍功效以缓解鼻塞症状；木蝴蝶润肺利咽，常用于肺热所致之咳嗽，现代有医家认为，木蝴蝶与黄芩相须为用可发挥其抗炎、抗免疫作用，故亦用于本案；山豆根清热解毒、利咽消肿，入肺、胃经，用其以增强清肺热功效；麦冬养阴润肺、益胃生津，一则清肺热，二则养肺胃阴、生津，治疗肺热津伤所致之鼻咽口干、干咳少痰，另现代医学研究认为其可升高外周白细胞含量而提高免疫功能，有助于治疗；清半夏燥湿降逆，入肺、脾、肾经，一则燥湿以缓解流清涕，二则降逆以助肺热清后水液的正常代谢。羌活作用趋向以升浮为主，有通鼻窍之功；地黄清热凉血、养阴生津，生用以增强其清热功效；甘草调和诸药，亦可清热。二诊时患者上症缓解，为防止热邪日久，伤及津液，加用北沙参以增强养阴生津之功。三诊时因本病常迁延难愈，嘱其注意日常调护，防止复发。

（郑伟　莫日根整理）

（四）鼻窒

1. 利湿化浊，清热解毒，宣通鼻窍治疗鼻窒（慢性鼻炎）

高某，男，34 岁，职员，呼和浩特市回民区。初诊日期：2020 年 4 月

15 日。

主　诉：反复鼻塞、鼻流浊涕 4 月余，加重伴头痛 1 周。

初　诊：患者 4 个月前于野外烧烤后出现鼻塞、鼻流浊涕，无发热、头痛，自认为感冒，于就近药店购买感康（服法不详），服用后鼻塞稍减，但仍鼻流浊涕、色黄白相间、时轻时重，曾服用鼻炎康治疗，效果不显。1 周前参加同学聚餐后上症明显加重，遂就诊于王老门诊。刻下症：鼻塞，鼻流浊涕、色黄白相间、质稠，偶见咳嗽，痰多，头痛，以前额、眉棱骨为主，打鼾，多汗，口苦，口臭，心烦、寐差，纳食香，大便不畅，小便黄赤。舌质红、苔黄厚腻，脉弦滑。既往无特殊。查体：面色红，油腻，双侧鼻黏膜充血红肿，下甲肿大，中鼻道可见大量黏脓性分泌物引流，色黄，鼻腔通气差。鼻窦 CT 提示：下鼻甲增大，上颌窦、筛窦、蝶窦黏膜增厚。

中医诊断：鼻窒

　　　　　　湿热阻滞证

西医诊断：慢性鼻炎

治　法：利湿化浊，清热解毒，宣通鼻窍

方　药：甘露消毒丹加味

处　方：黄芩 12 g，滑石 18 g，茵陈 15 g，石菖蒲 15 g，浙贝母 9 g，通草 6 g，广藿香 15 g，射干 10 g，连翘 15 g，薄荷 9 g，豆蔻 10 g，苍耳子 10 g，细辛 3 g，白芷 10 g。上药 7 剂，水煎，日 1 剂，早晚分服。

二　诊（2020 年 4 月 23 日）：药后打鼾、多汗明显减轻，仍时有鼻塞，鼻涕色白、质黏，早晨起来时较重，饮食睡眠较前有改善，二便正常。效不更方，继服 7 剂。

三　诊（2020 年 5 月 1 日）：上症均见明显减轻，头部尤前额受凉后仍见鼻流清涕，调方新予黄芪建中汤加味。处方：黄芪 20 g，桂枝 12 g，赤芍 12 g，生姜 12 g，大枣 10 g，炙甘草 6 g，防风 12 g，细辛 3 g，白芷 9 g。7 剂以固疗效，半年后随诊病情无反复。

按：王老临床治疗头面疾病，善从三焦论治。认为鼻窍居于头面中央，为多气多血之窍道，《灵枢经·邪气脏腑病形》谓："十二经脉，三百六十五络，其血气皆上于面而走空窍……其宗气上出于鼻而为嗅。"而中焦脾胃"泌糟粕，蒸精液，化其精微，上主于肺脉"，进而荣养鼻窍。今中焦脾胃素虚，食饮不节，脾胃内伤，湿从中生，运化失常，清气不升，浊阴不降，湿毒郁滞，循经上扰，湿毒之邪停聚鼻窍，则鼻涕黄浊量多；湿热滞留鼻窍，塞阻脉络，则鼻腔黏膜红肿，导致鼻塞持续而失嗅；湿夹热邪上蒸于脑，故头痛、头重或闷胀不适。故治宜利湿化浊、清热解毒、宣通鼻窍，以甘露消毒丹加减，利湿化浊、清热解毒、宣通鼻窍为主。方中滑石利水渗湿、清热解暑，茵陈清热利湿，黄芩清热燥湿，三药相伍共奏清热利湿之功；豆蔻、石菖蒲、藿香、茯苓行气化湿和中，令气畅湿行；连翘、薄荷清热解毒，利咽；更加白芷、细辛、苍耳子以解表、宣通鼻窍。王老常言"三焦通利，百病无生"，三诊时调方为黄芪建中汤加味，以健运中气，恢复中气斡旋之力，轻升浊降，从而三焦通利，水、火、气、血运行如常。

（郑伟　陈佳整理）

2. 宣肺散寒，生津舒筋治疗鼻窒（慢性鼻炎）

李某，男，10岁，学生，呼和浩特市回民区。初诊日期：2021年6月25日。

主　　诉：反复鼻干、流涕1年余。

初　　诊：患儿1年前于外感风寒后出现发热、恶寒，周身疼痛，伴鼻塞、流清涕，自行购买感康片口服（剂量不详），治疗后发热、身痛好转，仍鼻干、流涕，未予重视。之后鼻干、流涕持续存在，稍有不慎受风则鼻涕增多，慕名求治于王老处。刻下症：鼻干、流涕，初起为白黏涕，渐至黄白相间，晨起加重，连续性喷嚏，咳嗽，纳寐可，大便不成形，小便可。既往无特殊。查体：双侧鼻黏膜充血，部分糜烂，附着干痂，下鼻甲肿大，通气差。咽后壁淋巴滤泡增生充血，扁桃体Ⅰ-Ⅱ度肿大，慢性充血。舌淡红、苔白微腻，脉浮紧。

中医诊断： 鼻窒

　　　　　　风寒闭肺证

西医诊断： 慢性鼻炎

治　　法： 宣肺散寒，生津舒筋

方　　药： 葛根汤合小柴胡汤加味

处　　方： 葛根 18 g，麻黄 3 g，桂枝 12 g，赤芍 12 g，生姜 15 g，大枣 10 g，炙甘草 6 g，柴胡 9 g，黄芩 6 g。7 剂，水煎，日 1 剂，早晚分服。

二　　诊（2021 年 7 月 2 日）：药后上述症状均有所缓解，晨起持续性喷嚏仍偏多，纳寐可，二便正常。上方加茯苓 15 g、杏仁 12 g、厚朴 6 g、益智仁 9 g、百合 12 g。7 剂，水煎服，日 1 剂，早晚分服。

三　　诊（2021 年 7 月 10 日）：药后诸症好转，偶喜清嗓，效不更方，予颗粒剂 4 剂，一天半服一剂，开水冲服。并嘱患儿于停用口服药后，每日早上吃姜枣茶一次，以巩固疗效。

按： 患者外感风寒之邪后出现发热、发热、恶寒，周身疼痛，鼻塞、流清涕等症状，服西药后诸症减，但留鼻干、流清涕、咳嗽等症。王老考虑为外感风寒之邪未清，余邪入里，壅遏上焦，导致肺气不畅，宣肃失司，且有入里化热之势，治疗以宣肺散寒为主。葛根汤出自《伤寒论》"太阳病，项背强几几，无汗，恶风，葛根汤主之"。其主要病机为太阳经气为风寒之邪阻滞，气血运行不畅，经气不利，郁遏于里，上焦壅滞，肺气不利，发为鼻干、鼻涕、咳嗽。故治用葛根汤为主，以发汗解表、生津舒筋、宣肺止咳。王老经常强调"必伏其所主，而先其所因"，即治疗疾病想要制伏其主病，必先找出致病的原因。本病缘起外感风寒而得之，治疗上也应针对其病因，发散风寒为主治疗，因而取得较好疗效。二诊王老考虑到患儿脾气不足，肾气未充，邪犯上焦，卫外失司，欲使上焦轻灵宣畅，卫外固密，必须燮理中焦，复其升降，填充下焦，补益精血，所谓卫气出于下焦而补充于中焦也。故加杏仁、厚朴、茯苓宣上、畅中、渗下，流通三焦气机；加益智仁、百合以补益精血，以使卫气升发有源。三诊时患儿一般情况均有明显好转，王老嘱患儿常以食疗小"秘方"调摄，认为预防慢性疾病的关键基础是养成良好的饮食习惯，同时要调节心情的舒畅，临床用药后往往强调预防调摄，主张饮食宜适节气、有节律，食宜清淡，营养均衡。

（郑伟　吴佳红整理）

第十二章 其他病证

一、汗证

清肝泄热，利湿和营治疗汗证（多汗症）

宫某，女，47岁，教师，呼和浩特市玉泉区。初诊日期：2020年1月3日。

主　　诉：汗出多反复发作3年。

初　　诊：3年前患者无诱因出现汗出多，活动或遇热后加重，自诉汗液黏腻、可染黄衣服，时伴潮热，未予重视，曾间断服用中成药物，疗效一般，汗出症状逐渐加重，每日手足如洗，伴心烦气急、乏力神倦，遂就诊于王老门诊。既往体健。查体：周身皮肤潮湿，手足心湿润。辅助检查：血常规、甲状腺功能未见异常。刻下症：汗出黏腻、色黄染衣袜，口干、口苦，心烦易怒，乏力神疲，喜食冷饮，纳寐可，小便色黄，大便不畅。舌红、苔薄黄，脉弦数。

中医诊断：汗证

　　　　　　湿热熏蒸证

西医诊断：多汗症

治　　法：清肝泄热，利湿和营

方　　药：龙胆泻肝汤加减

处　　方：龙胆草10 g，黄芩10 g，栀子10 g，柴胡10 g，泽泻12 g，生

地黄 20 g，当归 15 g，芍药 15 g，牡丹皮 15 g，酒萸肉 15 g，石膏 10 g，厚朴 10 g，五味子 15 g。7 剂，水煎，日 1 剂，早晚饭后分服。

二　诊（2020 年 1 月 10 日）：药后汗出减少，口干、口苦消除，微恶风，乏力，上方加黄芪 15 g、白术 10 g、防风 10 g。7 剂，水煎，日 1 剂，早晚饭后分服。

三　诊（2020 年 1 月 17 日）：用药后自汗症状消失，二便正常，偶有烦躁易怒。舌淡红、苔薄白，脉弦。继服上方 7 剂以巩固疗效。后随访，患者已愈，精神状态良好。

按：自汗、盗汗为阴阳失调，腠理不固，而致汗液外泄失常的病证，不因外界环境因素的影响而白昼时时汗出、动辄益甚者，称自汗；寐中汗出、醒来自止者，称盗汗，亦称寝汗。《明医指掌·自汗盗汗心汗证》对自汗、盗汗的名称做了恰当的说明："夫自汗者，朝夕汗自出也。盗汗者，睡而出，觉而收，如寇盗然，故以名之。"患者为中年女性，体态偏胖，平素嗜食辛辣厚味，以致湿热内盛，邪热郁蒸，津液外泄，且汗质黏腻，汗出染衣，口干、口苦，诊为汗病。患者汗出多而黏腻、色黄，《金匮要略·水气病脉证并治第十四》云"黄汗之为病，身体肿，发热，汗出而渴，状如风水，汗沾衣，色正黄如蘖汁，脉自沉"，故考虑本病为湿热内蕴，风、湿、热交蒸肌肤所致汗出，因其汗出日久，伤及营阴，选用龙胆泻肝汤加减，以清肝泄热、利湿和营。方中用龙胆草、栀子、黄芩燥湿清热；生地黄、当归、酒萸肉、牡丹皮滋阴养血；白芍柔肝和营。二诊时，加酒大黄，佐生石膏之清火泄热的功效，予邪以出路。

（宋雪萍　常宏涛整理）

二、消渴

滋阴清热，补益肝肾治疗消渴（2 型糖尿病）

牛某，女，59 岁，个体，呼和浩特市回民区。初诊日期：2020 年 5 月

13 日。

主　　诉：多食、口干 3 年余。

初　　诊：患者 3 年前无明显诱因出现多食、口干，未予重视。1 年前自感全身不适，于门诊测血糖 10 mmol/L，后血糖持续升高，空腹血糖为 9～11 mmol/L，餐后血糖为 13～18 mmol/L。后餐前口服二甲双胍缓释片 5 mg，3 次/日，血糖控制不佳。现为进一步中医治疗，求治于王老处。刻下症：多食、口干、口苦、乏力，偶头闷，手指麻木，大便偏干，寐可。舌红、少苔，脉弦滑数。

中医诊断：消渴

肝肾阴虚证

西医诊断：2 型糖尿病

治　　法：滋阴清热，补益肝肾

方　　药：自拟消渴方加减

处　　方：生地黄 20 g，山药 15 g，牡丹皮 12 g，茯苓 12 g，山茱萸 15 g，生白芍 15 g，五味子 12 g，金樱子 15 g，桑椹 15 g，女贞子 15 g，麦冬 20 g，玉竹 15 g，生石膏 10 g，知母 10 g，甘草 5 g，苍术 12 g，薏苡仁 15 g。7 剂，水煎，日 1 剂，早晚分服。

二　　诊（2020 年 5 月 20 日）：患者自诉口干、口苦减轻大半，乏力、头闷、手指麻木仍在，大便干，寐可，空腹血糖、餐后血糖监测数值较前减低。首诊方去茯苓、苍术，加桑叶 12 g、黄芩 10 g、石斛 15 g。7 剂，水煎，日 1 剂，早晚分服。

三　　诊（2020 年 5 月 27 日）：患者诉口干苦明显减轻，手指麻木及乏力较前缓解，空腹血糖、餐后血糖监测数值下降，偶乏力、大便可。上方加太子参 15 g，继服 7 剂以巩固疗效。

四　　诊（2020 年 6 月 4 日）：患者诸症明显减轻，空腹血糖、餐后血糖控制平稳，纳可寐安，二便正常。继服 14 剂以固效。临证随诊 1 年血糖控制在正常范围，未见并发症。

按： 王老治消渴病，多从肝肾论治。《黄帝内经》认为内热为其主要病机，阴虚体质最易患此病。患者为中老年女性，肝肾不足，平素劳累过度、气阴亏虚，燥热内生。故治以滋补肝肾、养阴润燥清热，选方六味地黄丸合生脉饮加减。患者无水湿停滞，故去泽泻防其滋腻碍脾，利水药易伤阴液，正如张景岳所言，"补阴不利水，利水不补阴"。本病虽以阴虚为主，但也有肺胃实热之象，故去滋腻碍脾之熟地黄，改为清热凉血之生地黄，予清热泻火之石膏、知母以清肺胃热，生津润燥。肝肾阴精得复，津液自生，故症状消退，血糖得调。全方共奏补益肝肾、滋阴清热之功。二诊时患者口干、口苦减轻，大便干，故首诊方去茯苓、苍术，以减健脾燥湿之用，防止伤津，加桑叶、黄芩、石斛，桑叶、黄芩二者相须为用清泄肺热，通泄大肠，使大便调畅，热自而出；加石斛以滋肺胃之阴，口干得减。三诊时口干苦明显减轻，稍乏力，大便正常，二诊方加太子参以补气养阴，增强全方滋阴之力。四诊时症状平稳，血糖控制良好，守方继服以固效，临床对于消渴患者可以此方小剂量代茶饮，效果良好。

（莫日根　李可因整理）

三、虚劳

益气养血，滋补肝肾治疗虚劳（神经官能症）

李某，男，55岁，工人，呼和浩特市回民区。初诊日期：2018年3月2日。

主　　诉： 身软乏力半年，加重5天。

初　　诊： 患者半年前因劳累后出现身软乏力，伴有头晕耳鸣，未予重视，5天前干活后上症加重，伴气短懒言、语声低微、肢体无力，无恶心、呕吐。临检：血常规、肝功、肾功、离子未见明显异常，现为进一步明确诊治，求治于中医。既往有乙肝病史。行肝胆胰脾彩超未见明显异常。刻下症：身软乏力，气短懒言，语声低微，眩晕耳鸣，腰膝酸软，耳鸣耳聋，急躁易怒，肢体无力。舌红、少苔，脉细数。

中医诊断：虚劳

　　　　　　肝肾阴虚、气血亏损证

西医诊断：神经官能症

治　　法：益气养血，滋补肝肾

方　　药：六味地黄丸加减

处　　方：熟地黄15 g，牡丹皮12 g，茯苓15 g，山药15 g，山茱萸15 g，枸杞子12 g，续断15 g，狗脊15 g，党参12 g，黄芪12 g，焦栀子12 g，桑椹15 g，鳖甲20 g，郁金15 g，川芎15 g，焦三仙各10 g，女贞子15 g。7剂，水煎，日1剂，早晚温服。

二　　诊（2018年3月9日）：患者诉用药后身软乏力、气短懒言、语声低微较前缓解，偶发头晕伴耳鸣，腰膝酸软较前好转，稍有口干。首诊方加知母12 g，7剂，水煎，日1剂，早晚温服。

三　　诊（2018年3月16日）：患者诉疲乏肢软症状较前明显减轻，头晕及耳鸣耳聋症状消失，二便正常，纳可寐安。上方继服7剂，以巩固疗效。

四　　诊（2018年3月24日）：患者诸症减轻，劳累后自觉乏力感不明显，二便调畅，纳食佳，夜寐安。上方党参减至8 g，鳖甲减至12 g。继服7剂，水煎，日1剂，早晚温服。

五　　诊（2018年4月1日）：患者诉诸症消失，纳寐可，二便调。上方焦栀子减至8 g，继服14剂以固效。临床随诊半年未见复发。

按：虚劳是以脏腑亏损，气血阴阳虚损，久虚不复成劳为主要病机，以五脏虚损为主要临床表现。《素问·通评虚实论》曰"精气夺则虚"，阴虚则阳易损，阴阳互根互用，所以出现阴阳两虚，故见身软乏力，阴虚则见舌红、少苔，肝虚则木克火，则出现饮食差。故用六味地黄丸以滋补肝肾，女贞子、桑椹、鳖甲加强滋阴之力；续断、狗脊补肝肾强筋骨；黄芪、党参以益气；郁金、川芎以益气活血。以防止补药多上火，适当加清三焦之火之焦栀子或麦冬、玉竹、地黄之品。纵观全方共奏益气养血、滋补肝肾之功。二诊时患者用药后身软乏力、气短懒言、语声低微较前缓解，偶发头晕伴耳鸣，腰膝酸软较前好转，稍有口干。故首诊方加知母以达滋阴润燥之功，佐制滋补太过。三诊时疲乏肢软症状较前明显减轻，二便调，纳寐可，故守二诊方以固效。四诊时党参、鳖甲减量以防滋腻补益太过，碍胃伤脾，气血运行不畅。五诊时焦栀子减量，意在疾病后期减轻清火之功，防止全方寒凉之性太过损伤肝肾。

（莫日根　刘晋整理）

四、脱发

滋补肝肾治疗脱发（脱发）

乔某，女，28岁，医生，呼和浩特市新城区。初诊日期：2018年7月7日。

主　　诉：脱发3个月。

初　　诊：患者3个月前因情志不畅开始脱发，起初呈散在脱发，以额头为主，未予重视，后逐渐加重，蔓延至头顶，洗发时有大量头发脱落，头发明显减少，现为进一步中医治疗，求治于王老处。查体：额头及头顶部可见片状白色头皮，有散在稀疏头发。刻下症：脱发，掉发，心烦，夜梦多，大便干，小便黄，纳寐可。舌红、苔薄黄，脉细弦。

中医诊断：脱发

　　　　　　肝肾阴虚证

西医诊断：脱发

治　　法：滋补肝肾

方　　药：杞菊地黄丸加减

处　　方：枸杞子10 g，菊花10 g，熟地黄10 g，牡丹皮10，茯苓10 g，山茱萸 15 g，女贞子 10 g，金樱子 15 g，桑椹 15 g，何首乌 10 g，菟丝子 12，桑叶 10 g，黄芩 10 g，当归 10 g，郁金 10 g，鸡血藤 15 g，酒大黄 10 g。7 剂，水煎，日 1 剂，早晚分服。

二诊（2018 年 7 月 14 日）：查体可见额头及头顶部片状白色头皮，有散在稀疏头发，患者自诉服药后脱发好转，大便正常，小便调畅，心烦多梦明显减轻，纳食可，上方去酒大黄。7 剂，水煎，日 1 剂，早晚分服。

三诊（2018 年 7 月 21 日）：患者自诉服药后脱发量明显减少，额头及头顶部脱发部位有新生毛发，二便正常，纳可寐安。续服上方 7 剂以固效。

四诊（2018 年 7 月 28 日）：查体见额头及头顶部脱发部位有明显新生毛发，诸症消失，二便调畅。继服上方 14 剂，以巩固疗效。临床随诊半年发量较前增多，未见复发。

按：肾在体合骨，生髓，其华在发，发的生长赖血以养，故称"发为血之余"。但发的生机根源于肾，肾藏精，精化血，精血旺盛，则毛发粗壮而润泽，发为肾之外候，所以发的生长与脱落与肾的关系密切。肝藏血，精血同源，精血互化，精亏则血亏，血虚则精衰，二者相互关联，息息相关不可分割。在临床中脱发较常见，由于现代生活压力大，脱发普遍偏年轻化。患者为年轻女性，由于工作压力大、情绪不畅，导致肝气郁结，肝血不足，肝肾同源，导致肝肾阴虚，血不养发而至。本方主要作用为滋养肝肾，方中熟地黄滋阴补肾，填精益髓；山茱萸补肝肾，茯苓泻肾浊健脾，牡丹皮泻肾火；枸杞子、女贞子滋补肝肾；菊花、桑叶泻肝火；大黄泄热通便，再加收涩药固精，补阴药滋阴生津生血。全方共奏滋阴生津、养血生发、补肝肾之功。二诊时患者脱发好转，大便正常，心烦多梦明显减轻，故首诊方去酒大黄，以防寒凉药物久服损伤脾胃。三诊时患者诸症明显减轻，二便调，纳寐可，故守二诊方以巩固疗效。四诊时患者额头及头顶部脱发部位有明显新生毛发，诸症消失。继服三诊方以补益肝肾、滋阴固发。

（莫日根　史圣华整理）

附 王生义教授经验方

一、肺系

（一）感冒

金银花石膏解毒汤

组成：金银花、生石膏、柴胡、板蓝根、连翘、菊花、薄荷、桑叶、黄芩、芦根、杏仁、沙参、甘草。

用法：水煎服。

功用：辛凉解表，清肺透热。

主治：发热重恶寒轻，或发热不恶寒，汗出不畅，口鼻干燥，咽红肿痛，头痛，小便黄赤；舌红、苔薄黄，脉浮数。

（二）咳嗽

沙参芦根止咳汤

组成：沙参、芦根、炙枇杷叶、生石膏、浙贝母、杏仁、麦冬、款冬花、黄芩、桑叶、陈皮、半夏、山豆根、海浮石、穿心莲、甘草。

用法：水煎服。

功用：清燥润肺，养阴止咳。

主治：咳嗽，痰黄或微黄不利，口咽鼻干，或咽痛，喜冷饮，小便黄，大便偏干不畅；舌红、苔薄黄，脉浮数。

（三）哮喘

麻苏半夏定喘汤

组成：炙麻黄、紫苏子、清半夏、太子参、白果、芦根、海浮石、陈皮、桑叶、黄芩、蝉蜕、白鲜皮、紫菀、杏仁、苍术。

用法：水煎服。

功用：清热宣肺，化痰定喘。

主治：咳喘，胸闷气短，夜间或动则加重，咳痰黄或白黏不利，口咽鼻干，小便黄；舌红、苔黄腻或黄腻，脉滑数。

（四）肺癌

芦根浮石汤

组成：太子参、芦根、海浮石、沙参、杏仁、黄芩、瓜蒌、川贝母、半夏、海蛤壳、金礞石、胆南星、半枝莲、白花蛇舌草、桃仁、红花、川芎、甘草。加减：咳血者加仙鹤草、大蓟、小蓟、白及，大便干者加枳实、酒大黄。

用法：水煎服或丸散剂。

功用：养阴清肺，祛痰消积，解毒化瘀。

主治：胸胁满闷气短，疼痛或刺痛，痛有定处，咳嗽咳痰，痰多为黄白或痰中带血或咳血量不多；腹胀纳呆，口干咽燥身烦热，大便干结不畅，小便黄；舌红、少苔，脉弦细或滑数。

二、心系

（一）胸痹

丹芎瓜蒌化瘀汤

组成：丹参、川芎、瓜蒌、郁金、当归、麦冬、五味子、降香、薤白、桃仁、红花、黄芪、炒土鳖虫、赤芍、磁石、炙甘草。

用法：水煎服或丸散剂。

功用：活血化瘀，通脉止痛。

主治：胸闷、胸痛如针刺，或猝然发作如塞，甚者心痛彻背，背痛彻心，可伴失眠心悸，可因情绪变化或过劳加重；舌紫暗、苔薄，脉弦涩或结代。

（二）不寐

参芪枣仁汤

组成：人参、黄芪、红枣、柏子仁、郁金、龙眼肉、合欢花、首乌藤、丹参、麦冬、百合、焦栀子、磁石、龙骨、牡蛎、珍珠母、炙甘草、熟地黄、山茱萸。

用法：水煎服或丸散剂。

功用：滋阴补血益心脾，重镇安神治失眠。

主治：轻者入睡困难或寐而不酣，时寐时醒，醒后再难入睡，重者难以入睡，或伴有心悸乏力、食少倦怠；舌淡、苔薄，脉细无力。

三、脑系

（一）头痛

川麻磁石汤

组成：川芎、天麻、磁石、羌活、白芷、细辛、延胡索、石决明、僵蚕、荆芥、全蝎、蜈蚣、青葙子、蔓荆子、天冬、甘草。

用法：水煎服。

功用：祛风化瘀止痛，平肝清利头目。

主治：头痛经久不愈，顽固性头痛、偏头痛反复发作，可因情绪波动或劳累而发作，遇风加剧，伴心烦易怒、夜寐不宁；舌暗淡、苔白或微黄，脉弦紧。

（二）眩晕

地葛定眩汤

组成：生地黄、葛根、天麻、磁石、石决明、枸杞子、菊花、山茱萸、川芎、代赭石、焦栀子、桑叶、黄芩、广藿香、牡丹皮、甘草。

用法：水煎服。

功用：滋阴泻火，息风止眩。

主治：头目眩晕，或天旋地转，站立不稳，恶心呕吐，或耳鸣，目赤口苦，纳呆，少寐多梦，五心烦热；舌红、苔白，脉弦。

（三）中风

中风方（六味地黄汤合补阳还五汤加减）

组成：熟地黄、牡丹皮、山茱萸、赤芍、川芎、当归、黄芪、桃仁、红花、代赭石、钩藤、磁石、天麻、石决明、黄芩、胆南星、石菖蒲、甘草。

用法：水煎服或丸散剂。

功用：滋阴潜阳，益气养血，清热化痰，祛风通络。

主治：半身不遂，口舌歪斜，语言不利，肢体麻木，软弱无力，行动困难，面色萎黄，情绪低落；舌暗、苔红黄或黄白，脉弦滑或沉细。

（四）痴呆

五子益肾补脑汤

组成：金樱子、桑椹、覆盆子、女贞子、五味子、熟地黄、红参、黄芪、山茱萸、牡丹皮、鹿角胶、天麻、川芎、郁金、陈皮、胆南星、石菖蒲、天冬、炙甘草。

用法：水煎服或丸散剂。

功用：补肾填精益气血，化瘀开窍通脑络。

主治：呆傻愚钝，智能低下，健忘。轻者神情淡漠，寡言少语，反应迟钝，记忆减退，或情志郁结不畅，思虑惊恐，急躁易怒；重者终日不语，闭门独居，或口中喃喃独语，言辞颠倒，词不达意，忽哭忽笑，行为古怪，不欲饮食，不知饥饿，甚者不能自理；伴头晕耳鸣，双目晦暗，腰酸骨软，步履艰难，肌肉萎缩，食少纳呆；舌淡暗、苔少，脉弦细或沉细。

四、脾胃

（一）胃脘痛

1. 益气养胃汤（胃脘痛1号方）

组成：党参、茯苓、白术、木香、砂仁、半夏、荔枝核、广藿香、干姜、浙贝母、海螵蛸、炒白芍、鸡内金、焦三仙、甘草。

用法：水煎服或丸散剂。

功用：温胃散寒止痛。

主治：胃脘部隐痛或胀痛反复发作，喜暖怕冷，得温痛减，常伴有纳呆、嗳气、反酸、胃灼热；舌淡、苔白，脉沉细。

2. 旋代降气汤（胃脘痛 2 号方）

组成：旋覆花、代赭石、党参、茯苓、白术、木香、砂仁、半夏、广藿香、荔枝核、乌药、厚朴、浙贝母、紫苏梗、干姜、炒白芍、炙甘草。

用法：水煎服或丸散剂。

功用：健脾和胃，降逆止痛。

主治：脾胃虚弱，见胃脘疼痛，伴打嗝、呃逆、嗳气、反胃；舌淡、苔白，脉弱缓。

3. 清胃养阴汤（胃脘痛 3 号方）

组成：太子参、茯苓、木香、砂仁、半夏、黄芩、黄连、炒白芍、荔枝核、炙甘草、当归、炒莱菔子、厚朴、酒大黄、麦冬、乌药、浙贝母。

用法：水煎服或丸散剂。

功用：肝脾同调，理气止痛。

主治：胃脘痛，伴腹胀、大便干，胃脘烧灼，喜冷饮，纳呆，嗳气等；舌红、苔薄黄，脉滑。

4. 疏肝理气和胃汤（胃脘痛 4 号方）

组成：柴胡、炒白芍、当归、郁金、乌药、香橼、党参、茯苓、白术、木香、砂仁、半夏、陈皮、广藿香、荔枝核、干姜、炙甘草。

用法：水煎服或丸散剂。

功用：疏肝和胃，理气止痛。

主治：用于肝胃不和证。胃脘痛，常伴有胁痛，多为左胁下痛，每因情志变化而加重，善太息，矢气则痛减，大便不畅；舌红、苔薄白，脉弦细。

5. 温中汤（胃脘痛 5 号方）

组成：党参、茯苓、白术、苍术、木香、半夏、荔枝核、炒白芍、薏苡仁、山药、莲子、高良姜、荜茇、广藿香、鸡内金、焦三仙、甘草。

用法：水煎服或丸散剂。

功用：温胃健脾止痛。

主治：用于脾胃虚寒证。胃脘痛，恶寒，腹胀腹泻，绵绵不休，空腹痛甚，得食则缓，纳呆，消瘦；舌淡、苔白，脉细弱。

6. 益胃养阴止痛汤（胃脘痛 6 号方）

组成：太子参、茯苓、豆蔻、炒白芍、荔枝核、佩兰、玉竹、石斛、知母、麦冬、五味子、天花粉、鸡内金、焦三仙、甘草。

用法：水煎服或丸散剂。

功用：益胃养阴，和中止痛。

主治：用于胃阴亏虚证。胃脘部灼热，饥不欲食，口干苦，喜冷饮，消瘦乏力；舌红、苔少，脉细数。

（二）腹痛

腹痛方（参苓白术散加减）

组成：党参、茯苓、白术、黄芪、白扁豆、山药、莲子、薏苡仁、豆蔻、荔枝核、炒白芍、广藿香、乌药、槐花、吴茱萸、甘草。

用法：水煎服或丸散剂。

功用：健脾益气止痛，温中和胃止泻。

主治：脐周或左下腹、右下腹疼痛，多发为左下腹疼痛，大便稀，日3～5行，便前腹痛，便后缓解，或有脓血便，纳呆腹胀；舌淡、苔白，脉细数。

（三）胃癌

参芪健胃消积汤

组成：党参、黄芪、砂仁、白术、浙贝母、鸡内金、三棱、莪术、郁金、代赭石、荔枝核、炒白芍、乌药、香附、瞿麦、甘草。加减：便秘者加当归、熟大黄；便溏者加苍术、薏苡仁。

用法：水煎服或丸散剂。

功用：健脾和中，理气止痛，化瘀通络。

主治：胃脘隐痛或刺痛或剧痛难忍，按之痛甚，疼痛屡发，餐后加重，嗳气、腹胀、纳呆，消瘦乏力，大便不畅或稀溏；舌暗红或有瘀斑、苔白，脉沉细弦或细弱。

（四）便秘

桑黄五仁汤

组成：桑叶、黄芩、火麻仁、杏仁、桃仁、瓜蒌子、柏子仁、肉苁蓉、当归、大黄、厚朴、枳实、炒莱菔子、槟榔。

用法：水煎服或丸散剂。

功用：清肺润肠，行气助运。

主治：大便干结，便干如羊矢状；排便困难或便结黏腻难以排出者，或大便虽干但排不尽，里急后重者；舌红、苔黄或腐，脉沉弦。

五、肝胆

（一）胁痛

疏肝理气汤（胁痛 1 号方）

组成：当归、赤芍、白芍、柴胡、茯苓、白术、木香、郁金、炒枳壳、瓜蒌、厚朴、广藿香、代赭石、川楝子、延胡索、焦三仙、玫瑰花、桃仁、红花。

用法：水煎服或丸散剂。

功用：疏肝理气止痛。

主治：胸胁满闷，一侧或两胁疼痛，可因情志变化而增减，嗳气频发，纳呆或心烦失眠；舌淡、苔白，脉弦细。

（二）黄疸

止痛退黄汤（胁痛 2 号方）

组成：当归、赤芍、白芍、柴胡、茯苓、白术、郁金、茵陈、焦栀子、熟大黄、紫草、草河车、川楝子、延胡索、焦三仙、广藿香、泽泻、乌药。

用法：水煎服或丸散剂。

功用：调肝理脾止痛，清热利湿退黄。

主治：胁痛、腹胀纳呆或恶心呕吐，四肢无力或面目全身黄染，口苦，小便黄赤，大便异常，或溏或偏干；舌淡、苔黄腻，脉弦滑数。

（三）肝炎

肝炎方（胁痛 3 号方）

组成：当归、赤芍、白芍、柴胡、郁金、黄芪、太子参、桃仁、红花、川芎、紫草、焦三仙、鸡内金、乌药、牡丹皮、熟地黄、鳖甲、广藿香、白术、甘草。

用法：水煎服或丸散剂。

功用：理气活血，滋阴柔肝。

主治：胁肋隐隐作痛，缠绵不休，腹胀，纳呆，消瘦，乏力；舌淡、苔白，脉细弱。

（四）肝硬化

肝硬化方（胁痛 4 号方）

组成：当归、赤芍、白芍、柴胡、茯苓、白术、桃红、川芎、郁金、鳖甲、王不留行、路路通、炮甲珠、鸡内金、浙贝母、生牡蛎、乌药、黄芪、人参、甘草。

用法：水煎服或丸散剂。

功用：养血疏肝，益气健脾，软坚散结，祛瘀止痛。

主治：胁肋疼痛或刺痛，痛有定处，腹胀，纳呆，倦怠乏力，消瘦烦躁，大便少或溏，小便偏黄；舌淡、苔白，脉细涩无力。

（五）胆囊炎

胆囊炎方（胁痛 5 号方）

组成：当归、赤芍、白芍、柴胡、茯苓、白术、金钱草、郁金、半夏、藿香、浙贝母、鸡内金、川楝子、延胡索、桃仁、红花、甘草。

用法：水煎服或丸散剂。

功用：疏肝和胃，理气止痛。

主治：多发右胁下疼痛，偶见左胁疼痛，伴有右后背部疼痛不适或有胃脘部不适，恶心或嗳气纳呆，进食肉类或饮酒后加重；舌淡、苔白，脉弦滑。

（六）胆结石

胆结石方（胁痛 6 号方）

组成：当归、炒白芍、柴胡、白术、金钱草、海金沙、鸡内金、炒土鳖虫、郁金、路路通、鳖甲、浙贝母、桃仁、红花、代赭石、延胡索、乌药、川萆薢、甘草。

用法：水煎服或丸散剂。

功用：疏肝和胃，利胆排石，活血止痛。

主治：两胁下胀痛或刺痛，以右胁下为主，兼右肩背疼痛，脘腹满闷或打嗝反酸恶心，呕吐，纳呆，进食肉类、饮酒后病情加重；舌淡、苔白或薄黄，脉弦。

（七）肝癌

软坚散结汤

组成：人参、当归、鳖甲、炮甲珠、炒土鳖虫、郁金、浙贝母、鸡内金、王不留行、路路通、皂角刺、三七粉、半枝莲、白花蛇舌草、川芎、延胡索、甘草。

用法：水煎服或丸散剂。

功用：益气化瘀，补血活血，软坚散结，理气止痛。

主治：右胁下或右后背疼痛为主，早期隐痛或胀痛；中晚期疼痛加重，如锥如刺；脘腹胀满，小便不利，恶心纳呆，四肢无力，日渐消瘦，或面目全身黄染。舌质暗有瘀斑、少苔，脉弦细弱无力。

六、肾系

(一) 淋证

清热通淋汤

组成：黄柏、生地黄、牡丹皮、茯苓、山茱萸、泽泻、瞿麦、滑石、车前子、焦栀子、乌药、荔枝核、太子参、石菖蒲、薏苡仁、石韦、甘草。

用法：水煎服或丸散剂。

功用：清热利湿通淋。

主治：尿频，尿急，尿痛，尿道灼热，小便刺痛，少腹拘急，身热烦躁，大便秘结；舌红、苔黄，脉细数。

(二) 水肿

水肿方

组成：附子、肉桂、熟地黄、山药、茯苓、山茱萸、白术、厚朴、乌药、黄芪、党参、大腹皮、桃仁、红花、川芎、石韦、干姜、桂枝、萆薢。

用法：水煎服或丸散剂。

功用：温肾助阳，健脾利水。

主治：水肿日久，腰以下为甚，按之凹陷不易恢复，水肿反复消长不已，尿量减少或增多；腰酸冷痛，四肢厥冷，畏寒神疲，面色不华；脘腹胀满，大便溏薄；舌质淡胖、苔白腻或白滑，脉沉细或沉迟。

(三) 阳痿

益肾壮阳汤

组成：炮附子、熟地黄、牡丹皮、山药、茯苓、山茱萸、蛇床子、韭菜子、肉苁蓉、巴戟天、阳起石、狗脊、鹿角胶、人参、锁阳、枸杞子。

用法：水煎服或丸散剂。

功用：温补肾阳，补益气血。

主治：阳痿不举，或举而不坚，精神萎靡，神疲乏力，或胆怯多疑，腰膝酸软，畏寒肢冷，夜寐不安，小便不利或滴沥不尽感；舌淡、苔薄白，脉沉。

泡酒方：肉苁蓉、海马、海龙、蛤蚧对、狗脊、人参、山茱萸、韭菜子、白酒。

（四）前列腺炎

益肾化瘀汤

组成：熟地黄、山茱萸、茯苓、桃仁、红花、王不留行、鳖甲、川楝子、荔枝核、乌药、皂角刺、路路通、小茴香、黄芪、瞿麦、甘草。

加减：小便不利甚者重则伴见尿血加白茅根、石韦，腰腿酸困甚者加川芎、杜仲、狗脊。

用法：水煎服或丸散剂。

功用：补益肝肾，行瘀散结，通利水道。

主治：尿频，尿急，尿痛，排尿困难，腰部、会阴及少腹疼痛，并牵引阴茎睾丸坠胀不适；尿道涩痛，余沥不尽，排尿不畅，腰膝酸软；舌红、少苔，脉沉细。

（五）遗精

补肾止遗汤

组成：熟地黄、牡丹皮、山药、山茱萸、蒺藜、芡实、莲须、龙骨、牡蛎、五味子、生白芍、黄柏、石榴皮、莲子、桑椹、甘草。

用法：水煎服或丸散剂。

功用：补肾固精，固涩止遗。

主治：遗精频作，四肢乏力，腰膝酸软，精神萎靡，失眠健忘，记忆力减退，游思妄想，多伴身热自汗、阳痿早泄；舌淡、苔白，脉细。

七、肢体经络

（一）痹证

黄芪桂枝木瓜汤

组成：黄芪、桂枝、木瓜、羌活、独活、防风、川芎、威灵仙、鸡血藤、僵蚕、炒土鳖虫、没药、全蝎、乌梢蛇、制川乌、制草乌、千年健、清风藤、忍冬藤、延胡索、甘草。

用法：水煎服或丸散剂，三煎药渣外敷患处。

功用：温经散寒，通络止痛。

主治：四肢关节、筋骨、肌肉酸苦疼痛，恶风怕冷反复发作，或关节肿胀畸形、屈伸不利、酸楚、重着、麻木，久治不愈；舌淡、苔白，脉细弱。

（二）腰痛

1. 腰椎退行性病变方（腰痛1号方）

组成：黄芪、熟地黄、独活、川牛膝、续断、杜仲、狗脊、僵蚕、炒土鳖虫、延胡索、没药、鸡血藤、千年健、全蝎、蜈蚣、炮附子、川芎、炙甘草。

用法：水煎服或丸散剂。

功用：补肾壮阳，温通经脉。

主治：腰痛隐隐作痛，疲困无力，下肢发凉或麻木，行走困难，肢冷畏寒，久治不愈未曾手术；舌质淡、苔薄白，脉沉细无力。

2. 股骨头坏死方（腰痛 2 号方）

组成：熟地黄、牡丹皮、茯苓、山茱萸、炒牛膝、僵蚕、炒土鳖虫、续断、杜仲、狗脊、延胡索、没药、鸡血藤、木瓜、桃仁、红花、川芎、炮附子、黄芪、地龙、甘草。

用法：水煎服或丸散剂。

功用：补肾壮阳，益气活血

主治：腰膝髋关节疼痛，酸困无力，畏寒肢冷，活动受限或失去劳动能力等，久治不愈未曾手术；舌暗、苔白，脉沉细无力。

（三）痛风

1. 急性期痛风方（五味消毒饮加减）

组成：金银花、连翘、紫花地丁、菊花、天葵子、威灵仙、鸡血藤、木瓜、薏苡仁、穿山龙、千年健、络石藤、忍冬藤、延胡索、防风、甘草。

用法：水煎服或丸散剂。

功用：清热通络，祛风除湿，消肿止痛。

主治：单脚或双脚拇趾后关节或踝关节红、肿、热、痛，也有膝、肘、手指关节疼痛者，不可触、屈伸不利，病来时疼痛难忍，反复发作；舌红、苔黄，脉滑数。

2. 缓解期痛风方

去清热解毒药，增强活血化瘀通络、祛风胜湿止痛药，如桃仁、红花、川芎、独活等；"缓则治其本"，加滋补肝肾之品，如续断、杜仲、桑寄生、狗脊等，以补肝肾、续筋骨、调血脉。

八、妇科

（一）痛经

痛经方（少腹逐瘀汤加减）

组成：炒小茴香、炮姜、延胡索、五灵脂、没药、川芎、当归、蒲黄、肉桂、赤芍、荔枝核、橘核、乌药、郁金、熟地黄、桃仁、红花、炙甘草。

用法：水煎服或丸散剂。

功用：温经散寒，化瘀止痛。

主治：行经前后或经期少腹冷痛胀满或下坠，小腹冷痛拒按，月经多为推后或经血量少色暗或有块，畏寒肢冷；舌淡、苔白，脉沉细。

（二）不孕症

不孕方（六味地黄汤合少腹逐瘀汤加减）

组成：熟地黄、山药、茯苓、牡丹皮、山茱萸、炒小茴香、炮姜、延胡索、川芎、当归、郁金、赤芍、乌药、桃仁、红花、荔枝核、狗脊、肉桂、甘草。

用法：水煎服或丸散剂。

功用：滋补肝肾，温经活血，调补冲任。

主治：婚久不育，行经腹痛，经血量少，色暗或有块，或有数月闭经史，伴见头晕耳鸣，腰腿酸困，乏力，少腹冷痛，下肢发凉；舌红、苔白，脉沉弦细。

九、皮肤病

（一）皮肤病

皮肤病方

组成：马齿苋、豨莶草、苦参、土茯苓、蛇床子、地肤子、苍耳子、白鲜皮、浮萍草、蒲公英、半枝莲、白花蛇舌草、防风、荆芥、薏苡仁、黄柏、赤芍、甘草。

用法：水煎服或丸散剂。

功用：清热解毒，凉血祛风，除湿止痒。

主治：凡皮肤病见发热、瘙痒、局部红肿疼痛，怕过冷、过热、怕风、进食某些食物及药物产生过敏，大便偏干、小便黄、脉滑数等症状，皆可用之。

（二）带状疱疹

带状疱疹方（龙胆泻肝汤合五味消毒饮）

组成：龙胆草、黄芩、焦栀子、金银花、连翘、菊花、蒲公英、天葵子、紫花地丁、重楼、延胡索、路路通、丹参、苦参、生石膏、马齿苋、白鲜皮、甘草。

用法：水煎服或丸散剂。

功用：清热解毒，化瘀祛湿，通络止痛。

主治：皮肤上出现红斑、水疱、丘疱疹，累累如串珠，沿一侧周围神经排列成带状，皮损鲜红，灼热刺痛；口苦咽干，心烦易怒，大便干结，小便黄；舌红、苔黄，脉弦滑数。

十、其他

(一) 鼻炎、咽炎

辛夷薄荷苍耳汤

组成：辛夷、薄荷、苍耳子、黄芩、桑叶、苦参、马齿苋、土茯苓、鹅不食草、木蝴蝶、山豆根、麦冬、清半夏、羌活、生地黄、甘草。

用法：水煎服或丸散剂。

功用：清肺泄热，通利鼻窍。

主治：口鼻咽干咽痛，咳痰不利，鼻塞流涕，喷嚏频频，清涕如水，头痛易感，遇热加重，久治不愈，反复发作；舌红、苔薄白，脉数。

(二) 口腔溃疡

石斛玉竹溃疡方

组成：石斛、玉竹、太子参、生地黄、牡丹皮、生白芍、玄参、升麻、天花粉、黄精、苦参、佩兰、沙参、麦冬、甘草。

用法：水煎服或丸散剂。

功用：清热泻火，滋阴止疡。

主治：口疮溃疡疼痛，一处或多处，反复发作，遇冷热等刺激加重，甚者饮食难进，小便黄赤，大便偏干；舌红、苔少或黄，脉数。

(三) 消渴病

消渴方

组成：生地黄、牡丹皮、茯苓、山药、生白芍、女贞子、桑椹、金樱子、黄芩、麦冬、玉竹、黄精、五味子、天花粉、葛根、知母、生石膏、鳖甲、甘草。

用法：水煎服或丸散剂。

功用：滋阴固肾清热，生津润燥止渴。

主治：口渴多饮，口干舌燥，多食宜饥，尿频量多；腰膝酸软，头晕耳鸣，皮肤干燥或瘙痒，或大便干结；舌红、少苔，脉细数。

（四）干燥综合征

麦味清燥汤

组成：麦冬、生地黄、五味子、牡丹皮、山茱萸、玄参、太子参、生石膏、杏仁、桑叶、黄芩、玉竹、石斛、沙参、生白芍、黄连、薏苡仁、莲子心、甘草。

用法：水煎服或丸散剂。

功用：滋补肝肾，养阴清肺。

主治：口燥咽干，或眼鼻同干，或口中黏腻而不适，口渴欲饮但饮而不解，或舌有裂纹干痛，身热消瘦，心神不安，小便黄或大便干结不畅。舌红、无苔，脉细数。

（五）霍乱

霍乱方（藿香正气散加减）

组成：藿香、大腹皮、紫苏梗、茯苓、半夏曲、竹茹、白芷、陈皮、厚朴、生姜片、白术、甘草、乌药、炒白芍、荔枝核、焦三仙。

用法：水煎服或丸散剂。

功用：散寒燥湿，芳香化浊，理气和中。

主治：起病急，骤然发作，伤于头目，则头昏、头痛；伤于中焦脾胃则胸膈痞闷、脘腹胀满，或呕或吐；伤于下焦则引发便溏或泄泻。

（六）三叉神经痛

三叉神经痛方

组成：金银花、连翘、蒲公英、紫花地丁、天葵子、菊花、黄芩、酒大黄、生石膏、山慈菇、川芎、鳖甲、苍术、白茅根、皂角刺、延胡索、生牡蛎、炙甘草。

用法：水煎服或丸散剂。

功用：清热解毒，化瘀止痛。

主治：面颊一侧或两侧或耳前后头、面部剧烈疼痛似闪电、刀割、烧灼、针刺样；伴有头面部发热紧张，口干口苦，大便干，小便黄；舌红、苔薄黄，脉数或弦数。

（七）脱肛

参芪益气升提汤

组成：人参、黄芪、白术、升麻、柴胡、芡实、生白芍、石榴皮、荔枝核、五倍子、金樱子、五味子、海螵蛸、桑螵蛸、炙甘草。

加减：大便秘结者加酒大黄、当归；出血者加仙鹤草、大蓟、小蓟、槐花、艾炭。

用法：水煎服或丸散剂。

功用：补中益气，收敛固涩。

主治：大便后肛内肿物脱出，色淡红，伴肛门坠胀，时有疼痛不适。神疲乏力，食欲不振，腰膝酸软，甚则头晕耳鸣；舌质淡、苔白，脉弱。

（莫日根　刘晋　史圣华　常宏涛　李凯　李晓丽　安大伟　陈佳　宋雪萍　孙博　徐铭　王海峰　陈晓梅整理）